疑难杂症效验秘方系列 （第二辑）

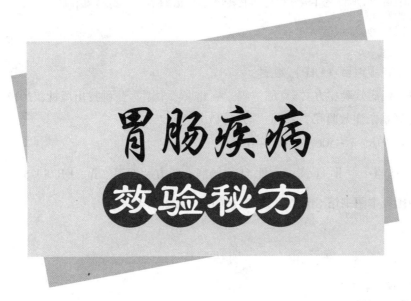

胃肠疾病效验秘方

主　编　饶克瑯

U0206103

中国医药科技出版社

内 容 提 要

本书精选治疗胃肠疾病的验方数百首，既有中药内服方，又有针灸、贴敷等中医外治方；既有古今中医名家经验方，又有民间效验方。每首验方适应证明确，针对性强，疗效确切，患者可对症找到适合自己的中医处方。全书内容丰富，通俗易懂，是家庭求医问药的必备工具书。

图书在版编目（CIP）数据

胃肠疾病效验秘方/饶克瑯主编. —北京：中国医药科技出版社，2017.1
（疑难杂症效验秘方系列. 第二辑）

ISBN 978 - 7 - 5067 - 8823 - 6

Ⅰ. ①胃… Ⅱ. ①饶… Ⅲ. ①胃肠病—验方—汇编 Ⅳ. ①R289.5

中国版本图书馆 CIP 数据核字（2016）第 268148 号

美术编辑 陈君杞
版式设计 郭小平

出版　中国医药科技出版社
地址　北京市海淀区文慧园北路甲 22 号
邮编　100082
电话　发行：010 - 62227427　邮购：010 - 62236938
网址　www.cmstp.com
规格　710×1020mm ¹⁄₁₆
印张　19½
字数　321 千字
版次　2017 年 1 月第 1 版
印次　2019 年 11 月第 2 次印刷
印刷　三河市百盛印装有限公司
经销　全国各地新华书店
书号　ISBN 978 - 7 - 5067 - 8823 - 6
定价　**45.00 元**

编委会

总 主 编 吴少祯

副总主编 王应泉　许　军　刘建青

编　　委（按姓氏笔画排序）

王茂泓　石　强　刘中勇　杨淑荣

李禾薇　李宇恒　张光荣　张芳芳

范志霞　金芬芳　胡小荣　饶克瑯

贾清华　郭新宇　党志政　徐慧慧

葛来安　傅　缨

编委会

主　编　饶克瑯

副主编　项凤梅

编　委　楚瑞阁　高　生

　　　　许　嵩　徐斌权

　　　　熊珊珊

出版说明

昔贤谓"人之所病，病病多，医之所病，病方少"，即大众所痛苦的是病痛多，医者所痛苦的是药方少。然当今之人所病，病病更多；当今之医所病，不是病方少，而是病效方少。故有"千金易得，一效难求"之憾。

《内经》云："言病不可治者，未得其术也"。"有是病，必有是药（方）"，对一些疑难杂症，一旦选对了方、用对了药，往往峰回路转，出现奇迹。

本套《疑难杂症效验秘方系列》第一辑于2014年初出版后，受到广大读者的热烈欢迎，不到3个月就销售一空，屡次重印。为此，我们组织专家编写了《疑难杂症效验秘方系列》（第二辑），包括糖尿病、冠心病、胃肠疾病、性病、耳鼻喉疾病、儿科疾病、头痛眩晕、便秘泄泻、产前产后病等，共计9个分册。第二辑延续第一辑的编写体例，每分册精选古今文献中效方验方数百首，既有中药内服方，又有针灸、贴敷等外治方。每首验方适应证明确，针对性强，疗效确切，患者可对症找到适合自己的中医处方，是家庭求医问药的必备参考书。

需要说明的是，原方中有些药物，按现代药理学研究结果是有毒性和不良反应的，如川乌、草乌、天仙子、黄药子、雷公藤、青木香、马兜铃、生半夏、生南星、木通、商陆、牵牛子，等等，这些药物尤其是大剂量、长时间使用易发生中毒反应。故在选定某一验方之后，使用之前，请教一下专业人士是有必要的！

本套丛书参考引用了大量文献资料，在此对原作者表示衷心感谢！最后，愿本套丛书所集之方，能够解除患者的病痛，这将是我们最为欣慰的事。

中国医药科技出版社

2016年10月

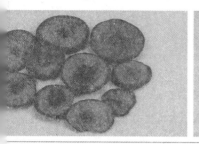
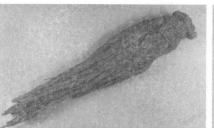
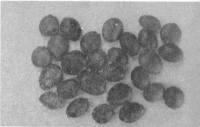

目录

第四章　幽门螺杆菌感染

第五章　胃溃疡

第六章　胃出血

第七章　胃癌

第三十三章　直肠息肉

第三十二章　直肠炎

第三十六章 肛瘘

第三十八章 结肠炎

第三十七章 直肠脱垂

第三十九章　结肠息肉

第四十章　结肠出血

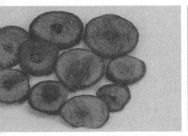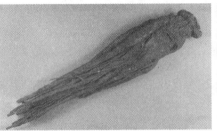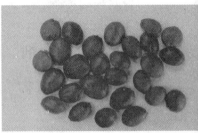

第一章

急性胃炎

急性胃炎是由多种病因所引起的急性胃黏膜炎症。其特点为发病急，常表现为上腹部症状。由于引起急性胃炎的病因很多，临床上分为急性单纯性胃炎、急性糜烂性胃炎、急性腐蚀性胃炎、急性化脓性胃炎。急性单纯性胃炎最为常见，主要表现为上腹饱胀、隐痛、呕吐等。由食物毒素引起的常于进食后数小时或 24 小时内发病，多伴有腹泻、发热，严重者有脱水及休克等症状。如治疗不当极易转为慢性，反复发作。急性化脓性胃炎因抗生素广泛应用现已罕见。

急性胃炎诊断标准：常有不洁饮食史、服药史或酗酒史；出现急性上腹不适，上腹痛，恶心呕吐等；严重畏寒、发热、脱水、酸中毒；胃镜下主要表现为片状浅表性炎症，胃黏膜充血，灶性细胞坏死，还可见上皮脱落产生糜烂及出血。

西医治疗方面，首先要去除病因，酌情短期禁食，或进流质饮食，常规给予抑酸制剂。

本病属中医学"胃脘痛"、"嘈杂"、"呕吐"等范畴，多由饮食不节、情志不畅、湿热蕴结、血络瘀滞、胃失和降而成。其病机主要有虚实两种。治法主要有健脾和胃、疏肝理气、活血化瘀等。

益胃合剂

旋覆花[包煎]12g　代赭石[先煎]12g　党参10g　半夏10g　木香15g　干姜6g

【用法】水煎服，每日1剂，分3次于餐前温服。

【功效】疏肝和胃，降逆止痛。

【适应证】**急性胃炎（肝胃不和证）**。主症：脘胁胀满或胀痛，吞酸嗳气，呃逆呕吐，情志抑郁，不欲食，善太息，舌质红、苔薄，脉弦。

【临证加减】若为出血性急性胃炎，冲服三七粉10g、白及粉10g。

【疗效】治疗本病30例，痊愈12例，显效17例，有效1例，无效0例，总有效率为100%。

【来源】赵芳，于强. 和胃降逆法治疗急性胃炎肝胃不和证的临床研究 [J]. 四川中医，2013，31（11）：80～81.

小柴胡汤加减

柴胡8g　黄芩10g　半夏10g　枳实10g　延胡索10g　川楝子10g　藿香10g　生姜10g　生甘草3g

【用法】水煎服，每日1剂，分2次于餐后1小时口服。

【功效】解郁和中，辟秽祛浊。

【适应证】**急性胃炎（肝脾不和证）**。症见：上腹部饱胀不适，饥而不欲食，食则胀满，干呕或呕出食物黏液或胆汁物，口乏味或黏腻，大便干或量少，舌略红、苔薄黄或浊或腻，脉弦。

【临证加减】积滞重者，加大黄6～8g；气虚者，加党参10g。

【疗效】治疗本病100例，痊愈66例，显效28例，有效3例，无效3例，总有效率为97%。

【来源】黄朝争，王锡伟. 小柴胡汤加减治疗急性胃炎100例 [J]. 实用内科学杂志，1994，8（2）：24.

五苓散

猪苓15g　白术15g　茯苓20g　泽泻6g　桂枝10g

【用法】上药加水500ml，武火煎至100ml，少量缓慢温服。

【功效】解表通阳，导水泄热。

【适应证】**急性单纯性胃炎（太阳中风，水停中焦证）**。症见：发热，口渴欲饮，水入即吐，恶心呕吐，上腹部疼痛不适，舌质淡、苔薄白，脉滑。

【疗效】治疗本病68例，痊愈43例，有效23例，无效2例，总有效率为97.1%。

【来源】雷小宇. 五苓散治疗急性单纯性胃炎68例［J］. 实用中医药杂志，2003，19（9）：472.

藿香正气滴丸

藿香 白芷 陈皮 半夏 紫苏 厚朴 桔梗 茯苓 大腹皮 甘草

【用法】每日2次，一次1袋。

【功效】祛暑解表，化湿和中。

【适应证】**急性胃炎（外邪犯胃型）**。症见：胃脘及头身疼痛，胸闷呕吐，时腹泻稀水便，恶寒发热，食欲减退，舌苔白腻，脉濡缓。

【疗效】此法治疗7天后，119例病例中痊愈79例，显效34例，有效5例，无效1例，总有效率为99.16%。

【来源】杨强，王东旭，刘启泉，等. 藿香正气滴丸治疗急性胃炎外邪犯胃型多中心临床观察［J］. 天津中医药，2012，29（1）：13～16.

柴胡疏肝散加减

柴胡15g 白芍10g 香附10g 枳壳10g 陈皮15g 川芎5g 白术15g 茯苓10g 木香5g 砂仁10g 甘草5g

【用法】诸药按上述比例混匀烘干，共为细末，加蜂蜜适量做成蜜丸，每丸重9g，蜡封备用。每次1～2丸，分2～3次口服。根据症状变化和个体差异调节用量。

【功效】疏肝理气，行气止痛。

【适应证】**急性胃炎合并幽门不全梗阻（肝气郁结型）**。症见：胃胀痛，嗳气反酸，呕吐不欲食，消瘦倦怠，皮肤干燥，上腹部饱满，并有移动性包块。重者可出现虚脱。舌质淡、苔腻，脉滑。

【临证加减】口干、舌苔黄腻加沙参10g、黄连10g；呕恶加竹茹15g、旋覆花10g；大便不畅加大黄10g；胃痛甚加延胡索10g。

【疗效】治疗本病102例，其中显效77例，有22例，无效3例，总有效率为97.06%。

【来源】刘春红，宫振翠. 柴胡疏肝散加减治疗急性胃炎合并幽门不全梗阻102例

[J]. 中国中医急症, 2005, 14（6）: 500.

❀ 化肝泻心汤合乌贝散

化肝泻心汤: 青皮 10g　陈皮 10g　白芍 10g　丹皮 10g　泽泻 10g　生大黄 5g　黄连 3g　黄芩 10g

乌贝散: 乌贼骨 12g　贝母 10g

【用法】化肝泻心汤水煎, 送服乌贝散研末 3~6g, 每日 3 次。

【功效】疏肝泄热, 清胃泻火。

【适应证】**急性出血性胃炎（胃火炽盛、肝胃郁热型）**。症见: 呕血（呈鲜红、暗红或咖啡样）, 黑便, 腹部灼痛, 恶心呕吐, 头晕心悸, 舌质红、苔薄, 脉弦。

【疗效】治疗本病 50 例, 显效 33 例, 有效 15 例, 无效 2 例, 总有效率为 96%。

【来源】袁永萱, 郑本德. 化肝泻心汤合乌贝散治疗急性出血性胃炎疗效观察 [J]. 中西医结合实用临床急救, 2005, 18（3）: 39~41.

❀ 平胃散加味

苍术 15g　厚朴 10g　陈皮 10g　甘草 8g

【用法】水煎服, 每日 1 剂, 分 2 次服, 早晚各 1 次。

【功效】健脾化湿和胃。

【适应证】**急性胃炎（寒湿困脾证）**。症见: 脘腹痞闷胀痛, 恶心呕吐, 可伴有头重、头痛, 恶心欲呕, 厌食, 小便不利, 大便溏泄, 身酸体倦, 肌肉疼痛, 舌质淡白、苔滑厚腻, 脉濡滑。严重病例可有发热、失水、酸中毒, 甚至休克。

【临证加减】兼感外邪加藿香、防风各 12g, 紫苏叶 15g, 桂枝 10g; 胃痛、胃胀加枳壳 10g, 白芍 12g, 延胡索、大腹皮各 15g; 寒湿偏重加白豆蔻、佩兰各 10g; 舌苔黄腻、口干咽苦加黄连 6g, 黄芩、白花蛇舌草各 10g; 纳呆、厌食加鸡内金、山楂、谷芽各 10g。

【疗效】治疗本病 76 例, 治愈 53 例, 显效 18 例, 有效 5 例, 总有效率为 100%。

【来源】杨徐楚. 平胃散加味治疗急性胃炎 76 例疗效观察 [J]. 新中医, 2005, 37（2）: 33~34.

清胃活血汤

丹参20g 蒲黄^{布包}20g 延胡索15g 黄芩20g 五灵脂20g 大黄 5g 栀子15g 川楝子15g 白芍20g 甘草15g

【用法】水煎服，每日1剂，分2次温服。

【功效】泻火解毒，行气活血止痛。

【适应证】**急性胃炎（气滞血瘀兼毒热证）**。症见：上腹痛，痛有定处，拒按，恶心呕吐，胸闷嗳气，食少反酸，舌质紫暗或有瘀斑，脉涩。

【临证加减】胃脘胀痛重者加青皮、枳壳；刺痛重者加桃仁、红花；嗳气明显者加用沉香、旋覆花。

【疗效】治疗本病32例，痊愈21例，显效6例，有效4例，无效1例，总有效率为96.87%。

【来源】徐亚文，李东辉，刘平夫，等. 清胃活血汤治疗急性胃炎（气滞血瘀兼毒热证）32例［J］. 长春中医药大学学报，2007，23（4）：53.

香蒲四君汤

党参12g 丹参10g 石菖蒲9g 焦三仙各9g 茯苓15g 砂仁^{后下}5g 白芍15g 甘草6g 木香10g 白术10g 佛手10g 木瓜9g 香附12g

【用法】水煎服，每日1剂，分2次温服。治疗期间应嘱患者重视精神与饮食的调摄，保持心情舒畅；忌暴饮暴食及饥饱不均；忌食生冷辛辣油腻之品，以清淡饮食为宜。治疗14天为1个疗程。

【功效】益气健脾，疏肝行气止痛。

【适应证】**急性胃炎（脾虚肝郁证）**。症见：腹痛或胀，恶心呕吐，纳差，大便不畅，舌苔黄或薄白或白腻，脉滑数或沉弦。

【临证加减】疼痛较甚者可去佛手加郁金10g，延胡索10g，淮山药15g；痰多、口气秽、苔腻加浙贝6g、白豆蔻^{后下}6g、藿香^{后下}6g；胃脘灼痛、口苦口臭、大便不畅或便秘加黄芩10g、鱼腥草15g、连翘10g、蒲公英30g。

【疗效】治疗本病50例，治愈38例，好转9例，无效3例，总有效率为94%。

【来源】童玉芹. 香蒲四君汤治疗急性胃炎脾虚肝郁证50例［J］. 中国中医急症，2011，20（1）：133.

🪷 加味半夏泻心汤

黄芩15g　黄连5g　干姜5g　党参15g　大枣10g　生甘草5g　法半夏15g　枳实15g　白及15g

【用法】水煎服，每日1剂，分2次服，早晚各1次。一般1~3剂即可见效。

【功效】辛开苦降，调畅气机。

【适应证】**急性胃炎（湿阻中焦证）**。症见：急起上中腹疼痛，纳食骤减，伴腹胀、恶心呕吐、反酸、恶寒、发热、身倦乏力等，舌红、苔黄或黄腻，脉滑数。多有饮食不洁、暴食生冷等诱因。

【临证加减】干姜则根据湿热程度，热重者以5g为宜，热轻寒重者以10g为宜，伴有恶心、呕吐时加少许生姜；如反酸明显，白及剂量以20~30g为宜。

【来源】郭川. 加味半夏泻心汤治疗急性胃炎体会［J］. 中国中医急症，2004，(9)：586.

🪷 小陷胸汤加味

黄连9g　瓜蒌10g　法半夏7g　乌贼骨15g　仙鹤草15g　白花蛇舌草10g　甘草6g

【用法】每日1剂，水煎服，分3次于饭前服。

【功效】清热祛痰，开结散郁，制酸止血。

【适应证】**急性糜烂性胃炎（痰热郁胃证）**。症见：自觉剑突下疼痛不适，或有灼热感，按之剑突下压痛，脉浮滑。

【临证加减】便血者，加地榆15g；呕血者，加代赭石[先煎]30g；反酸甚者，加煅牡蛎[先煎]15g；痛甚者，加青木香10g、白芍15g、延胡索9g；浅表溃疡者，加蒲公英10g、鱼腥草10g。

【疗效】治疗65例，痊愈48例，好转11例，无效6例，总有效率为90.8%。

【来源】谢炳国. 小陷胸汤治疗急性糜烂性胃炎临床观察［J］. 江西中医药，1998，(6)：23.

🪷 生姜红枣白糖汤

生姜20g　大枣10g　白糖20g

【用法】水煎服，每日 1 剂，三餐前各服 1 次，每次 100ml。

【功效】散寒止呕，和胃止痛。

【适应证】**急性胃炎（寒邪客胃证）**。症见：上腹痛、恶心呕吐、吐涎清稀、发热，舌淡、苔白，脉浮弱。

【疗效】治疗本病 63 例，治愈 61 例，无效 2 例，总有效率 96.8%。

【来源】陈妍杰，朱荣强. 生姜红枣白糖汤治疗急性胃炎 63 例［J］. 光明中医，2011，26（11）：2241.

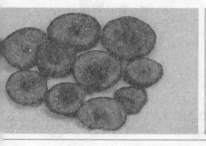
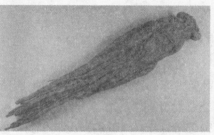
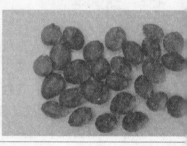

第二章
慢性非萎缩性胃炎

慢性非萎缩性胃炎是由胃黏膜的慢性炎性病变引起，病理以胃黏膜炎性细胞浸润为主要特征的病变，表现为上腹痛或胀、反酸烧心、嗳气恶心等症状，病程长，迁延不愈，反复发作，少数可发展为慢性萎缩性胃炎。

胃黏膜活检是确诊慢性非萎缩性胃炎的金标准。胃镜下可见：黏膜充血，水肿，红斑（点状、片状和条状），出血点（斑），局灶隆起等。病变的范围可为胃窦、胃体或全胃。

临床上，西医常治以质子泵抑制剂、胶体铋剂类、抗生素类等药；非药物辅助治疗包括改善生活方式、规范饮食习惯等。

本病属中医学"胃痛""胃痞""呃逆""嘈杂"等范畴，病因有外邪犯胃、饮食不节、情志失调、脾胃虚弱等，病位在胃，与肝、脾相关，分寒、热、虚、实。病初为实，日久伤脾，脾气不足，阳气亏虚，阳损及阴（胃阴不足），则由实证转虚证。中医药治疗要把握住中医辨证的实质，准确选药组方，以便对症下药。

消痞胃炎散

黄芪 50g　炒白术 50g　黄连 50g　黄芩 50g　白及 50g　煅瓦楞子 50g　炒枳实 50g　姜制厚朴 50g　春砂仁 30g　柴胡 30g　丹参 50g　石斛 50g

【用法】以上药物为一疗程用药量。随证加减后的最终中药数量不超过 13 味，共研细末过 120 目筛，得中药细末约 400g。每次取 10g（或装入 1 号胃溶空心胶囊中，1g/粒，10 粒/次），饭前半小时温开水冲服，每日 3 次。2 周为 1 个疗程。

【功效】健脾疏肝，清热化湿，行气消痞，护膜止血。

【适应证】**慢性非萎缩性胃炎（脾虚肝郁证）**。症见：胃脘隐痛，喜按喜暖，食后胀满，纳呆少食，大便稀溏，神疲乏力，舌质淡、有齿痕、苔薄白，脉弦细。

【临证加减】胃寒加高良姜；脘腹疼痛加延胡索；嗳气频繁或恶心、干呕加法半夏或竹茹；纳差加鸡内金或山楂；反酸加豆蔻；胃酸不足加乌梅或五味子；腹胀痛加木香或槟榔；胃黏膜出血加三七粉或大黄炭；胆汁反流加茵陈或姜黄；胃黏膜发白加党参；大便干燥加焦大黄；大便稀溏加葛根或薏苡仁；舌苔厚或白加苍术或广藿香；舌质紫暗加赤芍或莪术；舌红少苔加百合或北沙参。

【疗效】治疗本病 65 例，痊愈 31 例，显效 18 例，有效 13 例，无效 3 例，总有效率为 95.4%。

【来源】余洪良. 自拟消痞胃炎散治疗慢性非萎缩性胃炎 65 例疗效观察［J］. 北方药学，2013，10（3）：86～87.

半夏泻心汤

半夏 9g　黄芩 6g　干姜 6g　党参 15g　炙甘草 6g　黄连 3g　大枣 3 枚

【用法】水煎服，每日 1 剂，分 2 次服。

【功效】寒温并调，泻痞和胃。

【适应证】**慢性非萎缩性胃炎（寒热错杂证）**。症见：胃脘疼痛、痞满，口干口苦，恶心呕吐，嗳气反酸，食少纳呆，肢冷乏力，大便稀溏，舌质红、苔薄白，脉滑。

【临证加减】反酸烧心明显，加用吴茱萸、瓦楞子；胃脘胀痛加木香、广郁金、延胡索；纳差加用炒谷芽、炒麦芽；夜寐欠佳加磁石、夜交藤、代代花。

【疗效】治疗本病 35 例，显效 8 例，有效 25 例，无效 2 例，总有效率 94.29%。

【来源】许杰峰，孙丽，陆游. 半夏泻心汤治疗 *Hp*（−）慢性非萎缩性胃炎疗效观察［J］. 山西中医杂志，2014，33（7）：539～540.

🪷 香苏散合四逆散

香附 10g　紫苏 10g　陈皮 10g　柴胡 10g　枳壳 10g　白芍 10g　麦芽 30g　甘草 6g

【用法】水煎服，每日 1 剂，分早晚 2 次服用。

【功效】通降胃气，疏肝和胃。

【适应证】**慢性非萎缩性胃炎（肝胃不和型）。** 主症：胃脘胀痛，常因情志因素而加重；次症：嗳气，纳呆少食，嘈杂，吞酸，舌苔薄白，脉弦。

【疗效】治疗本病 50 例，其中治愈 17 例，显效 13 例，有效 15 例，无效 5 例，总有效率为 90%。

【来源】康宜兵. 香苏散合四逆散治疗肝胃不和型慢性非萎缩性胃炎临床研究［J］. 中医临床研究，2015，20：24～26.

🪷 四白益胃散

白芍 15g　白及 12g　白蒺藜 12g　炒白术 12g

【用法】四药共研细末，每次 10g，分 3 次，饭前 30～40 分钟温开水冲服。

【功效】健脾养肝止血。

【适应证】**慢性非萎缩性胃炎（肝脾两虚，血溢络外型）。** 症见：上腹部痛或胀，早饱，嗳气，恶心，食欲不振，呕血或便血，舌质淡、苔薄白，脉弦细。

【临证加减】腹痛甚或少腹触及条索状物时，重用白芍至 30g、陈皮 20g；脾虚甚，伴见少气懒言、乏力者，加党参 15g、炒白扁豆 15g；完谷不化，或夹有食物残渣，加炒麦芽 30g、焦山楂 15g；夹湿热，症见排便不爽、大便黏液较多时，加黄连 5g、白头翁 15g。

【疗效】治疗 19 例中，痊愈 15 例，显效 2 例，好转 1 例，无效 1 例，总有效率为 94.7%。

【来源】周永鹏. 自拟四白益胃散佐治慢性非萎缩性胃炎 19 例疗效观察［J］. 实用

中医药杂志，2015，30（2）：48.

胃炎方

高良姜 10g　香附 10g　黄连 6g　吴茱萸 6g　木香 5g　降香 9g
小茴香 6g　乌药 9g　甘草 6g

【用法】水煎服，每日 1 剂，早晚温服。

【功效】升清降浊，疏肝理气。

【适应证】**慢性非萎缩性胃炎（肝脾气滞证）**。症见：胃脘胀痛，嘈杂烧心，纳呆嗳气，反酸干呕，口干苦臭，舌苔薄白，脉弦。

【临证加减】舌苔黄腻者，加栀子、淡豆豉；舌苔白或白腻者，加栀子、厚朴；舌光红、暗红苔少或无苔者，加玄参、麦冬；舌淡红有齿痕或苔白滑者，加白术、枳壳；腹痛者，加当归、郁金；痛甚者，加蒲黄、五灵脂；腹胀明显者，加枳壳、槟榔；嗳气明显者，加枳壳、厚朴；大便稀溏、有黏液者，加薏苡仁、蒲公英；大便干结难解，加火麻仁、柏子仁、当归；腹痛且大便频，加白术、白芍、防风；反酸、烧心明显者，加乌贼骨、白及；恶心、干呕明显者，加陈皮、竹茹、法半夏；口苦明显者，加茵陈。以上加减法重要性依次递减，最终方剂内中药数量不超过 13 味。

【疗效】治疗本病 44 例，其中治愈 3 例，显效 15 例，有效 25 例，无效 1 例，总有效率为 97.73%。

【来源】罗忠毅，卢剑，杨香荣，等. 自拟胃炎方治疗慢性非萎缩性胃炎 44 例[J]. 江西中医药，2011，12：34~36.

安中导滞饮

苍术 10g　枳实 10g　乌药 10g　薤白 10g　茯苓 10g　陈皮 10g
半夏 10g　厚朴 10g　木香 10g　乳香 10g　莱菔子炒15g　炙甘草 6g

【用法】水煎服，每日 1 剂，分 2 次服，连服 4 周。

【功效】和中化湿，行气导滞。

【适应证】**慢性非萎缩性胃炎（寒湿内结证）**。症见：胃痛或胀，胸闷不舒，纳呆身重，口苦而干，口渴不饮，舌淡、苔厚，脉滑。

【临证加减】脘腹胀满明显加大腹皮 10g；嗳气加旋覆花包煎10g、代赭石先煎30g；反酸加黄连 12g、吴茱萸 2g；恶心呕吐加党参 10g、生姜 15g。

【疗效】治疗本病 90 例，痊愈 34 例，显效 20 例，有效 32 例，无效 4 例，总有效率为 95.6%。

11

【来源】李仲全. 中西医结合治疗慢性非萎缩性胃炎90例观察 [J]. 实用中医药杂志，2009，25（15）：308～309.

🪷 香砂养胃丸加味

党参15g　炒白术10g　茯苓10g　陈皮10g　半夏10g　木香10g　砂仁8g　炙甘草6g　豆蔻10g　黄芪15g　大枣4枚

【用法】水煎服，每日1剂，分2次服，4周为一疗程。并嘱患者调畅情志，忌生冷、油腻及刺激性食物。

【功效】益气健脾，理气化痰，和胃温中。

【适应证】**慢性非萎缩性胃炎（脾虚型）**。症见：胃脘部疼痛，常伴痞闷或胀满、嗳气、反酸、嘈杂、恶心呕吐，舌质红、苔薄白，脉沉略弦。

【临证加减】若胃脘痛明显加郁金、川楝子、延胡索；气滞腹胀明显加柴胡、枳壳、郁金；胃反酸或烧心明显加乌贼骨、瓦楞子；恶心呕吐明显加姜半夏、生姜、竹茹；偏湿重加苍术、厚朴、薏苡仁；舌脉瘀血明显加赤芍、焦山楂；胃寒甚反清水加干姜、高良姜、熟附片；宿食不化，胃脘嘈杂加焦三仙、连翘；口苦口干加葛根、栀子、石斛；大便溏泄加山药、薏苡仁、乌梅、罂粟壳；大便干结加火麻仁、枳实；幽门螺杆菌（Hp）感染者加黄连、黄芩。

【疗效】本病治疗16例，临床治愈5例，好转10例，无效1例，总有效率为93.75%。

【来源】刘安明，熊昌源. 香砂养胃丸加味治疗脾虚型慢性非萎缩性胃炎临床观察 [J]. 内蒙古中医药，2012，（2）：6～7.

🪷 清化饮加味

薏苡仁15～20g　白扁豆9～12g　茵陈9～12g　佩兰9g　白豆蔻4.5g　黄连3～4.5g　白及15g　马勃4.5g　柴胡6g　郁金9g　琥珀4.5g　合欢皮9g

【用法】水煎服，每日1剂，分2次服，14天为1个疗程。

【功效】清热祛湿，疏肝和胃。

【适应证】**慢性非萎缩性胃炎伴糜烂（脾胃湿热证）**。症见：胃脘灼热胀痛，口苦口臭，脘腹痞闷，渴不欲饮，舌质红、边尖深红、苔黄厚或腻，小便黄，脉滑或濡数。

【临证加减】反酸、吞酸、烧心、嘈杂者，加海螵蛸、煅瓦楞子；失眠、多梦者，加茯神、龙骨、牡蛎；便秘者，加大黄、火麻仁；泄泻、便溏者，加仙鹤草、地榆炭、煨诃子。

【疗效】治疗本病 30 例，痊愈 15 例，显效 8 例，有效 6 例，无效 1 例，总有效率为 96.7%。

【来源】王文荣，黄铭涵，方文怡，等. 清化饮加味治疗慢性非萎缩性胃炎伴糜烂脾胃湿热证 30 例 [J]. 中医研究，2011，12：21～24.

🪷 香砂六君子汤

党参 18g　白术 12g　茯苓 12g　甘草 6g　木香^{后下}10g　砂仁^{后下}10g　陈皮 10g　半夏 15g　香附 10g　枳实 15g

【用法】水煎服，每日 1 剂，分 2 次服，4 周为 1 个疗程。

【功效】健脾祛湿，和胃降逆，消痞散结，理气止痛。

【适应证】**慢性非萎缩性胃炎（脾胃气虚型）**。症见：持续性或反复发作性上腹部不适，隐痛，食欲不振，嗳气，吞酸，恶心或呕吐，食后加重，舌淡、苔白，脉细弱。

【临证加减】气虚甚者加黄芪 30g；口干舌红者加石斛 15g、玉竹 12g、麦冬 12g；腹部冷痛者加高良姜 10g；脘腹胀满者加桔梗 12g、枳壳 12g；吞酸嘈杂者加煅瓦楞子 30g、乌贼骨 30g；恶心呕吐者加藿香 12g、竹茹 6g；腹痛甚者加延胡索 12g；舌苔黄腻者加苍术 12g、佩兰 10g；大便溏稀者加薏苡仁 30g。

【疗效】治疗本病 29 例，治愈 21 例，有效 7 例，无效 1 例，总有效率为 96.55%。

【来源】龙海东. 香砂六君子汤治疗脾胃气虚型慢性非萎缩性胃炎 58 例临床观察 [J]. 中国医药指南，2013，22：275～276.

🪷 温胃通络汤

黄芪 12g　炮附子^{先煎30分钟}10g　苍术 10g　枳壳 10g　厚朴 6g　醋乳香 6g　醋没药 6g

【用法】水煎服，每日 1 剂，分 2 次服。10 剂为一疗程。治疗期间，避免劳倦，注意调整心态，忌烟酒、生冷及辛辣刺激之品。

【功效】温中健脾，疏肝理气，活血通络。

【适应证】**慢性非萎缩性胃炎（脾虚湿困、胃络阻滞证）**。症见：上腹痞

13

满不舒，食纳不佳，喜热饮，畏生冷，间有呕吐及胃脘部疼痛，舌淡胖或略紫、苔白厚或腻，脉沉涩迟滞。

【临证加减】纳差加焦三仙各30g；胃脘痛加延胡索10g。

【疗效】治疗本病60例，治愈38例，显效12例，有效3例，无效7例，总有效率为88.3%。

【来源】赵家善. 温胃通络汤治疗慢性非萎缩性胃炎60例［J］. 山西中医，2009，11：17.

🪷 灵芝蛋壳汤

灵芝30g 鸡蛋壳^{焙黄研粉}9g 党参20g 淮山药20g 白术10g 木香10g 陈皮10g 薏苡仁15g 神曲10g 炙甘草6g

【用法】水煎服，每日1剂，分2次服。

【功效】扶正健脾，和胃止痛。

【适应证】**慢性非萎缩性胃炎（脾胃虚弱型）**。症见：脘腹痞满，食后加重，食欲不振，疲乏无力，或伴恶心呕吐，大便稀溏，舌淡、苔白，脉沉细。

【临证加减】气虚重加黄芪20g；气滞重者加砂仁10g；寒甚者酌加干姜10g。

【疗效】治疗本病46例，治愈28例，显效15例，有效1例，无效2例，总有效率为93.5%。

【来源】刘文华，黄明朝. 灵芝蛋壳汤治疗脾胃虚弱型慢性非萎缩性胃炎46例［J］. 福建中医药，2015，(6)：20～21.

🪷 消糜汤

牡蛎^{先煎}30g 滑石^{布包}30g 藿香15g 海螵蛸15g 枳实15g 黄芩10g 厚朴10g 苍术10g 佩兰10g 木香10g 黄连6g 珍珠粉^{冲服}0.4g

【用法】水煎服，每日1剂，分早晚2次服用，连续服用4周。

【功效】清热化湿，消滞护胃。

【适应证】**慢性非萎缩性胃炎（脾胃湿热证）**。症见：胃脘痞胀或疼痛，胃脘灼热，口苦口臭，恶心呕吐，大便黏滞，舌质红、苔黄腻或黄厚，脉滑数或濡数。

【疗效】治疗本病50例，治愈13例，显效19例，有效12例，无效6例，总有效率为88%。

【来源】周军怀. 消糜汤治疗慢性非萎缩性胃炎 50 例临床观察 [J]. 新中医, 2015, 12: 49～50.

补气快脾汤

黄芪 15g　白术 10g　柴胡 6g　黄精 10g　甘松 10g　三棱 6g　莪术 6g

【用法】水煎服, 每日 1 剂, 分早晚 2 次服用。

【功效】健脾行气调血。

【适应证】**慢性非萎缩性胃炎（肝胃不和证）**。症见: 胃脘及胁肋部隐痛, 反酸、烧心, 恶心、呕吐, 腹胀明显, 四肢冰凉, 面色苍白, 无光泽, 二便可, 舌淡苔白, 脉细弱。

【临证加减】食滞偏重, 胸胁痞满, 加生麦芽 30g; 气虚甚者, 加党参 10～15g。

【疗效】田隽名老中医在多年临床实践当中, 结合晋北地区独特的气候及人文特点、风俗习惯, 在治疗脾胃病的过程中加以总结, 自拟补气快脾汤, 效果满意。

【来源】牛清华. 补气快脾汤治疗慢性非萎缩性胃炎 [J]. 中国民间疗法, 2015, 11: 29.

柴胡疏肝散加减

柴胡 12g　赤芍 15g　白芍 15g　陈皮 12g　川芎 6g　香附子 6g　枳壳 9g

【用法】水煎服, 每日 1 剂, 分早晚 2 次服用。1 个月为 1 个疗程, 共治疗 3 个月。

【功效】健脾疏肝, 行气活血。

【适应证】**慢性非萎缩性胃炎（肝郁气滞型）**。症见: 胃脘及胁肋部胀痛, 烦躁易怒, 二便可, 舌淡、苔黄, 脉弦。

【疗效】治疗本病 26 例, 显效 8 例, 有效 16 例, 无效 2 例, 总有效率为 92.31% 。

【来源】郑文军. 柴胡疏肝散加减对于肝郁气滞型慢性非萎缩性胃炎伴隆起糜烂的价值分析 [J]. 当代医学, 2015, (5): 157～158.

健脾清热化湿法联合西药三联疗法

白术 15g　党参 15g　茯苓 15g　薏苡仁 15g　败酱草 20g　陈皮

10g 淮山药 15g 蒲公英 20g 木香 10g 黄连 10g 佩兰 10g 甘草 3g 砂仁 6g

【用法】水煎服，每日 1 剂，分早晚 2 次温服，疗程 1 个月。西药"三联疗法"：奥美拉唑肠溶胶囊，20mg/次，2 次/日；阿莫西林胶囊 1.0g/次，2 次/日；克拉霉素缓释胶囊 0.5g/次，2 次/日，疗程为 2 周。治疗期间忌辛辣、油腻饮食。

【功效】健脾清热化湿。

【适应证】**慢性胃炎（脾虚湿热型）**。症见：胃脘隐痛，食后胀闷痞满，纳呆少食，便溏或腹泻，神疲乏力，四肢酸软，口淡泛吐清水，手足不温，舌质淡、苔白，脉细弱。

【疗效】治疗 44 例，治愈 13 例，显效 18 例，有效 10 例，无效 3 例，有效率 93.2%。治疗 1 个月后，Hp 阴转 39 例，Hp 阴转率 88.6%。

【来源】王方石，王晓男，闫秋，等. 健脾清热化湿法联合西药三联疗法治疗幽门螺杆菌阳性脾虚湿热型慢性胃炎的效果等［J］. 中国医药导报，2014，20：69～71，78.

加味柴芍六君汤

黄芪 15g 党参 10g 白术 10g 茯苓 10g 法半夏 10g 陈皮 10g 白芍 20g 柴胡 10g 儿茶 10g 蒲公英 15g 砂仁 6g 炙甘草 6g 谷麦芽各 15g

【用法】水煎服，每日 1 剂，分 2 次温服。

【功效】疏肝和胃。

【适应证】**慢性非萎缩性胃炎（肝郁脾虚型）**。主症：①胃脘隐痛喜按；②胃脘胀痛、痛窜两胁。次症：①嗳气频频；②纳呆少食；③食后胀闷；④嘈杂反酸；⑤大便溏软。主症符合 1 项，次症 4 项即可诊断。

【临证加减】反酸重者，加乌贼骨 30g、煅瓦楞子 30g；胃脘胀甚者，加枳壳 12g、苏梗 10g；肝郁重，加香附 12g；疼痛重者，加用延胡索 12g；舌红、苔黄、有热者，加黄芩 6g；有寒，加干姜 6g；有食积者，加鸡内金 10g、焦山楂 15g；舌紫或有瘀点、瘀斑、血瘀者，加丹参 10～15g、三七 3g。

【疗效】治疗 60 例中，治愈 14 例，显效 28 例，有效 14 例，无效 4 例，总有效率为 93.3%。治疗后症状、内镜与病理表现，以及血清胃泌素与血清一氧化氮水平均有明显改善。

【来源】洪婷，黄青，彭胜男，等. 加味柴芍六君汤治疗慢性非萎缩性胃炎（肝郁脾虚型）60 例［J］. 江西中医药，2014，（6）：24～26.

🪷 加味小陷胸汤

黄连6g　姜半夏10g　瓜蒌皮12g　枳实10g　厚朴10g　陈皮10g
炒白芍15g　蒲公英25g　海螵蛸15g　木香^{后下}6g

【用法】每日1剂，分早晚2次温服。连续4周为一疗程。

【功效】清热化痰，散结消痞，和胃降逆，行气止痛。

【适应证】**慢性非萎缩性胃炎（痰热互结证）**。症见：胸脘痞闷，按之则痛，或心胸闷痛，或咳痰黄稠，舌红、苔黄腻，脉滑数。

【临证加减】伴糜烂者加白及15g、珍珠粉2支；食后饱胀者加炒莱菔子10g、炒麦芽15g；反酸喜温者加吴茱萸2g；伴胆汁反流、症见上腹部嘈杂发热、郁闷不舒者，加柴胡5g、郁金15g；大便干结者，去瓜蒌皮，加瓜蒌仁15g、当归10g、火麻仁15g；大便溏泄者，去瓜蒌皮，加炒白术10g、茯苓15g；头晕、肢软乏力者，去瓜蒌皮、枳实、厚朴均减为7g，加党参15g、炒白术10g。

【疗效】治疗60例中，治愈28例，显效21例，有效8例，无效3例，总有效率为95%；Hp阳性者共49例，转阴38例，转阴率77.6%。

【来源】黄纤寰，何伟健. 加味小陷胸汤治疗慢性非萎缩性胃炎临床观察［J］. 亚太传统医药，2014，20：118～119.

🪷 调和肝脾汤

党参15g　白术15g　茯苓15g　白芍15g　麦芽15g　陈皮10g
炒枳壳10g　当归12g　甘松12g　柴胡12g　炙甘草6g

【用法】水煎服，每日1剂，分早晚温服，连服4周为1个疗程。

【功效】调和肝脾。

【适应证】**慢性非萎缩性胃炎（肝胃不和证）**。症见：胃脘胀闷不适，伴胁痛，心烦易怒，舌质淡红、苔薄，脉弦。

【临证加减】恶心、呕吐者加生姜6g、半夏9g、竹茹10g；胀闷痛者加木香6g、砂仁6g、瓜蒌皮10g；口苦加薄荷6g、黄芩10g；反酸苔黄加黄连5g、吴茱萸3g；反酸苔淡加海螵蛸10g、煅瓦楞子15g；泛吐清水加高良姜6g、吴茱萸3g；便秘加大黄6g。

【疗效】治疗45例中，治愈22例，显效15例，好转7例，无效1例，总有效率为97.8%。

【来源】潘军伟，卢俊明. 调和肝脾法治疗慢性非萎缩性胃炎45例［J］. 浙江中医药杂志，2015，（8）：578.

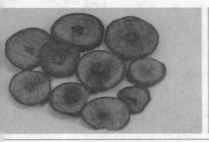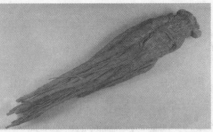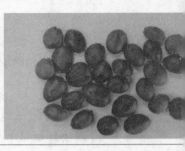

第三章

慢性萎缩性胃炎

　　慢性萎缩性胃炎指胃黏膜上皮遭受反复损害导致固有腺体的减少，伴或不伴纤维替代、肠腺化生和（或）假幽门腺化生的一种慢性胃部疾病。部分患者可无明显症状，也可出现上腹部饱胀疼痛，食欲不振、嘈杂反酸、嗳气恶心等消化道症状，以及乏力消瘦、健忘焦虑、抑郁等全身症状。

　　慢性萎缩性胃炎的确诊有赖于胃镜与病理检查。临床上，西医治疗以清除幽门螺杆菌药、胃黏膜保护剂、促胃动力药物等对症治疗为主。

　　本病可归属中医学"胃痞""虚痞""痞满""胃痛""嘈杂"等范畴，与饮食不节、脾胃虚弱、情志失调等有关。治疗当以健脾和胃、疏肝理气等。

🪷 半夏泻心汤

党参 30g　黄芩 12g　大枣 12g　香附 12g　枳壳 12g　延胡索 12g　法半夏 12g　生甘草 9g　黄连 6g　三七 6g　干姜 5g　吴茱萸 4g

【用法】水煎服，每日 1 剂，每剂分 3 次温服。连续服药 4～8 周。

【功效】健脾益胃，泄热散寒，舒肝理气，活血化瘀。

【适应证】Hp 相关性慢性萎缩性胃炎（寒热错杂证）。症见：反复或持续上腹部不适、饱胀疼痛、烧灼痛，进食后加重，伴嗳气反酸，恶心纳差，或伴上腹部压痛，舌质红、苔黄腻，脉滑。

【临证加减】气虚者酌加淮山药、蒲公英各 15～30g；气滞重者易枳壳为枳实，酌加佛手、青皮、厚朴各 12g；血瘀者酌加丹参、白及各 12g；湿重者酌加佩兰、藿香、薏苡仁各 12g；热甚者加黄连至 10g，栀子 10g，酌加生大黄 3g；寒甚者酌加小茴香、炒白术、白茯苓各 12g，制附片 3～9g，生姜 6g。

【疗效】治疗病例 47 例，Hp 清除 37 例，显效 7 例，有效 3 例，全部有效，其中腺体轻中度萎缩患者的清除率高于腺体重度萎缩患者。

【来源】樊建. 半夏泻心汤加减治疗 Hp 相关性慢性萎缩性胃炎 47 例临床观察［J］. 山西中药，2009，（3）：11～12.

🪷 加味化肝煎

浙贝母 15g　牡丹皮 15g　栀子 10g　蒲公英 15g　郁金 12g　佛手 10g　青皮 10g　陈皮 10g　白芍 8g

【用法】水煎服，每日 1 剂，早晚餐后半小时分服。

【功效】清肝泄热，和胃止痛。

【适应证】慢性萎缩性胃炎（肝胃郁热型）。症见：胃脘灼痛，痛势急迫，嘈杂反酸，口干口苦，烦躁易怒，舌质红、苔黄厚，脉弦滑数。

【临证加减】纳呆者加焦山楂、焦神曲、焦麦芽各 10g，鸡内金 10g；恶心、呕吐明显者加生姜 10g、佩兰 8g、竹茹 8g；大便干结者加芦荟 8g、决明子 10g；痛甚者加川楝子 10g、延胡索 10g。

【疗效】治疗 4 周后，43 例中有效 41 例，无效 2 例，总有效率为 95.3%。

【来源】白涛，杨晋芳. 化肝煎加味治疗肝胃郁热型慢性萎缩性胃炎疗效观察［J］. 西部中医药，2012，25（2）：80～81.

活血化瘀汤加味

黄芪 20g　当归 15g　川芎 15g　高良姜 10g　枳实 15g　乳香 10g　没药 10g　炙甘草 10g

【用法】水煎服，每日 1 剂，早晚分服。

【功效】益气理气，温中散寒，活血化瘀。

【适应证】**慢性萎缩性胃炎（气滞血瘀证）**。症见：胃脘胀满疼痛，反复发作，嗳气纳呆，身倦乏力，舌暗红或有瘀斑，脉细涩等。

【临证加减】胃痛重者加延胡索 15g；腹胀重者加厚朴 10g、青皮 10g；消化不良者加炒麦芽 15g、炒神曲 15g、炒山楂 15g。

【疗效】治疗病例 32 例，治愈 7 例，好转 22 例，无效 3 例，总有效率为 90.63%。

【来源】王秋生. 活血化瘀汤加味治疗慢性萎缩性胃炎 32 例 [J]. 四川中医，2007，11：63~64.

加味芍药甘草汤

白芍 20g　炙甘草 6g　吴茱萸 3g　黄连 3g　川楝子 12g　茯苓 11g　台乌 12g　鸡内金 10g

【用法】水煎服，每日 1 剂，分 2 次温服。

【功效】柔肝和胃，行气止痛。

【适应证】**慢性萎缩性胃炎（肝胃不和证）**。症见：胃脘痛、痞满，纳谷不香，食欲减退，嗳气嘈杂，面色萎黄，身困乏力，舌质淡、苔薄，脉滑。

【临证加减】全身乏力者加人参 10g、炙黄芪 30g；呃逆呕吐加公丁香、砂仁、木香各 5g；大便稀溏不成形者加白术、山药各 10g，薏苡仁 30g；胃脘痛者加丹参 10g、檀香 3g；腹胀者加陈皮、莱菔子各 10g。

【疗效】治疗病例 90 例，治愈 49 例，好转 35 例，无效 6 例，总有效率为 93.3%。

【来源】吴晓虎，成坤. 加味芍药甘草汤治疗慢性萎缩性胃炎 90 例 [J]. 中医研究，2008，9：1186~1187.

益脾涤痰化瘀方

生黄芪 24g　姜半夏 先煎 12g　制南星 先煎 10g　生牡蛎 先煎 30g　姜川连 3g　枳壳 6g　川芎 9g　柴胡　茯苓 9g

【用法】水煎服，每日1剂，分2次饭后温服。

【功效】益气清胃，涤痰化瘀，软坚消瘤，和胃安中。

【适应证】**慢性萎缩性胃炎（痰瘀交阻证）**。症见：胃痞痛，反酸痰多，嗳气嘈杂，口干苦，舌暗、苔薄，脉弦涩。

【疗效】治疗本病32例，治愈4例，显效11例，进步8例，无效9例，总有效率为71.88%。

【来源】章谊鸣，周婷. 益脾涤痰化瘀方治疗慢性萎缩性胃炎32例［J］. 陕西中医，2007，(1)：47～49.

舒胃汤

党参20g　百合10g　白术15g　蒲公英15g　白芍12g　乌药10g　鸡内金^{研末冲服}10g　焦山楂15g　陈皮10g　麦冬10g　枳壳15g

【用法】水煎服，每日1剂，分2次服，早晚各1次。

【功效】健脾益气，益胃养阴。

【适应证】**慢性萎缩性胃炎（气阴两虚证）**。症见：上腹饱胀或钝痛，恶心嗳气，食欲减退，舌淡红或偏红、苔薄白或腻，甚至消瘦贫血。

【临证加减】肝郁脾虚加佛手、香橼、柴胡、苏梗、陈皮、厚朴，去黄连；胃阴不足加沙参、麦冬、石斛、乌梅、天花粉，去黄连、乌药；脾虚湿热加厚朴、藿香、天花粉、黄芩，白芍、薏苡仁、白豆蔻；气滞血瘀加丹参、焦蒲黄、香附、莪术、五灵脂；胃脘痛剧者重用白芍，加延胡索、郁金；腹胀重者用枳壳，加木香；嗳气呃逆者加苏梗、吴茱萸、丁香；黑便者加当归炭、三七粉、白及；*Hp*感染加黄芩、黄连；肠腺上皮化生及不典型增生严重者，还可加平地木、半枝莲、菝葜。

【疗效】治疗本病36例，显效8例，有效16例，好转9例，无效3例，总有效率为91.7%。

【来源】张聪，陈明. 自拟舒胃汤治疗慢性萎缩性胃炎36例［J］. 辽宁中医学院学报，2004，6(5)：381～382.

玉竹黄精饮

玉竹30g　黄精30g　石斛30g　当归15g　白芍15g　川芎15g　绿萼梅15g　玫瑰花15g　乌梅15g　五味子15g　炙甘草6g

【用法】水煎服，每日1剂，分3次口服。

【功效】滋阴养胃，活血和络。

【适应证】慢性萎缩性胃炎（胃阴不足证）。症见：上腹隐痛，饥饿嘈杂，饥不欲食，口干咽燥不欲饮，大便干燥，舌质红或紫暗，脉弦数或细弱。

【临证加减】气虚加生黄芪、淮山药各 15g；兼湿热加黄芩 15g，黄连、生甘草各 6g；肝郁气滞加柴胡、郁金各 10g。

【疗效】治疗本病 58 例，治愈 16 例，显效 20 例，有效 15 例，无效 7 例，总有效率为 87.9%。

【来源】仇增永，余瑞英. 自拟"玉竹黄精饮"治疗慢性萎缩性胃炎临床观察［J］. 浙江中西医结合杂志，2004，14（2）：101～102.

🪷 化瘀消萎汤

　　五灵脂 15g　蒲黄 15g　丹参 24g　砂仁 9g　檀香 9g　三七粉[冲]3g　桃仁 9g　当归 15g　赤芍 12g　莪术 9g　白及 9g　鸡内金 12g　郁金 12g　白花蛇舌草 20g

【用法】水煎服，每日 1 剂，分 2 次温服。

【功效】补益脾胃，升阳止泻。

【适应证】慢性萎缩性胃炎（胃络瘀血证）。症见：胃脘胀满，刺痛，痛处拒按，面色暗滞，黑便，舌质暗红或有瘀点、瘀斑，脉弦涩。

【临证加减】兼有气虚者加太子参 12g、黄芪 15g；胃有湿热者加滑石 20g、蒲公英 15g。

【疗效】治疗本病 76 例，治愈 24 例，显效 33 例，有效 12 例，无效 7 例，总有效率为 90.79%。

【来源】王玲玲，贾玉聪. 化瘀消萎汤治疗慢性萎缩性胃炎 76 例［J］. 中国实验方剂学杂志，2012，（6）：342～344.

🪷 黄芪建中汤

　　黄芪 10g　桂枝 3g　白芍 6g　吴茱萸 4g　高良姜 4g　荜茇 4g　厚朴 4g　甘草 3g

【用法】水煎服，每日 1 剂，分 2 次温服。

【功效】活血行气通络，解毒化瘀散结。

【适应证】慢性萎缩性胃炎（脾胃虚寒证）。症见：脘腹胀满疼痛不适，空腹饥饿之时加重，进食后好转，喜温喜按，呃逆，嗳气，纳差。

【临证加减】补肾扶土加巴戟天、补骨脂；活血散瘀通络者加生蒲黄、五灵脂；抗癌前病变者加败酱草、山慈菇、半枝莲、薏苡仁、莪术。

【来源】李永乐，张锐，董秋梅，等. 朱宗元治疗慢性萎缩性胃炎经验［J］. 中医杂志，2013，10：823～824.

化浊解毒汤

黄连 12g　半夏 12g　佩兰 12g　白芷 12g　陈皮 12g　厚朴 15g　枳实 15g　丹参 15g　郁金 15g　白花蛇舌草 15g　茯苓 15g　全瓜蒌 15g　藿香 15g　荷叶 15g　砂仁^{打,后下}6g　白豆蔻^{打,后下}9g　木香 9g　竹茹 9g　莪术 9g　蒲黄 9g

【用法】水煎服，每日 1 剂，分 2 次温服。

【功效】解毒化浊，宽胸理气活血。

【适应证】**慢性萎缩性胃炎（湿热中阻，气血瘀滞型）**。症见：胃脘隐痛，嗳气，恶心欲吐，自感胸中郁闷，乏力，不思饮食，脘腹胀满痞塞，上腹部有压痛，排便不爽，舌红或紫绛、苔黄腻，脉滑数。

【来源】张纨，娄莹莹，史纯纯. 李佃贵教授从浊毒论治慢性萎缩性胃炎经验介绍［J］. 新中医，2009，(1)：8～10.

健脾消痞汤

黄芪 18g　太子参 15g　白术 10g　茯苓 15g　陈皮 10g　半夏 9g　丹参 15g　莪术 10g　砂仁 6g　木香 10g　白芍 12g　浙贝母 15g　鸡内金 15g　白花蛇舌草 30g　甘草 6g　生姜 3 片

【用法】水煎服，每日 1 剂，分 2 次温服。

【功效】健脾益气，和胃化痰，活血解毒。

【适应证】**慢性萎缩性胃炎（脾胃虚弱兼有气滞痰瘀阻滞证）**。症见：胃脘痞满，甚至疼痛固定不移，舌质紫暗、有瘀点或瘀斑，脉弦涩。

【来源】王健，白兆芝. 白兆芝辨治慢性萎缩性胃炎经验［J］. 中医杂志，2012，(2)：101～103.

养胃消痞汤

太子参 15g　麦冬 15g　百合 30g　乌药 10g　白芍 12g　丹参 15g　莪术 10g　黄连 6g　陈皮 10g　佛手 10g　浙贝母 15g　鸡内金 15g　白花蛇舌草 30g　甘草 6g　生姜 3 片

【用法】水煎服，每日 1 剂，分 2 次温服。

【功效】养胃和中，化痰消痞，活血解毒。

【适应证】**慢性萎缩性胃炎（胃阴亏虚兼有气滞痰瘀阻滞证）**。症见：上腹部胀满，时轻时重，食后加重，伴烧心、嗳气、脘中畏凉、口苦，纳食一般，二便正常。舌胖大质暗、苔黄、中心苔少、根偏厚，脉沉弦细者。

【来源】王健，白兆芝. 白兆芝辨治慢性萎缩性胃炎经验［J］. 中医杂志，2012，(2)：101～103.

🌸 化浊解毒方

藿香12g　佩兰12g　茵陈12g　砂仁^后下12g　白花蛇舌草15g　半枝莲15g　黄连12g　半边莲15g　全蝎9g　蜈蚣2条

【用法】水煎服，每日1剂，分早晚2次空腹服。

【功效】化浊解毒，活血化瘀。

【适应证】**慢性萎缩性胃炎（浊毒内蕴证）**。症见：脾胃湿热证（主症：胃脘胀满，胀痛，口苦，恶心呕吐，舌质红、苔黄腻；次症：胃脘灼热，口臭，尿黄，胸闷，脉滑数）。胃络瘀血证（主症：胃脘胀满，刺痛，痛处拒按，痛有定处，舌质暗红或有瘀点、瘀斑；次症：黑便，面色晦滞，脉弦涩）。具备以上两证主症2个症状和次症2个症状即为浊毒内蕴证。

【疗效】治疗本病119例，治愈49例，显效25例，有效34例，无效11例，总有效率为90.76%。

【来源】杜艳茹，李佃贵，王春浩，等. 化浊解毒方治疗慢性萎缩性胃炎胃癌前病变浊毒内蕴证患者119例临床观察［J］. 中医杂志，2012，(1)：31～33，37.

🌸 新胃方

太子参10g　白术15g　茯苓15g　生甘草6g　木香6g　半夏9g　广郁金15g　川黄连3g　煅瓦楞子15g

【用法】膏方用药剂量为常规剂量的10倍，用10剂上述中药水煎3次，合并滤液，再入阿胶（脾阳不振者加鹿角胶）、冰糖煎熬制备。膏方每日早晚各服用1汤匙，温开水冲服，连续服用45天。

【功效】益气健脾，疏肝和胃。

【适应证】**慢性萎缩性胃炎（脾虚肝乘型）**。症见：中上腹疼痛，饱胀，食欲不振，嗳气，反酸，舌红、苔薄黄，脉弦细。

【临证加减】脘腹痞满加苏梗、厚朴理气和中；胃气上逆加旋覆花、代赭石降逆止呕；脾虚便溏加山药、扁豆衣健脾止泻；吞酸嘈杂加半夏、煅白螺丝壳降逆止酸；胸闷、脘胁胀痛加柴胡、白芍养血柔肝；纳呆加炒谷芽、炒麦芽健胃消食；肠上皮化生、轻度异型增生等病变加白花蛇舌草、蜀羊泉。

【疗效】治疗本病31例，临床控制4例，显效16例，好转7例，无效4例，总有效率为87.1%。

【来源】陈旋，蔡淦. 膏方调治脾虚肝乘型慢性萎缩性胃炎临床观察［J］. 上海中医药杂志，2010，（1）：34~35。

仁术健胃颗粒

黄芪15g　白术10g　薏苡仁15g　莪术10g　黄芩10g

【用法】制成颗粒每包10g，每次1包，每日3次。

【功效】健脾益气，活血消痞，清热和胃。

【适应证】**慢性萎缩性胃炎癌前病变（气虚血瘀热郁证）**。症见：胃脘部疼痛，痛有定处，时伴灼热，纳差，乏力倦怠，口干口苦，舌质紫暗或紫斑，脉涩。胃镜下糜烂、充血等黏膜急性炎症，黏膜颗粒增生或结节状改变，慢性炎症；病理检查腺体萎缩、肠上皮化生、异型增生及炎症。

【疗效】治疗本病128例，治愈39例，显效50例，有效28例，无效11例，总有效率为91.4%。该方对糜烂、黏膜白相和胆汁反流的改善显著。

【来源】陆为民，沈洪，孙志广，等. 仁术健胃颗粒对慢性萎缩性胃炎癌前病变患者胃癌相关基因的影响［J］. 中医杂志，2006，11：831~833。

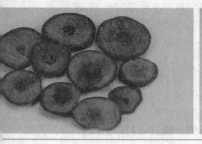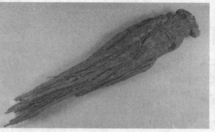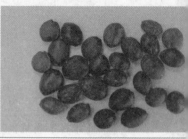

第四章

幽门螺杆菌感染

　　幽门螺杆菌（Hp）是一种螺旋状、革兰阴性、微需氧细菌，可感染胃及十二指肠球部导致慢性胃炎、消化性溃疡、胃癌等疾病。

　　在治疗上，西医主张使用抗生素根除 Hp。而单一抗生素不能根除 Hp。目前方案多为质子泵抑制剂、胶体铋剂、2 种抗菌药物的联合治疗。此外，根除 Hp 应先注意口腔卫生，修复口腔问题，应定期更换牙具、水杯，并经常蒸煮消毒，特别是在药物治疗期间，分餐消毒碗筷。本病一般预后良好，有并发症者预后欠佳。

　　本病属中医学"吞酸"、"胃脘痛"范畴。多因胃感外邪、脾胃失调所致。病位在胃，与肝、脾有关。治疗上，多以疏肝和胃、温中健脾、养阴益胃、活血化瘀、调理寒热等为主。

胃炎灵

黄芩 9g　党参 15g　黄连 3g　丹参 15g　白术 10g　白及 10g　香附 12g　白芍 12g　陈皮 12g

【用法】水煎服，每日 1 剂，分早中晚 3 次服用，连续治疗 30 天。联合雷贝拉唑 10mg + 阿莫西林 1000mg + 克拉霉素 500mg 三联疗法，每日 2 次，治疗 1 周后单独给予雷贝拉唑 20mg 口服，每日 2 次，连续治疗 6 周。

【功效】清热解毒，健脾和胃，疏肝理气。

【适应证】**幽门螺杆菌感染性胃溃疡（肝郁脾虚证）**。症见：上腹部不适，隐痛饱胀，反酸烧心，口臭嗳气，恶心易饥，重者出现呕吐，舌苔黄腻，脉弦滑。

【疗效】治疗本病 60 例，痊愈 48 例，显效 6 例，有效 4 例，无效 2 例，总有效率为 96.7%。

【来源】谭昊. 三联疗法与胃炎灵联合治疗胃溃疡幽门螺杆菌感染 60 例的临床研究 [J]. 临床医学工程，2014，12：1579 ~ 1580.

菌蒲英连方

猴头菌 3g　制吴茱萸 3g　蒲公英 15g　黄连 3g　乌梅 10g　煅瓦楞子 15g　党参 10g

【用法】上药均为颗粒剂，饭前开水冲服，每日 1 剂，分 2 次服，连续治疗 8 周。联合兰索拉唑 30mg、克拉霉素 0.5g、左氧氟沙星 0.2g，每日 2 次，饭后口服。2 周后单服兰索拉唑 30mg，每日 2 次，连续 6 周。

【功效】疏肝健脾，清热利湿，和胃降逆。

【适应证】**幽门螺旋杆菌感染性胃病（中焦湿热证）**。症见：胃脘疼痛，脘闷灼热，口干苦，厌食恶心，小便色黄，舌红、苔黄腻，脉滑数。

【疗效】治疗本病 63 例，临床治愈 32 例，显效 15 例，有效 11 例，无效 5 例，愈显率为 50.8%，总有效率为 92.1%。

【来源】袁通春，肖再波. 中西医结合治疗幽门螺杆菌感染性胃病 63 例临床观察 [J]. 中医药导报，2014，(2)：41 ~ 43.

半夏泻心汤

制半夏 12g　黄芩 9g　党参 9g　炙甘草 9g　大枣 9g　干姜 6g　黄连 6g

【用法】水煎服，每日1剂，分早晚2次服。疗程为1个月。

【功效】和胃降逆，清热除痞。

【适应证】**幽门螺杆菌感染性慢性胃炎（寒热错杂证）**。症见：胃脘痛胀灼热，伴恶心嗳气，口干苦，舌淡红、苔黄腻，脉弦。

【疗效】治疗本病76例，治愈41例，显效16例，好转13例，无效6例，总有效率为92.1%。

【来源】黄灼贤，黄绍鹏. 半夏泻心汤治疗幽门螺杆菌感染性慢性胃炎76例疗效观察［J］. 基层医学论坛，2007，14：611.

党参山药汤

党参30g　山药15g　厚朴10g　香附10g　白术10g　苍术10g
黄芩6g　枳壳6g　槟榔6g　大腹皮6g

【用法】水煎服，每日1剂，早晚分服。

【功效】健脾，燥湿，理气。

【适应证】**幽门螺杆菌感染性胃病（脾虚气滞证）**。症见：胃痛隐隐，绵绵不休，喜按，空腹痛甚，腹部胀闷，神疲纳呆，四肢倦怠，大便不爽，舌淡、苔白腻，脉弦而虚。

【临证加减】脘腹痛甚加川楝子、延胡索；体虚乏力加茯苓、黄芪；湿盛加佩兰、藿香等。

【疗效】治疗本病46例，痊愈21例，显效13例，有效11例，无效1例，总有效率为97.83%。

【来源】王国营. 党参山药汤治疗幽门螺杆菌感染性胃病随机平行对照研究［J］. 实用中医内科杂志，2014（3）：37～39.

甘露消毒丹

黄芩12g　滑石12g　藿香12g　茵陈15g　石菖蒲8g　白豆蔻6g
薄荷6g　木通6g　连翘6g　射干6g　川贝母6g

【用法】水煎服，每日1剂，分2次服。

【功效】利湿化浊，清热解毒。

【适应证】**糜烂性胃炎合并幽门螺杆菌感染（脾胃湿热证）**。症见：胸闷腹胀，肢酸咽痛，口渴，小便短赤，大便黏滞，舌苔白或厚腻或干黄，脉濡数或滑数。

【疗效】治疗本病30例，痊愈3例，显效8例，有效15例，无效4例，总有效率为86.67%。

【来源】徐小平，陈刚，陈伟，等. 甘露消毒丹治疗幽门螺杆菌相关糜烂性胃炎疗效观察［J］. 浙江中医杂志，2015，(5)：346~347.

海螵左金丸

海螵蛸30g 黄连10g 吴茱萸5g

【用法】水煎服，每日1剂，早晚2次服。联合西药三联疗法：兰索拉唑30mg、克拉霉素500mg、阿莫西林1g，每日2次。

【功效】制酸止痛，清肝降逆。

【适应证】**幽门螺杆菌感染（肝火犯胃证）**。症见：胁肋疼痛，脘腹闷痛，嘈杂反酸，呕吐口苦，舌红、苔黄，脉弦数。

【临证加减】胃热或湿热加蒲公英15g、麸炒枳壳10g、胆南星10g、竹茹10g、车前草30g、扁豆花30g；胃热或胃阴不足加蒲公英15g、玉竹10g、生地黄10g、知母10g、竹茹10g、沙参10g、扁豆花30g、山药20g；脾胃虚弱加党参20g、茯苓10g、陈皮10g、炒白术10g、砂仁5g、薏苡仁30g、扁豆花30g。

【疗效】治疗本病110例，痊愈76例，有效16例，无效18例，总有效率为83.64%。

【来源】陈伟斌，张国庆，丁华新. 海螵左金丸联合三联疗法治疗幽门螺杆菌感染随机平行对照研究［J］. 实用中医内科杂志，2013，16：37~39.

康胃散

白及20g 三七15g 乌贼骨30g 珍珠粉10g 大黄10g 砂仁10g 白芍18g 甘草6g

【用法】研末，每次10g，每日3次，冲服。

【功效】制酸止痛，活血消肿，清热解毒。

【适应证】**幽门螺杆菌相关性慢性胃炎及消化性溃疡（中焦湿热证）**。症见：胃脘痞痛烧心，呕恶纳差，嗳气反酸，神疲乏力，口干苦，大便干结，舌红、苔黄腻，脉滑。

【疗效】治疗本病80例，显效66例，有效10例，无效4例，总有效率为95%。

【来源】刘洪波. 康胃散治疗幽门螺杆菌相关性慢性胃炎及消化性溃疡80例临床观察［J］. 中医杂志，2007，(9)：794~796.

芪藤汤

黄芪 30g　忍冬藤 30g　五灵脂 10g　蒲黄 10g　延胡索 15g　香附 10g　桃仁 10g　鸡内金 10g　赤芍 15g　丹参 15g　白芍 15g

【用法】水煎服，每日 1 剂，连续服用 2 周。联合西医三联疗法：甲硝唑片，阿莫西林分散片（青霉素过敏者用克拉霉素代替），奥美拉唑肠溶片口服，连续用药 1 周。服药期间忌烟酒、生冷辛辣等刺激食物。

【功效】益气养血，活血行气。

【适应证】**幽门螺杆菌感染（气滞血瘀证）**。症见：胃脘隐痛或灼痛，反酸呕恶，口中异味，食欲不振，舌暗、苔薄白，脉弦涩弱。

【疗效】治疗本病 50 例，治愈 35 例，有效 12 例，无效 3 例，总有效率为 94%。

【来源】付增源. 芪藤汤联合西医三联疗法根除幽门螺杆菌感染的疗效研究 [J]. 中国卫生产业，2014，(5)：179，181.

三黄六君汤

黄连 10g　黄芩 10g　黄柏 10g　蒲公英 30g　乌贼 12g　党参 12g　白术 12g　茯苓 12g　陈皮 12g　法半夏 6g　甘草 3g

【用法】水煎服，每日 1 剂，10 天为 1 个疗程。

【功效】清热燥湿泻火，健脾益气和胃。

【适应证】**幽门螺杆菌感染（中焦湿热、脾胃虚弱证）**。症见：脘腹灼痛，呕恶烧心，嗳气反酸，口中异味，倦怠乏力，舌苔黄腻，脉滑弱。

【临证加减】因情绪不好诱发者加佛手 10g、代代花 10g；口干苦者，加牡丹皮、白芍各 8g；腹部冷痛者，加肉桂 6g。

【疗效】治疗本病 150 例，治愈 125 例，有效 20 例，无效 5 例，总有效率为 96.67%。

【来源】温庆华，晏招兰. 三黄六君汤治疗幽门螺杆菌感染 150 例 [J]. 四川中医，2003，(3)：37.

舒肝和胃汤

柴胡 15g　当归 12g　炒白芍 12g　乌贼骨 15g　延胡索 15g　川楝子 15g　党参 15g　佛手 10g　白及 10g　黄连 6g　干姜 6g　炙甘草 6g

【用法】水煎服，每日 1 剂，早晚 2 次温服。

【功效】疏肝理气，健脾和胃。

【适应证】**幽门螺杆菌感染（肝郁脾虚证）**。症见：胃脘胀闷，胁肋疼痛，嘈杂反酸，纳呆嗳气，神疲倦怠，大便不爽，舌淡、苔薄白，脉弦而虚。

【临证加减】脾胃虚寒者加吴茱萸5g；气虚者加黄芪20g；胃热偏盛者加栀子、蒲公英各10g；血瘀者加丹参20g；伴出血者加仙鹤草、茜草各10g；纳差者加鸡内金15g，焦山楂、焦神曲各10g。

【疗效】治疗本病92例，治愈77例，好转11例，无效3例，治愈率为83.7%，总有效率95.7%。

【来源】赵殿和，狄建宁. 舒肝和胃汤治疗消化性溃疡92例［J］. 中国医药导报，2006，27：123.

薏苡利浊清毒方

生薏苡仁20g　莪术6g　灵芝12g　白英12g　连翘15g　八月札15g　冬凌草12g　白花蛇舌草15g　蒲公英20g　三七粉^{冲服}2g　柴胡10g　枳实15g　藤梨根15g　郁金10g　当归12g

【用法】水煎服，每日1剂，早晚餐后1小时服。联合服用奥美拉唑20mg，每日2次，早晚餐前30分钟服用。

【功效】化湿利浊，清热解毒，活血化瘀，行气止痛。

【适应证】**幽门螺杆菌相关性十二指肠球部溃疡（湿热证）**。症见：胃脘疼痛，痛势急迫，脘闷灼热，胸胁胀满，口干口苦，或口黏吞酸，大便溏或秘结，舌红、苔黄腻，脉弦滑。

【疗效】治疗本病40例，痊愈30例，显效4例，有效3例，无效3例，总有效率为92.5%。

【来源】王志坤，刘启泉，靳凌瑜，等. 薏苡利浊清毒方联合奥美拉唑治疗幽门螺杆菌相关性十二指肠球部溃疡临床研究［J］. 中国中西医结合消化杂志，2011，（3）：149～151.

灭幽汤

黄芪10g　白术10g　蒲公英10g　丹参15g　三七粉^{冲服}5g　黄芩10g　茯苓10g　厚朴10g　槟榔10g　姜半夏10g　炙甘草6g

【用法】水煎服，每日1剂，分3次温服。

【功效】清热化瘀，益气健脾。

【适应证】**幽门螺杆菌感染阴性消化性溃疡（气滞血瘀证）**。症见：胃脘胀痛，嗳气反酸，乏力，大便溏或秘结，舌红、苔黄，脉涩。

【疗效】治疗本病53例，治愈30例，好转16例，无效7例，总有效率为86.8%。

【来源】阮逸群，张春惠. 自拟灭幽汤治疗幽门螺杆菌感染阳性消化性溃疡53例临床观察 [J]. 现代中医药, 2013, (6): 18~19.

❀ 愈疡汤

黄芪 30g　百合 30g　白芍 30g　甘草 10g　白及 20g　丹参 30g　蒲公英 15g　厚朴 10g

【用法】水煎服，每日1剂，分早晚2次温服。

【功效】益气养阴，行气化瘀清热。

【适应证】**幽门螺杆菌感染相关性消化性溃疡（虚寒型）**。症见：饥饿痛，夜间痛，食后可缓解，受凉或劳累后加重，喜吐清水，喜温喜按，面色苍白，四肢不温，乏力纳可，舌淡红、苔薄白，脉细无力。

【临证加减】虚寒甚者加高良姜、香附；兼有阴虚湿热证加半夏泻心汤化裁：半夏、黄连、黄芩、干姜、代赭石；兼有气滞证加木香、砂仁、枳实、佛手等；血瘀证加乳香、没药、莪术、当归；吐酸水加左金丸、乌贼骨、瓦楞子；吐清水加瓜蒌皮、浙贝母、益智仁等。

【疗效】治疗本病117例，治愈76例，好转25例，无效16例，总有效率为86.3%。

【来源】吴南昉. 自拟愈疡汤治疗消化性溃疡幽门螺杆菌阳性117例临床观察 [J]. 安徽中医临床杂志, 2001, (5): 355~356.

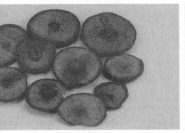
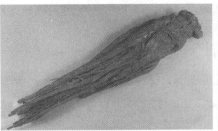
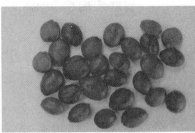

第五章

胃 溃 疡

　　胃溃疡是指因胃酸过多、幽门螺杆菌感染导致的胃内较深的溃烂病灶，重者可引起穿孔、出血、幽门梗阻等症状。主要表现为上腹饱胀，易饥反酸、黑便与呕血等症状。与精神紧张、幽门螺杆菌感染、进食不规律等有关。

　　本病属中医学"吐酸"、"胃脘痛"、"痞满"等范畴。其病因为外邪犯胃、饮食不节、情志不畅、脾胃虚弱，致胃失和降、不通则痛。主要病机为胃气阻滞，胃失和降，不通则痛。胃溃疡常缠绵不愈，反复发作，久病必有瘀。《医学真传》曰："通之之法，各有不同，调气以和血，调血以和气，通也；虚者助之使通，寒者温之使通，无非通之之法也。若必以下泄为通，则妄矣。"

平肝健胃冲剂

党参84g　白茅根350g　茯苓70g　黄芩70g　柴胡70g　鸡内金70g　延胡索70g　郁金70g　川楝子70g　吴茱萸6g　蒲公英140g　煅瓦楞子105g

【用法】上药水煎成浸膏，加淀粉烘干，制成冲剂，分成84包，每日3次，每次1包冲服。连续服用28天为1个疗程。

【功效】健脾疏肝，行气散结。

【适应证】**胃溃疡（肝气犯胃证）**。症见：胃脘胀满，攻撑作痛。嗳气则舒，情志不舒时则加重，泛吐酸水，胸闷喜太息，食少，舌苔薄白，脉弦。

【疗效】治疗本病172例，治愈124例，显效28例，有效15例，无效5例，总有效率为97.1%。

【来源】吴绪祥，朱燕萍，梁光宇. 平肝健胃冲剂治疗消化性溃疡172例［J］. 湖北中医杂志，2001，(3)：26.

芪元胃康袋泡剂

生黄芪　蒲公英　醋制延胡索　白及　海螵蛸　石菖蒲　木香厚朴　车前子

【用法】每次2包，每日3次（6g/包），开水泡饮，禁食辛辣食物，服用6周为1个疗程。

【功效】行气止痛，健脾化湿，抑酸护胃。

【适应证】**胃溃疡（肝气犯胃证）**。症见：胃脘胀满，攻撑作痛。嗳气则舒，情志不舒时则加重，泛吐酸水，胸闷喜太息，食少，舌苔薄白，脉弦。

【疗效】治疗本病45例，临床痊愈26例，显效15例，有效2例，无效2例，总有效率为95.56%。

【来源】高影，于虹. 芪元胃康袋泡剂治疗消化性溃疡的研究与应用［J］. 中医药学刊，2003，(3)：377～378.

黄芪建中汤加减

炙黄芪30g　生黄芪30g　饴糖50g　桂枝9g　白芍20g　炙甘草10g　大枣10个　生姜3片

【用法】水煎服，每日1剂，早晚各1次。

【功效】温中健脾，和胃止痛。

【适应证】**慢性胃溃疡（脾胃虚寒证）**。症见：胃痛隐隐，喜按喜暖，纳食减少，呕吐清涎，大便稀薄，倦怠乏力，神疲懒言，畏寒肢冷。舌淡胖，脉沉细或迟。

【临证加减】呕吐清水较多者加半夏12g、茯苓15g、干姜6g；反酸严重者去饴糖，加黄连6g、吴茱萸3g、乌贼骨30g；胃脘冷痛严重者加干姜10g、肉豆蔻15g、人参10g。

【疗效】治疗本病80例，治愈29例，显效22例，有效23例，无效6例，总有效率为92.5%。

【来源】魏群，魏明. 中西医结合治疗慢性胃溃疡临床研究［J］. 中医学报，2015，(8)：1193~1195.

参苓白术散合黄芪建中汤化裁

炙黄芪15g　潞党参12g　炒白术12g　炒白芍15g　全当归12g
茯苓15g　桂枝10g　炮姜6g　陈皮10g　炒扁豆10g　怀山药15g　炙甘草9g

【用法】水煎服，每日1剂，早晚2次分服。

【功效】温中散寒，健脾和胃。

【适应证】**胃溃疡（脾胃虚寒型）**。症见：上腹隐痛，形寒肢冷，遇冷则甚，面色㿠白，倦怠乏力，大便溏薄，舌质淡红、苔薄白，脉细或沉细。

【来源】张素珍. 中医辨证分型治疗胃窦炎及胃溃疡30例. 皖南医学院学报，1991，(3)：185.

柴胡疏肝散合左金丸加减

柴胡10g　旋覆花^{包煎}10g　广郁金15g　川黄连5g　宣木瓜12g
吴茱萸3g　佛手片10g　干百合12g　石斛12g　川楝子10g　生大黄^{后下}10g　粉甘草6g

【用法】水煎服，每日1剂，早晚分服。

【功效】疏肝和胃。

【适应证】**胃溃疡（肝胃不和型）**。症见：胃脘疼痛，延及两胁，嗳气频作，欲吐，胃中灼热，烦躁易怒，口干且苦，舌质红、苔薄黄，脉弦兼数。

【来源】张素珍. 中医辨证分型治疗胃窦炎及胃溃疡30例. 皖南医学院学报，1991，(3)：185.

失笑散合参苓白术丸加减

炒蒲黄 10g　制乳香 10g　制没药 10g　炒枳壳 12g　广陈皮 10g　太子参 15g　刺猬皮 10g　广三七 6g　地鳖虫 10g　炒白术 15g　炒槐花 10g　炒地榆 15g　粉甘草 6g

【用法】水煎服，每日 1 剂，早晚分服。

【功效】行气活血，调和脾胃。

【适应证】**胃溃疡（瘀血停胃型）**。症见：上腹刺痛，固定不移，按之尤甚，食欲不振，经常解黑便，舌质紫暗或有瘀斑，脉细或涩。

【来源】张素珍. 中医辨证分型治疗胃窦炎及胃溃疡 30 例. 皖南医学院学报，1991，(3)：185.

消痈溃得康颗粒

黄芪 15g　黄连 6g　蒲公英 15g　苦参 10g　浙贝母 10g　乌贼骨 15g　白及 10g　人参 10g　柴胡 10g　甘草 10g

【用法】上药制为颗粒剂 10g/袋，辽宁中医药大学附属医院制剂中心提供（批准文号：辽药制字：Z05010277）。1 袋/次，2 次/日，口服，一疗程为 6 周。

【功效】益气解毒，清热消痈生肌。

【适应证】**胃溃疡（胃毒热证）**。症见：胃脘灼痛，痛势较剧，反酸嘈杂，口干口苦，舌红、苔黄或腐或腻，脉弦或弦数。

【疗效】消痈溃得康颗粒可以明显提高 GU 活动期患者血清三叶肽因子 2（TFF 2）及表皮生长因子（EGF）水平，改善中医临床症状。

【来源】白光，王垂杰，姜巍，等. 消痈溃得康颗粒对胃溃疡活动期患者血清三叶因子及表皮生长因子的影响［J］. 中国中西医结合消化杂志，2011，(1)：1～4.

五味消毒饮合黄芪建中汤

金银花 15g　野菊花 15g　蒲公英 15g　紫花地丁 15g　紫背天葵子 15g　桂枝 9g　生姜 9g　炙甘草 6g　黄芪 6g　大枣 12g　白芍 18g　饴糖 30g

【用法】水煎服，每日 1 剂，早晚分服。

【功效】清热解毒，益气健脾，敛溃止痛。

【适应证】**胃溃疡（脾胃气虚、湿热内蕴型）**。症见：胃脘烧心，反酸，胸骨后灼痛，反酸嘈杂，口干口苦，舌红、苔黄或腐或腻，脉弦或弦数。

【疗效】治疗本病 73 例，临床痊愈 63 例，显效 5 例，有效 3 例，无效 2 例，总有效率为 97. 26% 。

【来源】王志坤，刘启泉，刘晓辉. 五味消毒饮与黄芪建中汤配合西药治疗胃溃疡及幽门螺杆菌感染 73 例［J］. 陕西中医，2007，（1）：31 ~ 32.

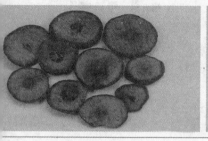
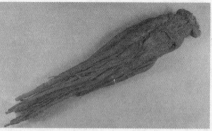
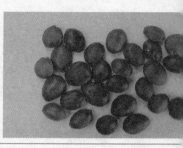

第六章

胃 出 血

　　胃出血是指胃的炎症、血管畸形、溃疡等原因，导致呕血、便血为主要临床表现的疾病。常见于胃黏膜损伤（化学类损伤、烧伤）、胃炎、胃溃疡、胃肿瘤等。分为急性胃出血和慢性胃出血两种。

　　临床症状以呕血与黑便为胃出血的特征性表现。急性胃出血还可以头晕、心悸、乏力，突然直立出现晕厥、肢体冷感、心率加快、血压偏低等。

　　胃出血时应根据出血量进行血压监测、禁食、止血、输血、支持治疗，以及抑酸等。若因肝硬化或肿瘤等原因引起出血，还应治疗原发病。

　　本病多属于中医学"呕血""便血"等范畴。可因胃火、肝火、气虚所致，故应根据病机进行清胃、平肝、补气治疗。当遇到胃内大出血时，应根据病情进行中西医结合的紧急抢救。

复方白及冲剂

白及 15g　黄连 6g　法半夏 10g　牡丹皮 10g　茜草 10g　浙贝母 10g

【用法】取白及加水煎煮 2 次，每次 1.5 小时，过滤，合并煎煮液，浓缩至适量体积（每 3ml 药液含生药 1g），放冷加 95% 乙醇至含醇量达 60%，使胶体析出，过滤，收集白及胶，滤液备用。取黄连、浙贝母、法半夏、牡丹皮、茜草加水煎煮 2 次，第一次 2 小时，第二次 1.5 小时，过滤，合并煎煮液，浓缩至适量体积（每 1ml 药液含生药 1g），加 95% 乙醇使含醇量达 60%，放置 24 小时，过滤，与白及的滤液合并，回收乙醇并浓缩至适量（每 1ml 药液含生药 9g）加入白及胶，混匀备用。取 1 份清膏加入 6 份药用糊精混匀，干燥、整粒、分装即得，10g/包。每次 10g，每日 3 次，温开水冲服，小儿酌减，7 日为 1 个疗程。

【功效】收敛止血，降逆止呕。

【适应证】**胃出血（血热妄行证）**。症见：胃脘疼痛，口渴欲饮，吐血或便血，反复发作，舌质红、苔少，脉数或细数。

【疗效】治疗本病 60 例，治愈 40 例，显效 10 例，有效 5 例，无效 5 例，总有效率为 92%。

【来源】姜玲艳，汪付田，王磊. 复方白及冲剂的制备及临床应用［J］. 甘肃中医，2004，（3）：27.

三黄泻心汤加减

黄连 6g　黄芩 12g　生大黄[后下]10g　白及 10g　侧柏叶 12g　仙鹤草 12g

【用法】水煎服，每日 1 剂，分 3 次服。

【功效】清热泻火止血。

【适应证】**胃出血（胃热壅盛证）**。症见：胃热炽盛，脘腹胀闷，甚则作痛，吐血色红或紫暗，常夹有食物残渣，口臭，便秘，大便色黑，舌质红、苔黄腻，脉滑数。

【来源】江波. 非静脉曲张性上消化道出血中医诊疗方案的临床验证研究［D］. 成都中医药大学，2013.（博士论文）

生大黄汤胃管灌注

生大黄 10g

【用法】插胃管，取生大黄 10g 加水 200ml 煎煮，煎汤晾至 24℃～26℃，每次 100ml 胃管注入，每日 2～3 次。胃出血停止后不可突然停药，浓度、用量逐渐减少，防止血压下降。

【功效】邪热通肠，凉血止血。

【适应证】**应激性胃溃疡出血（胃热壅盛证）**。症见：胃热炽盛，脘腹胀闷，甚则作痛，吐血色红或紫暗，与心情、环境等变化有关，便秘，大便色黑，舌质红、苔黄腻，脉滑数。

【临证加减】出血严重者可酌情加三七粉或云南白药 2～4g，用生理盐水 20ml 稀释后胃管注入，每日 2～3 次效果更佳。

【来源】周海英，谭慧敏，于海萍，等. 生大黄治疗应激性溃疡出血 40 例［J］. 四川中医，2002，12：36.

温阳益气摄血方

炙黄芪 30～90g　干姜 6～9g　炒白术 9～12g　黄芩炭 9～22g　阿胶^{烊化}9～22g　仙鹤草 12～30g　乌贼骨 25～30g　白及 12～18g　三七粉^{冲服}1.5～3g　大黄炭 6～22g　炙甘草 3～6g

【用法】水煎服，每日 1 剂，分 2 次温服。

【功效】健脾益气，摄血止血。

【适应证】**胃出血（脾气虚型）**。症见：胃脘部胀痛不适，恶心、呕吐，先为胃内容物，或咖啡样物并食物残渣，大便呈柏油稀水便反复发作，面色苍白，肢体乏力，舌质淡、苔薄白，脉无力。

【临证加减】重度出血，收缩压 <50mmHg 者，用高丽参 9g 煎汤先灌服；呕吐不能服药者，先以生大黄 1g、生甘草 1g 煎汁少量口服，再以上方加竹茹 8g；胃痛者加白芍 9～30g；头晕、心悸、气短者加党参 12～30g、麦冬 22g、五味子 6g；胃胀者加广陈皮 8g；烦躁不安者加远志 6g；有热象者上方减干姜，加黄连 6～9g。

【疗效】治疗本病 103 例，显效 18 例，有效 81 例，无效 4 例，总有效率为 96.12%。

【来源】潘铭，盛延文，楚文瑛. 温阳益气摄血方治疗胃出血 103 例疗效观察［J］. 甘肃中医学院学报，1994，(2)：19～21.

三七郁金汤

三七 7～10g　郁金 10g　熟大黄 10g　牛膝 10g

【用法】水煎服，每日1剂，分2次服。

【功效】止血祛瘀，疏肝理气。

【适应证】**胃出血（脾虚不摄者）**。症见：呕血、黑便，神疲乏力，面色萎黄，舌质淡红、苔薄，脉弱无力。

【临证加减】如虚脱加人参；呕逆嗳气加代赭石；胃痛甚且胀加檀香或降香；痛连两胁加川楝、白芍；懊恼烦满加炒山栀；胃脘虚冷加砂仁；胃阴虚、舌光无苔加石斛或白茅根。

【来源】梁繁荣. 三七郁金汤治疗胃出血 ［J］. 中医杂志，1982，12：14.

地黄煎剂

地榆30g　黄连15g　三七20g

【用法】加水160ml，煎成80ml，第一剂分2次，以后每次40ml，每日1剂，口服。

【功效】清热止血。

【适应证】**轻度胃出血（胃热出血证）**。症见：呕血或便血鲜红，量少，舌质淡红、苔薄，脉偏数。

【疗效】治疗本病46例，显效21例，有效18例，无效7例，总有效率为100%。

【来源】张宪安. 地黄煎剂治疗轻度胃出血46例疗效观察 ［J］. 中国现代医学杂志，1998，（4）：37～38，40.

锡类散合田七粉

锡类散1支　田七粉3g

【用法】患者卧床进流食，用锡类散1支、田七粉3g，冷开水送服，每日3次；出血严重者用锡类散2支、田七粉6g，每日3次，同时结合西医输血治疗。

【功效】止血生肌。

【适应证】**胃出血**。症见：呕血或便血反复发作，伴乏力，面色萎黄，舌质淡或红，脉弱。

【来源】黄志峰. 锡类散合田七粉治疗胃出血20例 ［J］. 江西中医药，1994，（1）：61.

云南白药合思密达

云南白药50mg　思密达1g

【用法】将小儿胃管经口插入胃中，用1%碳酸氢钠洗胃至洗出液无色为止。然后将云南白药50mg加入冷生理盐水10ml摇匀注入胃管。2小时后将思密达1g加温水15ml摇匀，注入胃管。每隔6小时各注1次，直至出血停止。

【功效】止血。

【适应证】**新生儿胃出血（血溢络外证）**。症见：呕血，面色萎黄，纳少，乏力，指纹淡。

【疗效】治疗本病36例，显效34例，显效率为94.4%。

【来源】徐新国. 云南白药思密达联合治疗新生儿胃出血36例［J］. 医药论坛杂志，2003，(7)：53.

❀ 白接骨汤

白接骨

【用法】取全草数株，洗净，榨汁，兑以2倍量生理盐水，调匀备用。每次服30ml，首次加倍，每日3次，连续服用2日以上。

【功效】止血。

【适应证】**胃出血证（血溢络外证）**。症见：排黑色柏油样变，隐血实验阳性，多数并见上腹部疼痛及相应胃肠症状，少数患者有呕血，舌质淡、苔薄，脉缓。

【疗效】治疗本病21例，13例48小时内大便转黄，6例72小时内大便转黄，2例4天内大便转黄。

【来源】邱磷安. 草药白接骨治胃出血［J］. 福建中医药，1991，(2)：57.

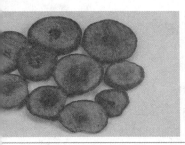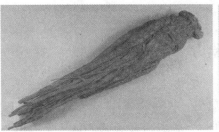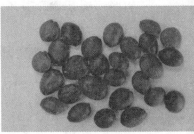

第七章

胃　癌

　　胃癌是为胃内恶性肿瘤的总称，包括黏膜癌、平滑肌瘤、淋巴瘤等。其中以发生在胃壁表层的黏膜上皮细胞最为多见。早期胃癌常无不适，晚期可见形体消瘦，恶心呕吐，进食困难，甚至恶病质表现。

　　西医治疗主要以手术治疗为主，特别是早期胃癌，外科手术切除加区域淋巴结清扫是目前治疗胃癌的手段。早期胃癌且不伴有任何转移灶者，手术后一般不需要化疗。胃癌对化疗并不敏感，目前化疗的多种药物及方案都不是很理想，尚无标准方案。预防方面，多吃新鲜蔬菜和水果，少吃腌腊制品，可以降低胃癌发病。

　　本病属于中医学"噎膈"、"积聚"、"癥广瘕"等范畴。中医学认为七情六淫、饮食劳倦等致机体脏腑失调、阴阳逆乱，从而产生气、血、痰、湿、热、毒等相互交结而成癌。病位在脾胃，脾胃虚弱是胃癌发生与发展的基本病机。故临床治之须以扶正固本为主，兼顾活血化瘀、清热解毒。

🪷 扶正化瘀经验方

西洋参 10g　炙黄芪 20g　山药 15g　白茯苓 30g　炒白术 15g　当归 15g　阿胶[烊化] 15g　三七末 4g　桃仁 15g　红花 5g　姜半夏 15g　木香 8g　补骨脂 15g　柴胡 8g　白芍 30g　甘草 6g

【用法】水煎服，每日 1 剂，分早、中、晚 3 次温服。28 天为 1 个疗程，连续治疗 2 个疗程后观察疗效。

【功效】补气健脾，活血化瘀。

【适应证】**胃癌（气虚血瘀型）**。症见：神疲乏力，汗出气短，面色萎黄或黧黑，咳痰无力或腹胀纳少，舌质淡紫、苔光剥或无苔，脉细弱。

【疗效】治疗本病 57 例，显效 22 例，有效 19 例，无效 16 例，总有效率为 71.9%。

【来源】肖霞. 扶正化瘀经验方联合化疗辨治胃癌临床观察 [J]. 湖北中医药大学学报，2015，(4)：65~67.

🪷 至精颗粒

太子参 20g　当归 15g　灵芝 15g　黄精 15g　淮山药 15g　杜仲 10g　白花蛇舌草 10g　蜀羊泉 15g

【用法】温水冲服，每次 1 袋，每日 2 次，连续服用 6 个月。

【功效】补肾益气，扶正祛邪。

【适应证】**胃癌（脾肾阳虚证）**。症见：胃脘隐痛，畏寒肢冷，自汗，头晕耳鸣，疲倦无力，面色无华，皮肤干燥，精神恍惚，纳寐差，舌质红、苔白，脉细弱。

【疗效】治疗本病 88 例，临床痊愈 8 例，显效 20 例，有效 32 例，无效 28 例，总有效率为 68.18%。

【来源】张亚声，朱莉菲，翁雪松. 至精颗粒治疗胃癌 148 例临床观察 [J]. 中西医结合学报，2006，(3)：315~317.

🪷 活血解毒经验方

半枝莲 15g　莪术 9g　桂枝 4g　白芍 9g　薏苡仁 15g　白术 9g　党参 9g　生甘草 4g

【用法】水煎服，每日 1 剂，取汁 300ml，早晚分服。加卡培他滨联合奥沙利铂化疗：多西他赛 5mg/m² 静脉滴注 1 小时，每日 1 次；奥沙利铂 100mg/m²，静脉滴注4小时以上，每日1次，24日为1个疗程，连续使用2个疗程，中药同化疗时间一致。

【功效】活血解毒，渗湿健脾。

【适应证】**胃癌（痰湿血瘀证）**。症见：胃脘时有刺痛、胀闷不舒，神疲乏力，纳寐差，舌质暗红，苔腻，脉涩。

【疗效】治疗本病23例，临床痊愈8例，有效10例，无效5例，总有效率为78.26%。

【来源】彭安平. 活血解毒经验方内服联合化疗治疗进展期胃癌23例［J］. 河南中医，2014，（9）：1775～1776.

扶正抑癌汤

黄芪30g　党参20g　白术20g　薏苡仁20g　菟丝子20g　斑蝥8g　穿山甲15g　白花蛇舌草30g　山慈菇30g

【用法】水煎服，每日1剂，分2次口服。30天为1个周期，连用2个周期为1个疗程。联合化疗：紫杉醇60mg/m²加入生理盐水或5%葡萄糖溶液500ml中静脉滴注，第1、8、15天；用药前12小时、6小时各肌内注射地塞米松10mg，用药前30分钟静脉滴注甲氰咪胍400mg，口服苯海拉明50mg或肌内注射非那根50mg，预防过敏反应；5-FU 0.25g静脉微量24小时持续泵维持滴注，第1～15天。28天为1个周期。

【功效】健脾益气，散结消肿，扶正抗癌。

【适应证】**胃癌（痰湿血瘀证）**。症见：胃脘时有刺痛，胀闷不舒，神疲乏力，纳寐差，舌质暗红、苔腻，脉涩。

【疗效】治疗本病32例，临床痊愈0例，显效17例，有效8例，无效7例，总有效率为78.1%。

【来源】杨静. 中药扶正抑癌汤联合化疗治疗晚期胃癌临床观察［J］. 吉林中医药，2005，（1）：17～18.

乐胃煎

党参15g　白术15g　陈皮10g　莪术15g　丹参20g　黄连10g　白花蛇舌草30g

【用法】水煎服，每日1剂，分2次服，疗程为6个月。

【功效】益气健脾，活血化痰，清热解毒。

【适应证】**胃癌前病变（湿热蕴毒证）**。症见：胃部时有刺痛，固定不移，胃纳不香，舌红、苔黄腻，脉滑数或涩。

【疗效】治疗本病 51 例，治愈 8 例，显效 21 例，有效 10 例，无效 12 例，总有效率为 76.5%。

【来源】王松坡，窦丹波，蔡淦，等. 乐胃煎对 51 例胃癌前病变患者胃黏膜上皮细胞动力学的影响 [J]. 中医杂志，2001，(9)：558~559.

八月野藤汤

八月札 5g　藤梨根 30g　石打穿 30g　白花蛇舌草 30g　菝葜 30g　野葡萄藤 30g　红藤 15g　白毛藤 30g

【用法】水煎服，每日 1 剂，早晚分服。

【功效】理气活血，解毒消结。

【适应证】**胃癌（气滞血瘀型）**。症见：胃脘刺痛，胸胁胀闷，走窜疼痛，急躁易怒，胁下痞块，刺痛拒按，妇女可见闭经或痛经，经色紫暗有块，舌质紫暗或见瘀斑，脉涩。

【临证加减】脾肾两虚加党参、太子参、白术、茯苓、陈皮、法半夏、砂仁、木香、扁豆、生薏苡仁、补骨脂、薜荔果、焦山楂、焦六曲、鸡内金等温肾和胃药；胃热伤阴加北沙参、麦冬、生地黄、川石斛、枸杞子、瓜蒌仁、黄连等养阴清热药；肝胃不和加柴胡、赤芍、白芍、枳壳、降香、木香、月季花、沉香等理气降逆药；有瘀结加夏枯草、海藻、瓦楞子等软坚散结药；瘀滞疼痛加徐长卿、乳香、没药、延胡索、金铃子、失笑散、马钱子、参三七等行气化瘀药；痰湿积滞加槟榔、谷麦芽、生山楂、六神曲、鸡内金、胆南星、法半夏等化痰消滞药；便秘加瓜蒌仁、火麻仁、大黄；呕血、便血加仙鹤草、白及、生地榆、血余炭、血见愁、参三七；呕吐频繁加旋覆花、代赭石、生半夏、姜竹菇、荜澄茄；呕逆加枇杷叶、公丁香、柿蒂、韭菜子；气血两虚加黄芪、人参、当归、白芍、阿胶。

【来源】张民庆. 肿瘤良方大全 [M]. 合肥：安徽科学技术出版社，1994：93.

消积导滞汤

炒山楂 9g　六神曲 9g　炒麦芽 15g　鸡内金 9g　陈皮 9g　木香 9g　枳壳 9g　煅瓦楞子 30g　川楝子 9g　延胡索 15g　丹参 15g　桃仁 6g　赤芍 9g　海藻 12g　牡蛎 30g　夏枯草 15g　党参 12g　黄芪 9g　蒲黄 9g　白芍 12g　仙鹤草 30g

【用法】水煎服，每日 1 剂，早晚分服。

【功效】健脾益胃，软坚散结。

【适应证】**胃癌（气滞血瘀型）**。症见：胃脘刺痛，胸胁胀闷，走窜疼痛，急躁易怒，胁下痞块，刺痛拒按，舌质紫暗或见瘀斑，脉涩。

【来源】李彬之，徐延香，陈举云. 现代中医奇效良方宝典［M］. 上海：上海科学普及出版社，1996：547.

❀ 温中化积汤

橘络3g　生半夏9g　生南星9g　炮姜3g　补骨脂12g　仙灵脾12g　人参6g　炒白术9g　茯苓12g　生牡蛎30g　炒鱼鳔9g　地鳖虫6g　水蛭3g　全蝎3g　僵蚕3g

【用法】水煎服，每日1剂，分2次服。

【功效】健脾温肾，化瘀散结，活血祛瘀。

【适应证】**胃癌（阳虚寒湿型）**。症见：胃脘隐痛，遇暖则舒，夜尿频多、色清，面色晦滞，畏寒怕冷，下肢欠温，腹泻或大便稀溏，呕吐清水，舌苔白滑，脉沉细或濡细。

【临证加减】脾胃虚寒加附子（先煎）6g、黄芪12g、甘草3g、砂仁6g、小茴香6g、厚朴6g、苍术6g、陈皮6g；肝脾不和、气虚血瘀加黄芪12g、桂枝6g、五灵脂9g、生蒲黄（包煎）9g、砂仁6g、大枣9g、防风6g；脾胃阴虚，兼见痰热瘀加玄参24g、麦门冬24g、生地黄24g、鲜白茅根24g、川楝子9g、枸杞子9g、海藻9g、昆布9g、瓜蒌仁9g、芦根12g、北沙参12g、丹参12g、黄芪12g、虎杖12g、火麻仁12g、郁李仁12g、仙鹤草12g、山药12g、绿萼梅6g、生甘草6g、海参2条。

【来源】郑玉玲，韩新巍. 中西医肿瘤诊疗大全［M］. 北京：中国中医药出版社，1996：427.

❀ 理胃化结汤

党参15g　白术12g　茯苓12g　甘草3g　黄芪15g　熟地黄15g　黄精12g　白毛藤30g　白花蛇舌草30g　芡实15g　田三七^{研末，冲}15g　大枣6枚　沙参10g　羊肚枣10g　枸杞子9g

【用法】水煎服，每日1剂，早晚分服。

【功效】健脾益气，养血消肿。

【适应证】**中、晚期胃癌（气血两亏型）**。症见：胃脘隐痛，按之则舒，头晕眼花，神倦乏力，心悸气短，面色苍白，舌淡、苔薄，脉细弱。

【临证加减】脾胃虚寒者选加砂仁、豆蔻仁、淡附子，重用田三七，酌减白毛藤、沙参、白花蛇舌草；气血两虚、白细胞降低者选加鸡血藤、女贞子、当归，重用生黄芪；呕血及便血者先用紫珠草、仙鹤草、金银花、血余炭、阿胶、白及；便秘者选加瓜蒌、麻仁、生大黄、肉苁蓉、番泻叶，酌减大枣、田三七、熟地黄；腹泻者选加秦皮、厚朴、黄连，酌减白花蛇舌草、白毛藤；食欲不振者选加谷麦芽、山楂、鸡内金、建曲，酌减熟地黄、大枣；疼痛者选加延胡索、乌药；水肿者选加车前子、茯苓皮、猪苓、泽泻；幽门梗阻、吐出酸味食物选加旋覆花、代赭石、生半夏、吴茱萸，酌减熟地黄、枸杞子、大枣、黄精。

【来源】刘嘉湘. 中国中医秘方大全［M］. 上海：文汇出版社，1989：729.

扶正补脾汤

黄芪 12g　高良姜 10g　茯苓 10g　白术 10g　丁香 10g　山药 10g　木香 10g　陈皮 10g　甘草 6g

【用法】每日 1 剂，水煎 300ml，分早晚温服。疗程为 1 个月。

【功效】益气扶正，补脾和胃。

【适应证】**胃癌（脾胃虚寒型）**。症见：腹胀纳少，食后胀甚，甚则泛吐清水，肢体倦怠，神疲乏力，少气懒言，手足不温，形体消瘦，舌淡、苔白。

【疗效】治疗本病 37 例，显效 7 例，有效 24 例，无效 6 例，总有效率为 83.78%。

【来源】阴爱辉，王娜. 扶正补脾汤对胃癌术后化疗患者症状体征及血清 CEA、CA19 - 9 含量的影响［J］. 山西中医，2016（3）：36～37.

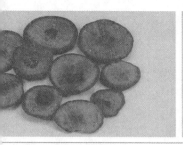
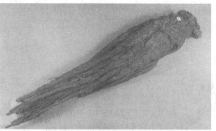
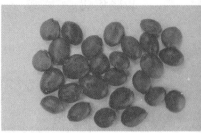

第八章

呃 逆

　　呃逆即打嗝，是因膈肌功能障碍，致吸气时声门突然闭合产生的，表现为喉间频频作声，声音急而短促。这种膈肌异常的收缩运动是由于迷走神经和膈神经受到刺激所引起。健康人也可发生一过性呃逆，多与饮食有关，特别是饮食过快或过饱、摄入过热或过冷的食物、饮酒等，外界温度变化和过度吸烟均可引起，多数可短时间内停止。呃逆频繁或持续 24 小时以上，称为难治性呃逆，多发生于某些疾病，如严重的脑部疾病、尿毒症、胸腹疾病。其他如部分胸、腹腔手术后也可出现呃逆现象。轻者间断打嗝，重者可见连续呃逆或呕逆、腹胀、腹痛、小便失禁等。

　　本病属中医学"呃逆"病范畴，多由饮食不当、情志不遂、正气亏虚等所致，其基本病机是胃失和降，膈间气机不利，胃气上逆动膈。病位在膈，病位在胃，与肝、脾、肺、肾有关。病理性质有虚实之分，实证多因寒凝、火郁、气滞、痰阻而致胃失和降；虚证多由脾肾阳虚或胃阴耗损等正虚气逆所致。本病轻重预后差异较大。以理气和胃、降逆止呃为基本治法。对于重危病证中出现的呃逆，治当大补元气，急救胃气。除了中医药治疗，亦有些特殊治疗方法可用。

止呃汤

旋覆花^{包煎}10g　代赭石^{先煎}30g　陈皮 12g　半夏 10g　人参 12g　丁香^{后下}5g　茯苓 10g　柿蒂 15g　竹茹 6g　生姜 3 片

【用法】水煎服，每日 1 剂，早晚分服。1 周为 1 个疗程。

【功效】和胃降逆，止呃化痰。

【适应证】卒中后呃逆（脾虚气逆型）。症见：呃声沉闷，嗳气纳呆，恶心欲吐，胃脘胀闷，易乏力，面色萎黄，舌淡红、苔薄腻，脉缓。

【临证加减】寒象明显者加高良姜、干姜；热象明显者加生石膏、生地黄；阳明腑实者去人参，加大黄；肝阳上亢者加石决明、龙骨、牡蛎；血瘀者加桃仁、红花；胃阴虚者加沙参、麦门冬；痰盛者加胆南星、枳实；情志抑郁者加香附、郁金；便秘者加番泻叶、芒硝。

【疗效】治疗本病 38 例，治愈 28 例，好转 8 例，无效 2 例，愈显率为 73.7%，总有效率为 94.7%。

【来源】张虎，张大尉. 止呃汤治疗卒中后呃逆 38 例疗效观察［J］. 河北中医，2011，(5)：682～683.

升降止呃汤加减

旋覆花^{包煎}12g　代赭石^{先煎}30g　法半夏 10g　桔梗 10g　升麻 10g　柴胡 8g　川厚朴 15g　砂仁^{后下}6g　枳壳 30g　白芍 15g　甘草 10g

【用法】水煎服，每日 1 剂，早晚分服，5 天为 1 个疗程。

【功效】顺气化痰，和胃降逆。

【适应证】呃逆（气郁痰阻型）。症见：呃逆频作，情志不畅，胸闷，时有腹胀，纳差，舌红、苔白腻，脉弦滑。

【临证加减】兼血瘀者加桃仁 10g、川芎 12g；热象明显者加石膏^{先煎}30g、生地黄 10g；夹痰湿者加苍术 10g、藿香 10g；脾气虚者加白术 10g、山药 15g；脾阳虚者，加吴茱萸 6g、丁香 5g；胃阴虚者加北沙参 15g、玉竹 10g。

【疗效】治疗本病 68 例，治愈 57 例，好转 8 例，无效 3 例，愈显率为 83.82%，总有效率为 95.59%。

【来源】杨波. 升降止呃汤治疗呃逆 68 例［J］. 光明中医，2014，(4)：745～746.

小承气汤加味

生大黄 12g　厚朴 10g　枳实 10g　陈皮 10g　代赭石 20g　柿蒂

15g 竹茹15g 甘草6g

【用法】水煎服，每日1剂，分2次服。7日为1个疗程。

【功效】通腑泄热，降逆止呃。

【适应证】**顽固性呃逆（阳明腑实证）**。症见：气逆上冲，喉间呃呃连声，声短气频，呃声响亮，乍发乍止，呈持续状态不能自制，可伴呕吐，情绪紧张，胸膈、脘腹间疼痛，或有嗳气、纳呆甚则厌食或拒食、不寐等症，燥渴便难，脉数有力。

【疗效】治疗本病20例，治愈14例，有效4例，无效2例，愈显率70%，总有效率90%。

【来源】刘娟. 小承气汤加味治疗顽固性呃逆临床观察［J］. 湖北中医药大学学报，2013，15（6）：52.

丁蔻平胃汤

丁香9g 白豆蔻15g 厚朴15g 陈皮12g 苍术15g 甘草9g

【用法】水煎服，每日1剂，早晚分服，3日为1个疗程，以3个疗程为限。亦可制成散剂。

【功效】降逆止呕，行气和胃。

【适应证】**呃逆（湿滞脾胃证）**。症见：喉间呃呃连声，声短而频，不能自制，可伴有身重困倦，腹胀，呕恶纳呆，口淡不渴，舌淡红、苔白厚腻，脉沉滑。

【疗效】治疗本病21例，治愈18例，无效3例，总有效率为85.7%。

【来源】吴登. 丁蔻平胃汤治疗呃逆临床观察［J］. 湖北中医杂志，2015，37（1）：44.

化浊解毒汤

白花蛇舌草15g 藿香15g 半夏15g 陈皮15g 竹茹9g 旋覆花^{包煎}15g 代赭石^{先煎}30g 丁香9g 柿蒂9g

【用法】水煎服，每日1剂，分2次温服。7日为1个疗程。

【功效】化浊解毒，和胃降逆。

【适应证】**顽固性呃逆（浊毒内蕴证）**。症见：喉间呃声频频，声音急而短促，不能自止，呃声高密，持续时间超过48小时，可伴呕吐，情绪紧张，身重困倦，胸膈脘腹间疼痛，腹胀，或有嗳气，呕恶纳呆，甚则厌食或拒食，不寐，个别患者可见小便失禁等症。舌淡红、苔白厚腻，脉滑。

【临证加减】兼肝气郁滞明显者加香附、紫苏各15g；兼腹胀明显者加枳实、厚朴各15g；兼便秘者加芦荟10g。

【疗效】治疗本病31例，治愈26例，好转4例，无效1例，愈显率为83.9%，总有效率为96.8%。

【来源】郭敏，孟宪鑫，李佃贵．化浊解毒法联合速效救心丸治疗消化系统疾病伴有顽固性呃逆59例临床观察［J］．中成药，2012，34（5）：801～803．

🪷 加减柴胡疏肝汤合654－2肌注

柴胡10g　黄芩10g　香附10g　陈皮10g　厚朴10g　白芍10g
半夏6g　旋覆花15g　代赭石30g　甘草5g

【用法】水煎服，每日1剂，早晚温服；联合山莨菪碱（654－2），10mg肌肉注射，每日2次，早晚各1次。

【功效】疏肝和胃，降逆平呃。

【适应证】顽固性呃逆（肝气犯胃证）。症见：喉间呃声频频，声短高密，持续不能自止，可伴呕吐，胁肋疼痛，胸闷善太息，情志抑郁易怒，胸膈脘腹间疼痛，或有嗳气，脘腹胀满，纳呆，甚则厌食或拒食，不寐，可伴有器质性疾病，舌淡红、苔白腻，脉弦滑。

【疗效】治疗30例，痊愈21例，有效9例，无效0例，总有效率100%。

【来源】黄飞霞，陈昌荣，颜景颖．加减柴胡疏肝汤联合654－2肌注治疗顽固性呃逆30例临床观察［J］．中医药导报，2013，19（3）：40．

🪷 建瓴汤合胃复安、针灸

代赭石30g　法半夏10g　牛膝20g　生地黄30g　怀山药30g　柏子仁15g　牡蛎30g　生姜10g　甘草5g

【用法】水煎服，每日1剂，分2～3次服，不能经口进食者可鼻胃饲管导入；联合西药盐酸甲氧氯普胺注射液10mg，肌肉注射，每日2次。并配合针刺攒竹、内关、中脘、足三里、太冲穴，每天1次。

【功效】降逆止呃，健脾养血。

【适应证】脑卒中后顽固性呃逆（肝阳上亢证）。症见：脑卒中后见喉间呃呃连声，呃声低微，持续24小时以上，头目眩晕，耳鸣目胀，心悸健忘，烦躁不宁，舌强言语不利，口眼歪斜，半身麻木不遂，神疲，舌淡、苔薄白腻，脉弦长而硬。

【疗效】治疗本病31例，治愈20例，有效10例，无效1例，愈显率为

64.52%，总有效率为 96.78%。

【来源】李文慧，赵俊龙，聂小莲. 建瓴汤结合胃复安治疗脑卒中后顽固性呃逆的疗效观察 [J]. 中医学报，2011，11：1365～1366.

血府逐瘀汤

当归 10g 生地黄 10g 桃仁 15g 红花 10g 枳壳 7g 赤芍 7g 柴胡 4g 甘草 4g 桔梗 5g 川芎 5g 牛膝 10g

【用法】水煎服，每日 1 剂，分 2 次温服。

【功效】活血化瘀，调畅气机。

【适应证】呃逆（瘀阻胸膈证）。症见：呃逆频作，冲逆而出，日久不止，胸闷胁痛，亦可见头痛，日久不愈，痛如针刺而有定处，或饮水即呛，干呕，或内热瞀闷，或心悸怔忡，失眠多梦，急躁易怒，入暮潮热，唇暗或两目暗黑，舌质暗红，或舌有瘀斑、瘀点，脉涩或弦紧。

【临证加减】兼胃寒者，呃声沉缓有力，胃脘不舒，遇寒则甚，加丁香 3g、柿蒂 6g、高良姜 10g，以温中散寒；兼胃热者，呃声响亮，冲逆而出，烦渴口臭等，加石膏 20g、竹茹 10g、栀子 10g，以清泄胃热；夹有痰滞者，脘痞嗳腐，泛吐痰涎，加厚朴 10g、半夏 10g、陈皮 10g、麦芽 15g 等，以行气化痰导滞；脾胃阳虚者，呃声低沉无力，气不得续，饮食少思，手足不温，合入附子理中汤以温补之；兼胃阴不足者，呃声急迫，气不得续，口干舌燥，加入沙参 12g、麦冬 12g、石斛 10g，以养胃生津，和中降逆；气滞甚者，胃脘胀闷，呃逆频作，加枳实 10g、旋覆花 10g、代赭石 20g，以理气降逆，和胃止呃；血瘀甚者，或面色晦暗，或胸胁刺痛，或口干不欲饮，或心烦失眠，或久呃不止，诸药罔效，可酌加延胡索 10g、茜草 12g、三七 4g、三棱 10g 等。

【来源】王鹏. 活血化瘀法治疗呃逆体会 [J]. 中医药临床杂志，2012，24（6）：542.

滋阴降逆止呃汤

生地黄 20g 白芍 12g 玄参 15g 麦冬 10g 天冬 10g 旋覆花 10g 代赭石 30g 刀豆子 15g 丁香 3g 柿蒂 10g 姜半夏 10g 胆南星 10g

【用法】水煎服，每日 1 剂，分 3 次口服。不能进食者通过鼻饲管注入。在呃逆发生 24 小时内开始用药。连续用药不超过 5 天。

【功效】滋养肝肾，化痰降逆。

【适应证】**急性脑血管病呃逆（阴虚气逆证）**。症见：急性脑血管病后见喉间呃呃连声，声短而疏，呃声低微，可见眩晕日久，头目胀痛或昏蒙，遇烦劳郁怒加重，精神萎靡，失眠多梦，健忘，两目干涩，视力减退，胸闷恶心，食少，或齿摇耳鸣，腰膝酸软，或颧红咽干，五心烦热，舌红、苔少腻，脉细。

【临证加减】痰湿闭窍加石菖蒲10g；腑实热结加生大黄6g。

【疗效】治疗本病36例，治愈11例，好转23例，无效2例，愈显率为30.56%，总有效率为94.4%。

【来源】万浩鹏，许惠利，金叶. 滋阴降逆止呃汤治疗急性脑血管病呃逆36例[J]. 山东中医杂志，2011，(4)：226～227.

🪷 补中益气汤加减

黄芪40g　党参30g　焦白术10g　山药10g　陈皮6g　柴胡10g　升麻9g　当归12g　丹参20g　龟板20g　炙甘草10g　楮实子12g　沉香6g

【用法】水煎服，每日1剂，分2次温服。

【功效】益气健脾，养血散结。

【适应证】**肝癌致呃逆（中气不足证）**。症见：呃逆频作，呃呃连声，且逐渐加重，甚至于睡眠中也有发作，伴有消瘦，饮食减少，腹胀，乏力，舌质淡而暗、苔薄白腻，脉沉弦细。

【临证加减】湿邪胜者酌加茯苓、半夏、石菖蒲、苍术；气机郁滞者酌加香附、郁金、川楝子、厚朴、木香、大腹皮。

【疗效】治疗本病23例，治愈8例，好转10例，无效5例，愈显率为34.8%，总有效率为78.26%。

【来源】陈荣生. 补中益气汤治疗肝癌致呃逆23例[J]. 四川中医，2013，11：87.

🪷 金匮肾气丸化裁

熟地黄30g　山茱萸15g　山药30g　泽泻15g　茯苓10g　牡丹皮10g　附子^{先煎}12g　肉桂3g

【用法】水煎服，每日1剂，分3次服。1周为1个疗程。

【功效】补肾纳气，降逆止呃。

【适应证】**呃逆（肾阳虚型）**。症见：呃逆发作，时有气不顺接，呃声低、不甚响亮，伴尿多，食欲差，口淡，面白，唇淡，舌质淡嫩、苔白，四肢欠温，腰膝酸软，畏寒怕冷，大便薄，脉沉细。

【临证加减】胃寒者加丁香、柿蒂；胃热加竹叶、石膏；胸胁满闷加木香、川楝子；食少便溏加党参、炒白术；口干舌燥、舌红少苔加麦冬、玉竹。

【疗效】治疗本病53例，显效33例，好转19例，无效1例，总有效率为98.11%。

【来源】任连军.金匮肾气丸化裁治疗呃逆53例［J］.河南中医，2012，（7）：815～816.

旋覆代赭汤加减

旋覆花20g 代赭石15g 党参15g 炙甘草9g 大枣9枚 半夏15g 生姜12g

【用法】每日1剂，水煎取汁300ml，分早中晚3次温服。

【功效】和胃降逆。

【适应证】卒中后呃逆（胃气上冲型）。症见：气逆上冲，喉中呃呃连声，声短而频，难以自制，舌质淡、苔薄白，脉滑无力。

【疗效】治疗本病50例，治愈21例，好转26例，无效3例，总有效率为94%。

【来源】沈玉娇，冯方俊.旋覆代赭汤加减治疗卒中后呃逆的临床观察［J］.湖北中医杂志，2016，（1）：36～37.

生石膏散

生石膏5g

【用法】研为细末，用冷开水一次性冲服。呃逆停止则停服。如呃逆不止，1小时后再服1次。清淡饮食将息。

【功效】清热泻火，除烦止呃。

【适应证】呃逆（胃热型）。症见：胃脘灼热或灼痛，口渴喜冷饮，口臭，消谷善饥，牙龈红肿或灼痛，呕血或齿衄而血色鲜红，大便秘结，小便短黄，舌红、苔黄，脉数或滑数。

【疗效】治疗本病29例，痊愈26例（均服石膏粉后立即停止呃逆），缓解2例，无效1例，总有效率为96.6%。观察2个月，治愈者未见复发，无不良反应。

【来源】叶灵兰，李绍玲.生石膏治疗胃热型呃逆29例［J］.实用中医药杂志，2014，12：1104.

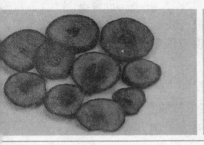
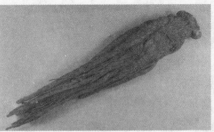
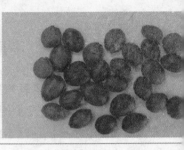

第九章
功能性消化不良

　　功能性消化不良是指由胃和十二指肠功能紊乱引起的消化不良，可见餐后饱胀、早饱、嗳气、食欲不振、恶心呕吐等，排除器质性疾病的病证。其症状可反复发作或持续存在，主要与胃肠道动力障碍、精神因素及应激因素有关。

　　本病属中医学"胃脘痛"、"痞满"、"嘈杂"、"呕吐"等范畴，多为外邪侵袭、饮食不化、痰湿阻滞、情志失调所致。病位在胃，涉及肝脾，以脾胃虚弱为本，痰湿、气滞、血瘀、食积等邪实为标，往往本虚标实，虚实夹杂。治疗应辨证论治。

香砂六君子汤加减

木香^{后下}15g　陈皮 10g　法半夏 12g　炙甘草 6g　延胡索 12g　茯苓 20g　砂仁^{后下}10g　炒白术 12g　党参 15g

【用法】水煎服，每日 1 剂，早晚饭前温服。

【功效】益气和胃，行气温中。

【适应证】**功能性消化不良（脾胃虚弱型）**。症见：上腹部和胸骨后胀闷、疼痛，嗳气食少，腹胀和肠鸣，面色微黄，气短无力，舌淡、苔白，脉虚弱。

【临证加减】精神因素明显者，加柴胡、合欢皮疏肝理气；脾胃虚寒者，加黄芪、干姜温中健脾；食后腹胀明显者，加炒莱菔子、鸡内金健胃消食；口干明显者，加太子参、石斛养阴和胃；兼湿热者，加佩兰、蒲公英清热化湿；兼血瘀者，加莪术、丹参活血散结。

【疗效】治疗本病 34 例，痊愈 16 例，显效 10 例，有效 6 例，无效 2 例，总有效率为 94.12%。

【来源】陆强益，洪文. 香砂六君子汤加味治疗功能性消化不良临床研究［J］. 中医学报，2012，（1）：91～92.

四逆散加味

柴胡 10g　延胡索 10g　木香 10g　白芍 15g　白术 15g　佛手 15g　瓦楞子 15g　茯苓 15g　枳实 15g　党参 15g　海螵蛸 30g　甘草 5g

【用法】水煎服，每日 1 剂，早晚分服。4 周为 1 个疗程。

【功效】疏肝解郁，健脾和胃。

【适应证】**功能性消化不良（肝郁脾虚型）**。症见：胃脘胀痛或不适，纳少便溏，嗳气反酸，食后腹胀，神疲乏力，烦躁易怒，失眠多梦，舌胖大，脉弦细。

【疗效】治疗本病 60 例，显效 19 例，有效 21 例，好转 13 例，无效 7 例，总有效率为 88.3%。

【来源】王海燕，林苑琪. 四逆散加味治疗肝郁脾虚型功能性消化不良临床观察［J］. 新中医，2012，3：34～35.

半夏泻心汤加减

半夏 10g　干姜 10g　黄芩 10g　黄连 8g　党参 12g　炙甘草 6g

大枣 12g

【用法】水煎服，每日 1 剂，煎 2 次，共取汁 300ml，早饭前及睡前 2 次温服。1 周为 1 个疗程，共治疗 4 个疗程。治疗期间忌吸烟、饮酒，忌食辛辣刺激、油腻、生冷及不易消化的食物，不宜进食过饱。

【功效】清热化湿，消痞和胃。

【适应证】**功能性消化不良（寒热错杂型）**。症见：胃脘痞满，嘈杂反酸，呕逆或下利，口干口苦，舌淡、苔薄黄腻，脉弦。

【临证加减】腹胀、嗳气者加枳实、厚朴；情绪抑郁者加郁金、合欢花；便秘者加大黄、火麻仁、郁李仁；以腹痛为主，加炒白芍、醋延胡索；舌苔厚腻者加砂仁、白术等。

【疗效】治疗本病 60 例，治愈 46 例，显效 7 例，有效 3 例，无效 4 例，总有效率为 93.33%。

【来源】李欣，林琳，魏玮. 半夏泻心汤加减治疗功能性消化不良 60 例临床观察[J]. 中华中医药杂志，2013（4）：876～878.

柴芍六君子汤合枳术丸

柴胡 12g　白芍 15g　太子参 12g　茯苓 20g　炒白术 15g　陈皮 12g　法半夏 12g　甘草 6g　砂仁 6g　木香 9g

【用法】水煎服，每日 1 剂，分 3 次口服。治疗 4 周为 1 个疗程。治疗期间停用其他改善消化道功能的药物。

【功效】疏肝和胃，降逆消痞。

【适应证】**功能性消化不良（肝胃不和型）**。症见：反复发作的上腹饱胀、早饱、嗳气，恶心或呕吐，厌食，上腹部疼痛，舌质淡、苔薄，脉滑。

【临证加减】脾胃虚寒加高良姜 12g、吴茱萸 12g；肝胃郁热加黄芩 12g、黄连 9g；幽门螺杆菌感染者加蒲公英 30g。

【疗效】治疗本病 64 例，显效 34 例，有效 24 例，无效 6 例，总有效率为 90.6%。

【来源】徐文豪，廖隽苫. 柴芍六君子汤合枳术丸治疗功能性消化不良疗效观察[J]. 成都中医药大学学报，2009（4）：32－33.

参苓白术散加减

党参 15g　白术 15g　茯苓 10g　薏苡仁 15g　鸡内金 5g　神曲 15g　陈皮 10g　厚朴 10g　砂仁 5g　白芍 15g　木香 12g　甘草 5g

【用法】水煎服,每日1剂,分早晚2次温服。

【功效】益气健脾,行气导滞。

【适应证】**功能性消化不良（脾虚气滞证）**。症见:食后胃脘胀满,疲乏无力,大便稀溏,舌淡、苔白腻,舌边或有齿痕,脉虚缓。

【疗效】治疗本病31例,治愈7例,显效16例,有效5例,无效3例,总有效率为90.3%。

【来源】孙荣.参苓白术散加减治疗功能性消化不良脾虚气滞证疗效观察［J］.中医药导报.2012,（7）:56～57.

柴胡疏肝散加味合黛力新

柴胡6g 陈皮3g 川芎4.5g 枳实6g 白芍15g 香附6g 甘草3g 茯苓15g 白术9g 麦芽9g 谷芽9g

【用法】水煎服,每日1剂,分早晚2次温服。联合氟哌噻吨美利曲辛片（黛力新）1片,每日1次,早上9时服用。4周为1个疗程。

【功效】疏肝解郁,理气和胃。

【适应证】**功能性消化不良（肝郁气滞证）**。症见:腹胀早饱,嗳气呃逆,恶心呕吐,胃脘疼痛,烦躁抑郁,失眠,舌苔薄白,脉弦。

【疗效】治疗本病45例,显效14例,有效28例,无效3例,总有效率为93.3%。

【来源】郑立升,林振文,朱子奇.柴胡疏肝散加味联合黛力新治疗功能性消化不良疗效观察［J］.中国中西医结合消化杂志,2005,（1）:38～40.

藿香正气散加减

藿香15g 苦桔梗9g 茯苓（去皮）9g 白芷9g 白术9g 厚朴（去粗皮）9g 紫苏9g 半夏曲15g 炙姜汁9g 炙甘草9g

【用法】水煎服,每日1剂,分早晚2次温服。

【功效】解表化湿,理气和中。

【适应证】**功能性消化不良（外感寒湿证）**。症见:病起数日,胃脘痞闷,胃纳不香,嗳气,泛吐清水,舌苔薄白,脉紧。

【来源】王丽新.中医治疗功能性消化不良89例临床疗效观察.中国中药杂志,2011,9（25）:127～128.

三仁汤加减

苏梗30g 生薏苡仁20g 茯苓15g 炒白术15g 滑石10g 半夏

10g　陈皮 10g　厚朴 10g　竹叶 10g　白芍 10g　炒杏仁 10g　白豆蔻[后下]12g　炙甘草 6g　通草 6g

【用法】水煎服，每日 1 剂，分早晚 2 次饭前 30 分钟温服。

【功效】清热利湿和胃。

【适应证】**功能性消化不良（湿热内蕴型）**。症见：脘腹痞满，食少纳呆，口干口苦，或见身重困倦，恶心呕吐，小便短黄，舌红、苔黄腻，脉滑或濡。

【临证加减】上腹痛甚加延胡索、川楝子；反酸烧心明显加煅瓦楞子、乌贼骨。

【疗效】治疗本病 42 例，痊愈 9 例，显效 11 例，有效 16 例，无效 6 例，总有效率为 85.71%。

【来源】邹萍，方庆霞，许晶晶，等. 三仁汤加味治疗湿热内蕴型功能性消化不良 84 例［J］. 陕西中医杂志，2015，36（1）：64～65.

🪷 四磨汤加减

潞党参 15g　乌药 10g　槟榔 10g　沉香[后下]5g

【用法】水煎服，每日 1 剂，分早晚 2 次温服。4 周为 1 个疗程。

【功效】疏肝理气，和胃止痛。

【适应证】**功能性消化不良（肝胃不和型）**。症见：胃脘痞闷，餐后饱胀，早饱厌食，嗳气反酸，心烦易怒，喜叹息，便秘，舌苔薄白，脉弦。

【临证加减】恶心呕吐加法半夏 10g、陈皮 10g；嗳气呃逆加广木香 10g、草豆蔻 6g；吐酸嘈杂加蒲公英 12g、煅瓦楞子 15g；食少纳呆加神曲 10g、鸡内金 6g、山楂 12g；大便溏泻去槟榔，加炒白术 10g、茯苓 10g、黄连 4g。

【疗效】治疗本病 35 例，治愈 12 例，显效 16 例，有效 5 例，无效 2 例，总有效率为 94.3%。治疗后症状改善均有不同程度改善，其中对胃脘饱胀、胀痛、嗳气呃逆、食少纳呆等症状的改善明显。

【来源】张炜宁，李家邦，张崇泉. 四磨汤加减治疗功能性消化不良 35 例临床观察［J］. 湖南中医学院学报，2001，21（4）：52～53.

🪷 柴芍六君汤加味

柴胡 10g　白芍 10g　法半夏 9g　陈皮 10g　白参 15g　白术 12g　茯苓 15g　炙甘草 6g　木香 10g　郁金 15g

【用法】水煎服，每日 1 剂，分早晚 2 次温服。治疗期间忌吸烟、饮酒、辛辣刺激、油腻、生冷及不易消化的食物，不宜过饱。

【功效】疏肝理气，和胃止痛。

【适应证】**功能性消化不良（肝胃不和证）**。症见：胃脘胀满，痛连两胁，胸闷善太息，常因情志影响而加重，嗳气，大便不爽，舌质红、苔薄白，脉弦。

【疗效】治疗本病 50 例，临床控制 21 例，显效 15 例，有效 12 例，无效 2 例，总有效率为 96%。

【来源】刘弼，陈萍，肖鹏，等. 柴芍六君汤加味治疗功能性消化不良肝胃不和证临床疗效观察 [J]. 亚太传统医药，2014，(2)：101～103.

平胃二陈汤加减

苍术 10g　厚朴 10g　陈皮 10g　半夏 10g　茯苓 15g　甘草 6g　山药 15g　藿香 10g　佩兰 6g

【用法】水煎服，每日 1 剂，分早晚 2 次温服。

【功效】芳香化湿，健胃醒脾。

【适应证】**功能性消化不良（痰湿中阻证）**。症见：脘腹痞满，胸闷纳差，口苦口黏，不欲饮水，舌苔白腻，脉沉细。

【临证加减】胸闷者加白蔻仁 10g、薤白 10g；舌苔白腻者加干姜 6g、草果 6g；便溏者加白术 10g、泽泻 10g；痰湿化热，出现口干苦、口黏、苔黄腻，加黄连温胆汤。

【来源】郑振芳. 中医辨证治疗功能性消化不良经验总结 [J]. 中国民族民间医药，2009，(3)：74～75.

逍遥散加味

柴胡 9g　枳壳 9g　白芍 9g　白术 9g　茯苓 12g　薄荷 6g　当归 9g　党参 15g　木香 6g　半夏 9g　鸡内金 9g　神曲 9g　白蔻仁 9g　煨生姜 6g　炙甘草 6g

【用法】水煎服，每日 1 剂，分早晚 2 次温服。

【功效】健脾益气，理气温中，消食导滞。

【适应证】**功能性消化不良（肝郁脾虚证）**。主症：胃脘胀痛或不适，纳少便溏；次症：烦燥易怒，失眠多梦，嗳气反酸，食后腹胀，神疲乏力，舌胖大、苔白，脉弦细。

【临证加减】疼痛明显者加川楝子、香附；嗳气明显者加旋覆花、代赭石；纳差者加山楂、谷麦芽；失眠者加酸枣仁、合欢皮。

【疗效】治疗本病42例，治愈14例，显效15例，有效10例，无效3例，总有效率为92.86%。

【来源】崔桐华，骞芳.逍遥散加味治疗功能性消化不良42例临床观察［J］.中国中医基础医学杂志，2012，(6)：693，696.

🪷 疏肝和胃汤

柴胡15g　香附10g　枳壳10g　厚朴10g　白芍10g　炒白术10g　清半夏10g　陈皮10g　炙甘草6g

【用法】水煎服，每日1剂，分早晚2次温服。

【功效】疏肝行气，健脾和胃。

【适应证】**功能性消化不良（肝郁脾虚型）**。症见：胃脘胀痛或不适，烦燥易怒，失眠多梦，嗳气反酸，食后腹胀，神疲乏力，便溏不爽，舌胖大、苔白，脉弦细。

【临证加减】偏于虚寒者，加干姜6g；偏于食积停滞者，加焦三仙各10g、鸡内金10g；偏于湿热者加薏苡仁10g、黄芩10g；兼疼痛者加延胡索10g；反酸甚者加乌贼骨10g、瓦楞子10g。

【疗效】治疗本病40例，显效24例，有效12例，无效4例，总有效率为90%。

【来源】李宏升，方家，陈苏宁，等.疏肝和胃汤治疗功能性消化不良的临床观察［J］.实用药物与临床，2009，(2)：138～139.

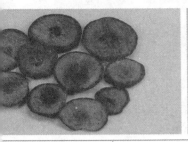
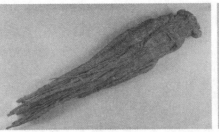
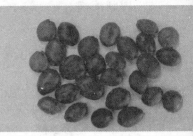

第十章
胃神经官能症

　　胃神经官能症为胃自主神经系统功能失常，引起胃的运动与分泌功能失调，所出现的反酸嗳气、厌食、恶心呕吐、剑突下灼热感、食后饱胀、上腹不适或疼痛等的病证。本病起病大多缓慢，病程较长，发病呈持续性或反复发作。可同时伴有神经官能症如倦怠健忘、头痛心悸、胸闷盗汗、烦躁易怒等。也可有癔病的表现，如夸张做作、易受暗示、突然发作等，间歇期完全正常，因此也称为"癔病性发作"。本病的发病率较高，多见于青壮年，以女性居多。

　　在治疗上，本病治疗重点在于精神调适和改变行为等方式，才能从根本上调整胃肠道功能紊乱，可给予抗焦虑或抗抑郁药或心理治疗，尽量少吃刺激性食品，忌烟酒；适当参加体育锻炼，生活起居应有规律。

　　本病属于中医学"郁病"、"胃脘痛"、"呕吐"、"梅核气"、"嗳气"、"呃逆"等范畴，病机为肝郁犯胃、胃失通降，故以疏肝解郁、健脾和胃为治疗重点。

越鞠丸加减

香附 15g　川芎 15g　苍术 15g　栀子 15g　神曲 15g

【用法】水煎取汁 400ml，每日 1 剂，分 3 次口服。联合西药马来酸曲美布汀胶囊 2 粒、谷维素片 2 片、维生素 B₁ 片 2 片，每日 3 次。连服 10 天，中药饭前服，西药饭后服。呕吐特别严重者，调节水和电解质及酸碱平衡。

【功效】行气解郁。

【适应证】**胃神经官能症（六郁证）**。症见：胸膈痞闷，脘腹胀痛，嗳腐吞酸，恶心呕吐，嗳气厌食，饮食不消，伴有失眠、健忘、头痛，胸闷心悸，盗汗遗精，舌质淡、苔薄白，脉弦。

【临证加减】气郁重者，重用香附为君，并加柴胡、白芍；湿郁为重，重用苍术为君，并加平胃散汤剂；血郁为重，重用川芎为君，并加桃仁、红花；食郁为重，重用神曲为君，并加焦三仙、莱菔子；火郁为重，重用栀子为君，并加用左金丸；若兼咳嗽吐痰者加二陈汤；失眠甚者加酸枣仁 30g；头痛甚者加白芷 15g；有盗汗、遗精者加锁阳 20g；有健忘、注意力不集中者加益智仁 20g。

【疗效】治疗本病 128 例，痊愈 95 例，显效 18 例，有效 15 例，无效 0 例，愈显率为 88.28%，总有效率为 100%。

【来源】曹启洪. 中西医结合治疗胃神经官能症 128 例［J］. 中国医药科学，2012，14：86.

加味香砂养胃汤合三联疗法

大枣 500mg　生姜 500mg　炙甘草 5g　人参 5g　木香 5g　白豆蔻^(后下)7g　柴胡 8g　香附 8g　厚朴 8g　延胡索 8g　茯苓 8g　苍术 8g　白术 8g　陈皮 8g　砂仁^(后下)8g

【用法】水煎服，每日 1 剂，8 周为 1 个疗程。联合西药克拉霉素 500mg、阿莫西林 1000mg、奥美拉唑 20mg 治疗，口服，每日 2 次，用药 1 周。

【功效】补脾和胃，舒肝降逆。

【适应证】**胃神经官能症（脾胃气虚、肝郁犯胃证）**。症见：脘腹痞闷，胸胁胀满，时重时轻，心烦易怒，善太息，呕恶嗳气，或吐苦水，纳呆，神疲乏力，腹痛，大便溏薄，便后痛减，舌质淡、苔薄白，脉弦而细弱。

【临证加减】伴脾胃寒者加干姜、官桂；伴胸腹饱闷者加枳壳、莱菔子、大腹皮治疗；对伴伤食恶心呕吐者加干姜、藿香、丁香、半夏、乌梅等治疗；伴伤食胃脘痛者加枳实、益智仁治疗。

【疗效】治疗本病41例，痊愈26例，显效10例，有效5例，无效0例，愈显率为87.8%，总有效率为100%。

【来源】孙树业. 加味香砂养胃汤配合三联疗法治疗胃神经官能症的临床疗效［J］. 中国医学工程，2014，（9）：156，160.

🪷 柴胡桂枝汤合穴位注射

白芍30g　柴胡20g　桂枝15g　半夏15g　黄芩10g　人参10g 生姜10g　大枣10g　炙甘草10g

【用法】水煎取汁400ml，每日1剂，分早晚温服。10剂为1个疗程，共3个疗程。同时给予穴位注射治疗，将维生素B_1 100mg、维生素B_{12} 0.25mg混合加入2%盐酸利多卡因注射液2ml中，选取5ml注射器及6号注射针头，抽取混合药液，快速刺入内关及足三里，稍微提插待患者自觉有酸、麻、胀或者触电样针感，在回抽无血流出后缓慢地注射药液，每个穴位注射5ml，每两天注射1次，共注射5次。

【功效】养血调肝，健脾益气。

【适应证】**胃肠神经官能症（脾胃虚弱，肝郁血虚证）**。症见：腹部胀闷，甚则疼痛嗳气，呕恶痞满，喜温饮，食减乏力，舌质淡、苔薄白，脉弦沉细。

【疗效】治疗本病140例，痊愈60例，显效47例，有效24例，无效9例，愈显率为76.43%，总有效率为93.57%。

【来源】张宝华. 中西医结合治疗胃肠神经官能症的疗效研究［J］. 中西医结合心血管病电子杂志，2015，（6）：47～48.

🪷 柴胡疏肝散

柴胡12g　白芍12g　川芎10g　香附10g　陈皮10g　枳壳10g 炙甘草5g

【用法】水煎取汁400ml，分2次服，每日1剂。

【功效】疏肝理气，健脾和胃。

【适应证】**胃神经官能症（肝气郁滞证）**。症见：上腹痛，腹胀，早饱，嗳气，恶心，常有精神过度紧张或精神创伤等诱因，伴头晕、焦虑、神经过敏，舌质淡红、苔薄白，脉弦。

【临证加减】疼痛较甚者加川楝子10g、延胡索10g；嗳气频繁加沉香3g、旋覆花10g。

【疗效】治疗本病81例,显效31例,有效38例,无效12例,总有效率为85.19%。

【来源】陈金红. 柴胡疏肝散治疗胃神经官能症81例 [J]. 实用中医药杂志,2006,12:746~747.

和胃方

乌药10g 黄芩10g 竹茹6g 吴茱萸6g 木香6g 煅瓦楞子15g 石斛10g 炒麦芽15g 炙鸡内金6g 炙甘草6g

【用法】水煎服,每日1剂,分2次服。连续治疗8周。

【功效】理气除湿,和胃降逆。

【适应证】**胃神经官能症(气滞湿阻、胃失和证)**。症见:胃脘部胀满,或胸腹部窜痛,胸闷嗳气,恶心呕吐,反酸,无饥饿感,食后饱胀,时有咽部异物感,心烦,舌质淡红、苔薄黄腻,脉弦滑。

【疗效】治疗本病45例,临床治愈36例,显效6例,好转2例,无效1例,愈显率为93.3%,总有效率为97.8%。

【来源】蒋海平,周珊,蒋有倩. 和胃方治疗胃神经官能症45例 [J]. 上海中医药杂志,2010,(6):68~69.

四合汤

高良姜10g 香附10g 百合30g 乌药12g 丹参30g 檀香6g 砂仁3g 蒲黄10g 五灵脂12g

【用法】水煎取汁300ml,早晚分2次温服,每日1剂。最少服7剂,最多服30剂。

【功效】调肝和胃,活血化瘀,散寒止痛。

【适应证】**胃神经官能症(寒凝气滞血瘀证)**。症见:胃脘痛,其痛已久,痛有定处,胃痛喜按,得热则减,时有脘腹胀满,身渐消瘦,面色萎黄,精神不振,全身乏力,食欲减少,烧心反酸,时而便黑,呈间断性发作,舌质暗、苔白,脉沉细弦。

【临证加减】胸闷、脘腹发胀,泛恶吐水,加陈皮12g、法半夏10g、海螵蛸15g;两胁胀痛或隐痛加川楝子10g、厚朴15g、柴胡10g、白芍15g;胃痛似有灼热感,高良姜减为5g,加炒黄连6g、炒黄芩10g、千年健12g;食少口干加知母10g、焦三仙各15g、葛根20g;大便色黑,潜血阳性者加白及10g、茜草炭12g;胃阴不足者,加沙参20g、麦冬15g、玫瑰花10g。

【疗效】治疗本病85例，总有效率达100%。

【来源】康洁，辛桂英. 四合汤治疗胃脘痛疗效观察 [J]. 医药世界，2006，11：104.

四磨汤加味

党参15g　槟榔12g　沉香9g　乌药9g　柴胡12g　木香12g　山药9g　栀子12g

【用法】水煎服，每日1剂，早晚分服。

【功效】行气解郁除满。

【适应证】**胃神经官能症（肝气郁结证）**。症见：胃脘部痞闷胀满不舒，胸膈烦闷，嗳气，呕恶，食欲减退，有情志不舒史，舌淡红、苔白，脉弦。

【临证加减】若腹胀痛明显者加郁金9g、白芍12g舒肝缓急；若大便秘结者加大黄[后下]6g、枳实12g通便导滞；若心中烦热、口干咽燥明显者加黄连12g、黄芩10g清泻胃火；若恶心呕吐明显者加半夏12g、茯苓10g和胃降逆；若身倦懒言者加白术12g、黄芪15g、炙草6g补中益气。

【疗效】治疗本病33例，显效24例，有效7例，无效2例，总有效率为93.94%。

【来源】崔华秀，闫大志. 四磨汤加味治疗胃神经官能症33例 [J]. 现代中西医结合杂志，2006，15（1）：81.

逍遥散加减

柴胡15g　当归9g　白芍15g　白术15g　茯苓15g　合欢花15g
炙甘草6g　生姜3片

【用法】水煎服，每日1剂，早晚分服，40天为1个疗程。

【功效】疏肝解郁，健脾和胃。

【适应证】**胃神经官能症（肝郁脾弱证）**。症见：脘腹胀痛不适，嗳气，反酸，食少，恶心，呕吐，食后饱胀，可同时伴有倦怠、健忘、头痛、胸闷、心悸、忧虑等症状，常因情绪波动诱发加重，反复发作，舌质淡、苔薄白，脉弦而虚。

【临证加减】反酸加入煅瓦楞子、黄连、吴茱萸；恶心、呕吐加半夏、厚朴、陈皮；嗳气加入枳实、陈皮；痞满不食加半夏、黄连、干姜、大枣。

【疗效】治疗本病48例，痊愈36例，显效6例，有效5例，无效1例，愈显率为 87.5%，总有效率为 97.9%。

【来源】张小红. 逍遥散加减治疗胃神经官能症 48 例 [J]. 实用中医内科杂志，2006，20（6）：651.

❀ 旋覆代赭汤

旋覆花^{布包}10g　代赭石^{先煎}25g　丁香 5g　砂仁^{后下}6g　党参 12g　茯苓 10g　白术 10g　甘草 6g　陈皮 8g　法半夏 10g　木香 5g　大枣 5 枚　生姜 6g

【用法】水煎服，每日 1 剂，分 2 次服。病情缓解后以逍遥丸合香砂六君丸继服 1～3 个月以巩固疗效。

【功效】补脾和胃，疏肝降逆。

【适应证】**胃神经官能症（胃虚上逆证）**。症见：胃脘痞满或胀痛，按之不痛，嗳气声响而频，有人在场时加重，曾有精神创伤史，且多以情绪波动为诱因，或见纳差，恶心呃逆，甚或呕吐，失眠多梦，神疲困倦，舌苔白腻，脉缓或滑。

【疗效】治疗本病 50 例，服药 1～2 个疗程后全部获效，其中显效 35 例，好转 15 例。

【来源】陈锦辉，陈植荣. 旋覆代赭石汤治疗胃神经官能症 50 例 [J]. 中国民间疗法，1999（5）：26～27.

❀ 平胃香连疏肝汤

苍术 15g　陈皮 10g　厚朴 15g　广木香 15g　黄连 8g　柴胡 15g　炒白芍 30g　枳壳 10g　台乌 15g　佛手 15g　百合 30g　蒲公英 30g

【用法】水煎服，每日 1 剂，分 2 次服。

【功效】疏肝理气，燥湿和胃，行气止痛。

【适应证】**胃神经官能症（肝胃气滞、痰瘀互结证）**。症见：脘腹胀满，呃气不畅，嗳气，肋胀，善太息，泛吐清水，舌暗红、苔薄润腻，脉弦细滑。

【临证加减】肝火上逆，胃酸过重加吴茱萸、黄连清肝和胃抑酸；嗳气叹息加香附；肠鸣苔腻加法半夏燥湿和胃。

【来源】王新. 尹华荣平胃香连疏肝汤辨证论治胃痞（胃神经官能症）[J]. 实用中医内科杂志，2015（9）7～8.

枳实消痞丸加减

枳实 15g　厚朴 12g　干生姜 3g　麦芽曲 6g　白茯苓 6g　白术 6g　姜半夏曲 9g　人参 9g　黄连 6g　炙甘草 6g

【用法】制为细末，汤浸湿饼为丸，梧桐子大，每次服 5～10 丸，7 天为 1 个疗程。

【功效】行气除满，健脾和中。

【适应证】**胃神经官能症（脾虚气滞、寒热互结证）**。症见：心下痞闷，胀满不适，不欲饮食，倦怠乏力，大便不畅，舌苔腻而微黄，脉弦。

【临证加减】腹痛腹胀明显者，加木香 15g；恶心呕吐甚者，加白豆蔻 10g、半夏 15g、竹茹 15g；食欲不振者，加鸡内金 15g、山楂 15g、麦芽 15g。

【疗效】治疗本病 40 例，显效 18 例，有效 18 例，无效 4 例，总有效率为 90%。

【来源】陈瑜. 枳实消痞丸加减治疗胃神经官能症 40 例［J］. 中国中医药科技，2015，22（4）：478.

良荜汤

高良姜 10g　荜茇 10g　延胡索 10g　木香 6g　沉香 10g　川芎 10g　五灵脂 8g　没药 8g　川楝子 10g　瓦楞子 15g

【用法】水煎服，每日 1 剂，早晚分服，6 天为 1 个疗程。如见效，将药物加工为散剂，每天早中晚各 1 次，每次 10g，开水送服。

【功效】温中散寒，理气活血止痛。

【适应证】**胃神经官能症（寒凝气滞血瘀证）**。症见：胃脘痛，每因劳累、受惊生气则作，喜温腹胀，食欲不振，舌质紫暗、苔薄白，脉沉。

【疗效】治疗本病 102 例，显效 58 例，有效 33 例，无效 11 例，总有效率为 89.22%。

【来源】张茉莉. 自拟良荜汤治疗胃脘痛 102 例［J］. 内蒙古中医药，2010，（1）：72～73.

柴枳汤

柴胡 3g　枳实 9g　淮小麦 30g　白芍 9g　广木香 9g　白术 9g　川黄连 3g　炙甘草 3g　紫菀 6g　桔梗 6g

【用法】水煎服，每日 1 剂，分 2 次服。15 天为 1 个疗程。

【功效】疏肝理气，健脾化湿。

【适应证】**胃神经官能症（肝郁脾虚湿阻型）**。症见：反复性上腹部不适或疼痛，反酸，嗳气，厌食，食后饱胀，呕吐，并伴有全身性神经官能症状。

【临证加减】胃脘痛加炒延胡索 9g；脘闷加全瓜蒌 12g；反酸加煅瓦楞子 9g；嗳气加广郁金 9g；腹胀加大腹皮 9g；腹泻加补骨脂 9g；便秘加火麻仁 12g。

【疗效】治疗本病 48 例，治愈 34 例，显效 10 例，有效 2 例，无效 2 例，总有效率为 95.8%。

【来源】周嵘. 自拟柴枳汤治疗胃神经官能症 48 例［J］. 中国中医药信息杂志，2000，(7)：50.

🌸 百合疏肝汤

百合 30g　乌药 9g　白芍 9g　川楝子 15g　枳壳 15g　木香 12g　延胡索 15g　厚朴 12g　白术 15g　茯苓 15g　姜黄 12g　当归 15g　炒石斛 15g　炒麦门冬 15g

【用法】水煎服，每日 1 剂，分 2 次服。

【功效】疏肝理气，和胃止痛。

【适应证】**胃肠神经官能症（肝郁脾虚型）**。症见：胃脘不适，心烦易怒，夜寐不安，咽中如梗，舌质淡、苔薄，脉弦细。

【临证加减】胃脘疼痛或胀明显去炒石斛、炒麦冬，加丹参 20g、砂仁 9g；嘈杂作恶去炒麦冬、炒石斛，加半夏 6g、化橘红 6g、淡竹茹 9g；头晕自汗加五味子 3g、莲子肉 20g、红枣 5 枚；心烦失眠加焦栀子 6g、知母 9g、合欢花 9g；大便干结加瓜蒌仁 15g、火麻仁 15g；气虚无力、头晕倦怠加黄芪 20g、党参 15g。

【疗效】治疗本病 56 例，显效 27 例，有效 22 例，无效 7 例，总有效率为 87.5%。

【来源】韩广伟，郭彩云. 自拟百合疏肝汤治疗胃肠神经官能症 56 例［J］. 光明中医，2010，(2)：255.

🌸 奔豚汤加味

甘草 6g　川芎 6g　当归 6g　半夏 12g　黄芩 6g　葛根 15g　白芍 12g　生姜 6g　李根白皮 30g

【用法】水煎服，每日1剂，分2次服。

【功效】疏肝解郁，清热降逆。

【适应证】**胃神经官能症（肝胃不和证）**。症见：腹部疼痛或不适、嗳气、反酸、嘈杂、厌食、恶心、呕吐、食后饱胀、剑突下灼热感等。胃肠运动分泌功能紊乱表现的头晕、头痛、健忘、倦怠、心悸、胸闷、焦虑、忧郁等神经官能症的症状。舌质淡、苔薄，脉弦。

【临证加减】气郁化热、反酸加生石膏[先煎]30g、知母10g、生地黄10g；气火偏亢加牡丹皮10g、栀子10g、黄芩加倍；嗳气频作加代赭石10g、丁香2g、柿蒂10g；泛吐酸水加黄连3g、吴茱萸1.5g、海螵蛸10g、煅瓦楞子30g；失眠加朱砂0.1g、夜交藤20g。

【疗效】治疗本病32例，治愈12例，显效14例，有效6例，无效0例，愈显率为81.3%，总有效率为100%。

【来源】王志忠. 奔豚汤治疗胃神经官能症［J］. 中国民间疗法，2009，12：31～32.

桂枝汤加味

桂枝15g　白芍15g　炙甘草10g　大枣5枚　生姜5片　半夏10g
黄连10g　竹茹10g　太子参10g　远志10g　枳实10g　焦槟榔10g

【用法】水煎服，每日1剂，分2次服。

【功效】疏肝健脾，调和营卫。

【适应证】**胃神经官能症（肝郁脾虚、营卫不和证）**。症见：纳呆，恶心，进餐则呕吐，脘腹痞闷、疼痛，呃逆，同时伴有失眠、健忘、心悸、心烦等神经官能症的症状。

【临证加减】呃逆明显者加柿蒂10g；胃痛明显者加大枳实用量至15g；呕吐明显者加旋覆花10g；嗳腐吞酸者加焦三仙各10g；心烦、失眠明显者加夜交藤15g。

【疗效】治疗本病62例，治愈43例，显效11例，无效8例，总有效率为87.1%。

【来源】李全利. 桂枝汤加味治疗胃神经官能症62例［J］. 长春中医药大学学报，2009，（5）：716.

甘草泻心汤加减

炙甘草12g　黄芩9g　党参15g　干姜9g　黄连3g　半夏10g　大

枣 5 枚

【用法】水煎服，每日 1 剂，分 2 次服。

【功效】健脾和胃，平调寒热。

【适应证】**胃神经官能症（寒热错杂型）**。症见：胃脘嘈杂不适，伴心烦郁闷，夜寐不安，舌质淡、苔薄，脉弦细。

【临证加减】伴纳差者，加陈皮 10g、鸡内金 20g；兼呕吐者，加生姜 9g，干姜减为 3g；心烦不寐较重者，加远志 10g、炒酸枣仁 10g；腹泻者，加茯苓 20g；便秘者，加大黄 6g。

【疗效】治疗本病 70 例，显效 36 例，有效 30 例，无效 4 例，总有效率 94.3%。

【来源】石玉玲. 甘草泻心汤加减治疗胃肠神经官能症的临床观察 [J]. 中医临床研究，2015，(1)：94~95.

加味建中汤

柴胡 10g　白芍 12g　桂枝 9g　党参 10g　茯苓 10g　法半夏 10g　黄连 5g　吴茱萸 3g　佛手 12g　鸡内金^{研粉}10g　绿萼梅^{后下}10g　大枣 3 枚　炙甘草 6g　生姜 10g　饴糖^{烊化}30g

【用法】水煎服，每日 1 剂，分 2 次服。

【功效】疏肝解郁，温中补虚，和胃降逆。

【适应证】**胃神经官能症（肝郁脾虚证）**。症见：呕恶，嗳气，厌食，伴见头痛、失眠、健忘、焦虑、胸闷、心悸、多汗、多尿等。

【临证加减】以呃逆为主者，去柴胡、党参，加旋覆花 10g、代赭石 20g、刀豆 15g；以嗳气为主者，加莱菔子 12g、厚朴 10g；以厌食为主者，去桂枝，鸡内金增至 20g，加山楂 20g、神曲 15g、桂花^{后下}5g；头痛、失眠、心悸较重者，茯苓改为茯神，加酸枣仁 30g、百合 15g、磁石^{先煎}30g。

【疗效】治疗本病 52 例，治愈 33 例，显效 13 例，有效 4 例，无效 2 例，总有效率为 96.2%。

【来源】郝毓海. 加味建中汤治疗胃神经官能症 52 例 [J]. 中医临床研究，2011，(9)：70.

健胃益肠汤

党参 15g　当归 12g　柴胡 12g　半夏 12g　茯苓 10g　白术 10g　白芍 10g　煨干姜 6g　甘草 6g　陈皮 6g

【用法】水煎服，每日1剂，分2次服。

【功效】安神疏肝，调理脾胃。

【适应证】**胃神经官能症（肝郁脾虚证）**。症见：厌食，伴见呕吐，腹痛、腹胀、腹泻、便秘，多伴有失眠、健忘、焦虑、注意力涣散等。

【临证加减】失眠健忘者加远志、酸枣仁、夜交藤；食欲不振者加山楂、神曲；呕吐频繁者加代赭石、旋覆花；腹泻者加诃子、罂粟壳；便秘者加槟榔、肉苁蓉；痰饮者加泽泻；腹痛、腹胀者加佛手、沉香。

【疗效】治疗本病42例，治愈26例，有效14例，无效2例，总有效率为95.2%。

【来源】吴正平. 健胃益肠汤治疗胃肠神经官能症40例［J］. 陕西中医，2006，(9)：1029～1030.

调和肝脾汤

柴胡10g　枳壳10g　甘草6g　姜半夏6g　茯苓10g　陈皮6g　佛手6g　香橼6g　白术6g　川芎6g　香附6g　白芍6g

【用法】水煎服，每日1剂，分2次服。

【功效】疏肝健脾和胃。

【适应证】**胃神经官能症（肝郁脾虚证）**。症见：反复发作的连续性嗳气，两胁和胃脘部的胀闷、窜痛，以及胃内无以言状的不适感，善太息、食后饱胀，每遇情绪变化则症状加重。

【临证加减】嗳气加白豆蔻、旋覆花顺气降逆；胃脘部胀闷、窜痛加川楝子、木香理气止痛；食后饱胀加焦三仙、鸡内金消食和胃。

【疗效】治疗本病35例，治愈28例，有效6例，无效1例，总有效率为97.14%。

【来源】马顺利，张国峰. 调和肝脾汤治疗胃神经官能症35例［J］. 河北中医，2012，10：1481～1482.

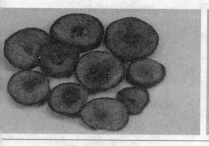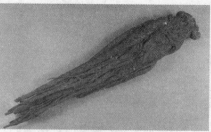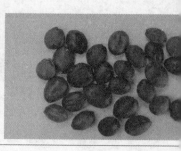

第十一章
糖尿病胃轻瘫

糖尿病胃轻瘫是指因糖尿病引起胃肠自主神经功能紊乱，以胃动力低下、排空延迟为特点的症候群，为糖尿病患者常见的慢性并发症，主要表现为腹胀、早饱厌食、嗳气、恶心呕吐、体重减轻等。

胃轻瘫的机制尚不明确，治疗效果欠佳。饮食方面，要注意低纤维、低脂肪、多餐少食，同时要改变生活方式，避免过劳及强力运动。控制血糖，必要时全胃肠外营养。

本病属于中医学"胃胀"、"痞满"等范畴。《杂病源流犀烛·肿胀》曰："痞满，脾病也！本由脾气虚，及气郁不能运行，心下痞塞胀满，故有中气不足，不能运化而成者。"《脾胃论》曰："呕吐秽皆属肝胃虚弱，或寒热所侵，或饮食所伤，致气上逆而食不得下。"基本病机可见久病伤阴、气阴两伤、中焦虚弱、脾胃升降失调、脾虚不运、气滞血瘀、痰阻食积等。

柴芍六君子汤

柴胡 10g　白芍 10g　陈皮 10g　法半夏 10g　茯苓 10g　党参 10g
白术 10g　甘草 5g

【用法】水煎服，每日 1 剂，于早晚餐前 30 分钟分 2 次温服。

【功效】疏肝解郁，健脾化痰。

【适应证】**糖尿病胃轻瘫（肝郁脾虚型）**。症见：早饱腹胀，恶心呕吐、食欲不振，舌质淡、苔白，脉弦滑。

【疗效】治疗本病 40 例，显效 15 例，有效 20 例，无效 5 例，总有效率为 87.5%。临床症状好转，胃排空时间明显缩短，胃动素水平升高，血糖降低。

【来源】邹晓玲. 柴芍六君子汤治疗糖尿病胃轻瘫 40 例临床观察［J］. 中国医药导报，2009，11：86～87.

半夏泻心合桃核承气汤

姜半夏 9g　黄连 4g　黄芩 6g　党参 9g　干姜 6g　大枣 9g　炙甘草 9g　桃仁 10g　桂枝 6g　大黄 6g　芒硝 6g

【用法】水煎服，每日 1 剂，于早晚餐前 30 分钟分 2 次温服。

【功效】健脾益气，降逆消痞，活血祛瘀。

【适应证】**糖尿病胃轻瘫（寒热错杂证）**。症见：自觉胃部饱胀、胀满或胀痛不适，伴有饮食减少、嗳气多、大便不正常、口干口苦等主要表现，并反复发作 2 个月以上者。舌质红、苔薄白，脉弦滑。

【疗效】治疗本病 30 例，显效 30 例，总有效率为 100%。

【来源】何丽清，田剑锋，储开博. 半夏泻心汤桃核承气汤合方治疗糖尿病胃轻瘫的临床观察［J］. 中华中医药学刊，2010，12：2672～2673.

和胃方

陈皮 10g　木香 10g　枳壳 10g　香附 10g

【用法】将颗粒剂倒入杯中，加 200ml 温开水搅拌均匀，分 2 次，每次 100ml，早晚饭后 30 分钟温服。

【功效】健脾养胃，行气除痞，消积化滞。

【适应证】**糖尿病胃轻瘫（脾虚气滞证）**。症见：胃脘部痞塞、胀满或胀痛不适，反复发作，纳食尤甚，舌质淡、苔薄，脉滑。

【临证加减】肝胃不和证加柴胡 15g、白芍 10g；脾胃湿热证加黄芩 10g、藿香 10g、佩兰 10g；脾胃虚弱证加茯苓 15g、白术 20g；胃阴不足证加沙参 15g、麦冬 15g。

【疗效】治疗本病 30 例，治愈 3 例，显效 14 例，有效 12 例，无效 1 例，总有效率为 96.7%。

【来源】郭庆捷，张娟，张艳，等. 和胃方治疗糖尿病胃轻瘫临床对照研究 [J]. 实用中医药杂志，2012，10：817～819.

升阳益胃汤

党参 20g 生黄芪 30g 白术 10g 茯苓 15g 泽泻 10g 柴胡 10g 半夏 10g 陈皮 10g 防风 10g 独活 10g 甘草 3g 生姜 3 片

【用法】水煎服，每日 1 剂，早晚分服。

【功效】化湿和胃，健脾益气。

【适应证】**糖尿病胃轻瘫（脾虚湿阻证）**。症见：反复胃脘饱胀、胀痛、恶心、呕吐及嗳气，舌质淡、苔薄白，脉滑数。

【疗效】治疗本病 36 例，显效 21 例，有效 12 例，无效 3 例，总有效率为 91.7%。

【来源】梁勇. 升阳益胃汤治疗糖尿病胃轻瘫临床研究 [J]. 中医学报，2014，(8)：1127～1129.

沙参麦冬汤

北沙参 10g 玉竹 10g 麦冬 10g 天花粉 15g 扁豆 10g 桑叶 6g 生甘草 6g

【用法】水煎服，每日 1 剂，分早晚 2 次餐前口服。

【功效】清养肺胃，生津润燥。

【适应证】**糖尿病胃轻瘫（胃阴不足证）**。症见：干呕嘈杂，口燥咽干，食少，便秘，舌红少津、苔薄，脉细数。

【临证加减】气阴两虚明显者加太子参 30g、石斛 30g、五味子 10g；胃中积热者加黄连 5g、栀子 10g、生石膏 30g；痰浊明显者加苍术 10g、厚朴 10g、陈皮 10g。

【疗效】治疗本病 103 例，显效 42 例，有效 52 例，无效 9 例，总有效率为 91.26%。

【来源】宋占营，杜进璇，张国. 沙参麦冬汤为主辨证治疗糖尿病胃轻瘫 103 例

[J]. 陕西中医，2012，(9)：1128～1130.

吴茱萸汤

　　吴茱萸 9g　人参 9g　大枣 4 枚　生姜 18g　柴胡 10g　半夏 10g

【用法】水煎服，每日 1 剂，分 2 次温服。

【功效】温中补虚，降逆止呕。

【适应证】2 型糖尿病胃轻瘫（脾虚气逆型）。症见：明显的腹胀纳呆，恶心呕吐，反酸，舌红少津、苔薄，脉弦细。

【临证加减】伴有恶寒、四肢不温者加炮附子 10g；气虚加黄芪 12g；呕多加法半夏 15g；反酸甚者加海螵蛸 15g、浙贝母 12g；纳呆甚者加焦三仙各 15g；腹胀甚者加枳壳 10g。

【疗效】治疗本病 75 例，显效 12 例，有效 45 例，无效 18 例，总有效率为 76%。

【来源】戴广法. 吴茱萸汤加减治疗 2 型糖尿病胃轻瘫 75 例观察［J］. 实用中医药杂志，2007，10：621.

一贯煎加减

　　沙参 20g　麦冬 20g　枸杞子 20g　当归 10g　川楝子 10g　赤芍 10g　法半夏 10g　炒麦芽 10g　党参 20g　茯苓 15g　白术 10g　黄芪 15g　山药 15g　葛根 10g　生地黄 10g　炙甘草 6g

【用法】水煎服，每日 1 剂，早晚分服。同时给予瑞格列奈片每次 0.5～2.0mg，每日 3 次，饭前 15 分钟服用；盐酸二甲双胍片每次 0.5g，每日 3 次，饭后 30 分钟服用。将血糖控制在强化治疗达标水平。

【功效】滋养胃阴，疏泄肝气。

【适应证】糖尿病胃轻瘫（气阴两亏证）。症见：胃脘部胀满，恶心呕吐，纳差早饱，胃痛隐隐，口燥咽干，时伴乏力、形体偏瘦，舌红少津、苔薄，脉弦细。

【疗效】治疗本病 40 例，显效 7 例，有效 23 例，无效 10 例，总有效率为 75%。

【来源】齐学林，杨亚锋，黄晓红. 一贯煎联合西药治疗胃阴亏虚型糖尿病胃轻瘫患者 40 例临床观察［J］. 中医杂志，2012，18：1566～1569.

化痰理气养阴汤

　　全瓜蒌 20g　柴胡 15g　枳实 15g　焦三仙各 15g　鸡内金 15g　砂

仁 8g　麦冬 10g　天冬 10g

【用法】水煎服，每日 1 剂，分 2 次服。

【功效】化痰理气，滋阴消食。

【适应证】**糖尿病胃轻瘫（阴虚证）**。症见：早饱，厌食，餐后上腹饱胀或疼痛，嗳气、恶心、干呕等，舌质淡干、苔白，脉弦滑。

【临证加减】伴反流加海螵蛸 15g、白及 12g。

【疗效】治疗本病 30 例，显效 18 例，有效 9 例，无效 3 例，总有效率为 90%。

【来源】刘超，黄霞. 化痰理气养阴法治疗糖尿病胃轻瘫临床观察［J］. 新中医，2009，12：23～24，128.

健脾和胃汤

党参 10g　炙黄芪 10g　白术 12g　砂仁 6g　旋覆花^{布包}10g　茯苓 15g　陈皮 6g　枳壳 12g　鸡内金 5g　半夏 10g　沙参 15g　石斛 15g

【用法】水煎服，每日 1 剂，分 2 次服。

【功效】理气和胃，滋润胃阴，和降胃气。

【适应证】**糖尿病胃轻瘫（脾胃亏虚证）**。症见：纳少，早饱，饭后加剧，伴乏力，舌质淡、苔白，脉滑无力。

【疗效】治疗本病 30 例，显效 15 例，有效 12 例，无效 3 例，总有效率为 90%。

【来源】原小英. 健脾和胃汤治疗糖尿病胃轻瘫疗效分析［J］. 中国医药科学，2012（5）：89～90.

四磨汤口服液

木香　枳壳　乌药　槟榔

【用法】每次 20ml，每日 3 次，口服。

【功效】和胃降逆，理气行滞。

【适应证】**糖尿病胃轻瘫（脾虚气滞证）**。症见：胃胀，饭后甚，不思食，时有干呕，伴乏力，消瘦，体重下降，舌苔白腻，脉滑。

【疗效】治疗本病 40 例，显效 25 例，有效 10 例，无效 5 例，总有效率为 87.5%。

【来源】丘伟中，刘和强. 四磨汤口服液治疗糖尿病胃轻瘫疗效观察［J］. 现代医院，2005，（1）：35～36.

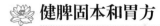 健脾固本和胃方

太子参 15g　麦冬 12g　玫瑰花 6g　炒苍术 9g　炒山药 15g　生地黄 15g　法半夏 9g　黄连 3g　大狼把草 15g　川厚朴花 6g

【用法】水煎服，每日 1 剂，分 2 次服。

【功效】养阴健脾，理气和胃。

【适应证】**糖尿病胃轻瘫（脾虚气滞证）**。症见：胃脘痞闷，胸胁胀满，纳食减少，神疲乏力，伴有恶心、嗳气，大便稀溏或大便不畅，舌淡、苔白，脉细弦。

【疗效】治疗本病 29 例，显效 13 例，有效 14 例，无效 2 例，总有效率为 93.1%。

【来源】黄天生，尚莹莹，肖定洪，等. 健脾固本和胃方治疗糖尿病胃轻瘫脾胃虚弱型临床观察 [J]. 辽宁中医杂志，2011，(8)：1581～1582.

旋覆代赭汤合针灸

旋覆花^{布包}15g　代赭石^{先煎}15g　党参 30g　生姜 15g　炙甘草 10g　半夏 15g　大枣 4 枚

【用法】中药：水煎服，每日 1 剂，分 2 次服。针灸：取中脘、胃俞、足三里、内关、下脘、脾俞等穴，根据患者证候阴阳虚实，选择补或泻或平补平泻，每日 1 次，诸穴进针得气后施手法，留针 30 分钟，每 10 分钟捻转 1 次。

【功效】降逆和胃，益气除噫。

【适应证】**糖尿病胃轻瘫（脾虚气逆证）**。症见：胃脘痞闷或胀满，按之不痛，嗳气频频，或见纳差，呃逆，恶心，甚或呕吐、反酸，舌淡、苔白腻，脉缓或滑。

【临证加减】肝气犯胃加陈皮、苏梗、柴胡、白芍；脾气虚弱加茯苓、炒白术；胃火盛加黄连、石膏；脾胃虚寒加沉香、草豆蔻、白豆蔻、丁香；胃虚有热加竹茹、柿蒂。

【疗效】治疗本病 35 例，治愈 26 例，有效 7 例，无效 2 例，总有效率为 94.3%。

【来源】张永生. 旋覆代赭汤配伍针灸治疗糖尿病胃轻瘫临床观察 [J]. 光明中医，2010，(5)：818～819.

加味枳实消痞汤

党参 30g　枳实 15g　白术 30g　茯苓 10g　半夏 10g　厚朴 10g
丹参 30g　干姜 10g　川黄连 10g　麦芽 30g　神曲 30g　炙甘草 10g

【用法】水煎服，每日 1 剂，分 2 次服。

【功效】补脾益气活血，行气消痞除满。

【适应证】**糖尿病胃轻瘫（脾虚气滞、寒热互结证）**。症见：脘腹胀满或胀痛，纳少或纳后胀痛加重，或体倦乏力，少气懒言，或晨起脘腹胀痛，喜温喜按，或心烦易怒，嗳气，呕吐酸水或清水，或有烧灼感，舌淡或红、且有瘀斑、边有齿痕、苔黄、脉细弱或涩。

【疗效】治疗本病 33 例，治愈 5 例，显效 19 例，有效 6 例，无效 3 例，总有效率为 90.91%。

【来源】赵云燕，谢炜，季建隆，等. 加味枳实消痞汤治疗糖尿病胃轻瘫的临床研究 [J]. 北京中医药大学学报，2010，(5)：354~357，360.

疏肝健脾通络汤

薏苡仁 60g　葛根 15g　枳实 10g　白术 10g　茯苓 10g　桔梗 10g
柴胡 10g　白芍 10g　砂仁 9g　木香 9g　党参 9g　丹参 9g　半夏 6g
吴茱萸 6g　甘草 6g　蜈蚣^研末冲服^3g

【用法】水煎服，每日 1 剂，分 2 次饭前 30 分钟温服。

【功效】疏肝解郁，健脾通络。

【适应证】**糖尿病胃轻瘫（肝逆犯胃证）**。症见：胃脘痞闷，胸胁胀满，纳食减少，神疲乏力，伴有恶心、嗳气，大便稀溏或大便不畅，舌淡、苔白、脉细弦。

【疗效】治疗本病 30 例，治愈 9 例，显效 10 例，有效 8 例，无效 3 例，总有效率为 90%。

【来源】杨洁，张春晖，刘成云. 疏肝健脾通络法治疗糖尿病胃轻瘫 30 例疗效观察 [J]. 中华中医药杂志，2012，(6)：1715~1717.

香砂六君子汤

人参 10g　陈皮 10g　鸡内金 10g　焦六神曲 10g　生山楂 10g　白芍 10g　麦门冬 10g　黄芪 15g　白术 15g　川芎 15g　丹参 15g　半夏 15g　木香 15g　甘草 6g　砂仁 6g

【用法】水煎服，每日1剂，分2次服。

【功效】益气健脾，行气消痞，活血化瘀。

【适应证】**糖尿病胃轻瘫（脾虚气滞血瘀证）**。症见：胃脘痞闷，食少倦怠，恶心呕吐，嗳气，大便稀溏，或大便不畅，舌淡或有瘀点、苔白，脉细弱或涩。

【疗效】治疗本病40例，显效21例，有效16例，无效3例，总有效率为92.5%。

【来源】傅克模，莫耘松，王永亮. 香砂六君子汤对糖尿病胃轻瘫患者血清胃动素和胃泌素水平的影响及疗效观察［J］. 中国医药导报，2014，（3）：108～110.

🪷 乌梅丸

乌梅肉 10g　青椒^{去目}5g　细辛 3g　黄连 5g　黄柏 10g　干姜 5g
附子^{先煎}10g　桂枝 10g　人参 10g　当归 10g

【用法】水煎服，每日1剂，分2次服。

【功效】和胃降逆，开结散痞。

【适应证】**糖尿病胃轻瘫（寒热错杂证）**。症见：胃脘痞满，遇冷加重，嘈杂反酸，口干口苦，肢冷便溏，嗳气，纳呆，舌淡、苔薄白，脉弦数。

【疗效】治疗本病30例，治愈9例，显效14例，有效4例，无效3例，总有效率为90%。

【来源】杨思为，刘红婴，刘锡坚，等. 乌梅丸对 *Hp* 阳性糖尿病胃轻瘫患者疗效，血浆胃动素、胃泌素及内皮素的影响［J］. 临床医学工程，2013，（2）：167～169.

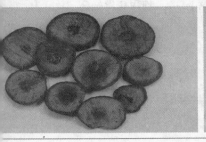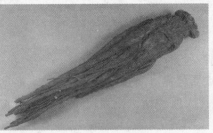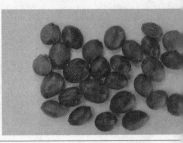

第十二章
胃下垂

胃下垂是指站立时，胃的下缘达盆腔，胃小弯弧线最低降至髂嵴连线以下。本病的发生多是因膈肌悬力不足，肝胃、膈胃韧带功能减退而松弛，腹内压下降及腹肌松弛，加上体型或体质等因素，使胃呈极度低张的鱼钩状。本病多主要临床表现：上腹部饱胀，纳食尤甚，伴形体消瘦，口干等。

本病属中医学"胃缓"、"胃下"等范畴，其病因包括外邪侵袭、饮食劳倦、情志内伤、脾气虚损、气滞血瘀等。病位在脾、胃，与肝、肾密切相关。病机以本虚为主，标实为辅，本虚主要为中气下陷，标实可见食积、气滞、湿浊、积热、瘀血等。所以本病的治法是以治本为主，兼顾治标。

附子理中汤合补中益气汤

附子^{先煎}15g　人参15g　干姜15g　炙甘草15g　白术15g　黄芪15g　当归6g　陈皮9g　升麻6g　柴胡6g

【用法】水煎服，每日1剂，分2次服。

【功效】温阳健脾，升阳举陷。

【适应证】**胃下垂（阳虚气陷证）**。症见：痞满腹胀，腹部下坠不适，纳食尤甚，恶寒消瘦，倦怠乏力，上腹呈凹陷状，腹部有振水声，脐下呈局部隆起，舌质淡、苔薄白，脉细弱。

【疗效】治疗本病80例，痊愈45例，显效20例，有效9例，无效6例，总有效率为92.5%。

【来源】张华. 温阳健脾、升阳举陷法治疗胃下垂80例疗效观察［J］. 甘肃中医学院学报，2012，（1）：32～33.

厚朴生姜半夏甘草人参汤合神阙膏

厚朴12g　生姜6g　半夏10g　甘草6g　西洋参6g　乌药10g　木香10g

【用法】水煎服，每日1剂，分2次服。服药期间忌食生冷油腻。外用神阙膏（为家传膏药方，具有温运胃肠功能，主要药物：乌药、木香、蟾酥皮、麝香等）贴神阙穴。

【功效】健脾行气，祛湿除满。

【适应证】**轻中度胃下垂（寒湿困脾证）**。症见：胃脘胀闷疼痛，腹部下坠感，恶心纳呆，口淡不渴，便溏，头身困重，小便短少，舌淡胖、苔白腻或白滑，脉濡缓。

【疗效】治疗本病35例，痊愈19例，有效14例，无效2例，总有效率为94.3%。

【来源】周玉来. 厚朴生姜半夏甘草人参汤合神阙膏治疗轻中度胃下垂35例［J］. 中国社区医师（医学专业半月刊），2008，（3）：78～79.

肾气丸

熟附子^{先煎}10g　茯苓10g　泽泻10g　牡丹皮10g　肉桂^{后下}5g　熟地黄30g　山药20g　山茱萸15g

【用法】水煎服，每日1剂，分2次服。

【功效】温阳健脾补肾。

【适应证】**胃下垂（肾阳虚证）**。症见：神疲乏力，面色萎黄，肌肉削瘦，喜暖畏寒，腰膝酸软，腹内坠胀，胃脘胀痛，纳差食少，呕吐清水痰涎，排便不畅，舌淡、苔薄白干，脉缓弱或沉细无力。

【临证加减】腹坠痛明显者加枳壳 10g；久病者加桃仁 10g；便秘者加白术、枳实各 10g。

【疗效】治疗本病 64 例，治愈 23 例，好转 34 例，无效 7 例，总有效率为 89.06%。

【来源】林少辉，柳东杨，陈育忠，等. 肾气丸治疗胃下垂 64 例疗效观察［J］. 新中医，2001，（9）：29.

益气升阳疏肝汤

炙黄芪 24g　党参 15g　白术 15g　柴胡（醋炙）10g　升麻 10g　当归 10g　陈皮 10g　枳实 15g　炙甘草 9g　白芍 18g　大枣 10g　香附（醋炙）10g　生姜 3 片

【用法】水煎服，每日 1 剂，分 2 次服。

【功效】益气升阳，疏肝理气。

【适应证】**胃下垂（肝郁脾虚证）**。症见：腹部下坠感、胀痛，恶心嗳气，纳食后尤甚，形体消瘦，甚者失眠头痛，头晕忧郁，舌淡、苔少，右脉细软，左脉弦细或弦。

【临证加减】便秘者加生大黄 10g；胃脘痛者加醋炒五灵脂、醋炒延胡索各 10g；腹泻者加薏苡仁 15g、炒山药 15g、车前子 10g；纳呆者加鸡内金、炒麦芽、炒谷芽各 10g；腹胀者加木香[后下]6g；泛恶者加泽泻 10g、姜半夏 10g，生姜加至 10g；口咽干燥者加北沙参 10g、石斛 10g；失眠者加灵芝 10g、炒酸枣仁 10g。

【疗效】治疗本病 43 例，治愈 26 例，显效 10 例，有效 3 例，无效 4 例，总有效率为 90.7%。

【来源】潘春霞. 益气升阳疏肝汤治疗胃下垂 43 例临床观察［J］. 中医临床研究，2012，24：56～57.

枳术丸

枳实 40g　白术 30g　荷叶 10g　升麻 6g　柴胡 10g

【用法】水煎服，每日 1 剂，分 2 次服。

【功效】健脾和胃，消食化积。

【适应证】**胃下垂（脾虚食积证）**。症见：气短乏力，嗳腐厌食，不思饮食，或呕吐不消化食物，或吐酸，或大便溏泄，或泻下不消化食物，舌质淡、苔厚腻，脉虚弱或沉。

【临证加减】大便偏干用生白术，偏稀用炒白术；反酸、胃脘有烧灼感加黄连、吴茱萸；胃脘胀痛加金铃子、延胡索；胃脘刺痛加丹参、三七；呕吐嗳气，呃逆加旋覆花、代赭石；脾气亏虚、痰浊内阻，加陈皮、半夏；胃脘嘈杂，辨证为胃阴不足者加沙参、玉竹、麦冬；胃脘胀满，加木香、厚朴；舌质紫暗，辨证为瘀血阻络者，加三七、白及、丝瓜络；女子闭经，阴血亏虚加紫河车、枸杞子。

【来源】刘敏，丁霞，李晓红，等. 枳术丸加减治疗胃下垂临床观察［J］. 中国中医药信息杂志，2008，11：65～66.

升清降浊汤

　　黄芪30g　白术10g　茯苓15g　陈皮10g　升麻6g　柴胡6g　枳实30g　党参15g　降香15g　葛根15g　槟榔10g

【用法】水煎服，每日1剂，分2次服。

【功效】补中益气，升清降浊。

【适应证】**胃下垂（中虚气滞证）**。症见：神疲乏力，四肢倦怠，纳食减少或食后腹胀便溏，恶心呕吐，舌淡、苔白腻，脉细弱。

【临证加减】若兼见绵绵作痛，喜温喜按，大便溏薄，四肢不温，中阳不足者，可在基本方中加入桂枝、制附片、吴茱萸；若有饥不欲食，口干唇燥，或干呕，大便干燥，舌淡红、少苔，脉细等胃阴不足者，加石斛、玉竹、山药；若有胃脘冷痛，呕吐泄泻，遇寒或食生冷加重，得温则减，苔白滑，脉迟等属寒邪犯胃者，加荜茇、高良姜、藿香、生姜；若有脘腹灼热、食后胀痛，吞酸嘈杂，渴喜冷饮，或口干口臭，大便秘结，舌红、苔黄燥，脉滑数等属胃肠积热者，加黄芩、黄连、大黄；若有嗳腐吞酸，腹满欲吐，大便不爽，恶闻食气，舌苔厚腻，脉滑等属食积胃肠者，加鸡内金、焦三仙；若有纳呆脘闷，口中黏腻或无味，身重体困，口不渴或渴不欲饮，或小便不利，大便溏，或胃中有振水音，或饮入易吐，苔白腻，脉濡缓等属湿困中焦者，加佩兰、白蔻仁、川厚朴；若有胀满作痛，胸闷胁胀，喜叹息，每遇情志不舒或忧思恼怒而加重，苔薄白，脉弦等属肝气郁结者，加郁金、枳壳、香附、川楝子；若久病不愈、脘腹时有刺痛，食后加剧，入夜尤甚，大便色黑，舌质发暗或有瘀斑瘀点，脉涩等属瘀血内停者，加莪术、延胡索、当归、赤芍、白芍。

【疗效】治疗本病360例，治愈280例，好转73例，无效7例，总有效率为98.06%。

【来源】陈萍.自拟升清降浊汤辨证加减治疗胃下垂360例[J].国医论坛，2001，(5)：25.

🪷 疏肝健胃汤

柴胡12g　香附12g　白芍10g　郁金10g　白术10g　枳壳10g　川芎10g　升麻9g　甘草6g

【用法】水煎服，每日1剂，分2次服。

【功效】理气疏肝，健脾和胃。

【适应证】**胃下垂（肝郁气滞证）**。症见：脘腹胀痛，食后加重，纳呆嗳气，急躁易怒，抑郁叹息，胸胁胀闷。舌质红、苔薄略黄，脉弦或弦细。

【临证加减】思虑过度者加合欢皮、酸枣仁；湿热重者加防己、关木通；痰多者加瓜蒌、泽泻；血瘀者加桃仁、赤芍、丹参；体倦乏力者加黄芪、党参；食滞纳呆者加莱菔子、布渣叶；疼痛较甚者加川楝子、延胡索；嗳气较频者可加沉香、旋覆花。

【疗效】治疗本病80例，治愈45例，好转29例，无效6例，总有效率为92.5%。

【来源】李喜明，刘晚香.自拟疏肝健胃汤治疗胃下垂80例临床观察[J].宜春学院学报，2008，(6)：73.

🪷 升阳益胃汤加减

黄芪30g　半夏15g　人参15g　炙甘草15g　独活9g　防风9g　白芍9g　羌活9g　橘皮6g　茯苓5g　柴胡5g　泽泻5g　白术5g　黄连1.5g

【用法】水煎服，每日1剂，分2次服。

【功效】升阳举陷，调和中焦。

【适应证】**胃下垂（脾虚下陷证）**。症见：纳食差，食后脘腹痞满或胀满，精神不振，面色萎黄，倦怠乏力，头晕，或见嗳气，心烦，食后嗜卧；舌质淡、体胖、苔薄白，脉沉弱或缓弱。

【临证加减】①肝郁脾虚型：原方去羌活、独活，加枳实、香附；②脾肾两虚型：原方去羌活、独活，加淮山药、熟地黄、山萸肉、干姜等；③胃阴不足型：原方去防风、柴胡、法半夏，加生地黄、沙参、麦冬、玉竹。

【疗效】治疗本病 30 例，痊愈 15 例，显效 8 例，有效 5 例，无效 2 例，总有效率为 93.3%。

【来源】彭勇. 升阳益胃汤加减治疗胃下垂的临床疗效观察 [J]. 中国中西医结合消化杂志，2014，(5)：284 ~ 285.

香砂六君子汤加味

党参 40g　炒白术 40g　砂仁 8g　半夏 8g　陈皮 8g　茯苓 10g　山楂 10g　炒麦芽 10g　炙甘草 6g

【用法】水煎服，每日 1 剂，分 2 次服。以 1 个月为 1 个疗程，连续治疗 2 个疗程。

【功效】益气健脾，化湿和胃。

【适应证】**胃下垂（脾虚湿阻证）**。症见：胃脘痞闷，口干不渴，纳差便溏，倦怠乏力，形体消瘦，舌质淡、苔白腻，脉濡。

【临证加减】属脾胃虚弱型，则需加黄芪 30g、白芍 15g、山药 20g；属肝郁脾虚型，则需加柴胡 6g、合欢花 6g、枳壳 8g；若脾胃郁热型，则需加薏苡仁 15g、蒲公英 10g、黄连 5g。

【疗效】治疗本病 74 例，治愈 30 例，好转 35 例，无效 9 例，总有效率为 87.8%。

【来源】陈旭红，日洋姑. 香砂六君子汤治疗胃下垂患者 74 例 [J]. 新疆中医药，2014，(6)：21 ~ 22.

温胃汤

黄芪 30g　肉桂 6g　白术 15g　半夏 10g　当归 12g　白芍 12g　茯苓 15g　菟丝子 30g　补骨脂 15g　炙升麻 12g　炙甘草 15g　高良姜 12g

【用法】水煎服，每日 1 剂，分 2 次服。

【功效】益气温阳健脾，理气和胃，消积化滞。

【适应证】**胃下垂（脾肾阳虚、中气下陷证）**。症见：胃脘痞闷，时有胀痛，口中腐臭，便溏腐臭，倦怠乏力，形体消瘦，腰膝酸软，舌质淡、苔薄白，脉无力。

【临证加减】疼痛较重者去菟丝子、茯苓、升麻，加乳香、木香、五灵脂；恶心、欲吐去当归、白芍，加生姜；反酸、呕吐清水去白术，加吴茱萸、生姜；脐下振水音去黄芪、当归，加泽泻、猪苓；消化不良重症去肉桂、菟丝子，加焦山楂、神曲、炒麦芽；少气无力、气短、心悸去升麻、菟丝子，加太子参、五味子；腹部胀满去白芍、黄芪、炙甘草，加枳壳、厚朴。

【疗效】治疗本病 42 例，治愈 32 例，有效 8 例，无效 2 例，总有效率为 95.24%。

【来源】张立功. 自拟温胃汤治疗胃下垂 42 例临床研究 [J]. 内蒙古中医药，2014（4）：3.

消垂饮

党参 30g　黄芪 30g　枳壳 30g　柴胡 10g　当归 10g　白芍 10g
茯苓 10g　白术 20g　陈皮 10g　鸡内金 10g　砂仁 10g　甘草 10g

【用法】水煎服，每日 1 剂，分 2 次服。

【功效】益气升提，舒肝健脾。

【适应证】**胃下垂（肝郁脾虚证）**。症见：不同程度的食欲不振、脘腹胀满、下坠感、嗳气、消瘦，伴胁肋疼痛，心情急躁，易怒寐差，舌质淡、苔薄，脉弦细无力。

【临证加减】胃脘腹胀加炒莱菔子 10g、厚朴 10g，以和胃消胀；大便稀薄加莲子肉 10g、大枣 5 枚，以健脾益胃；苔黄腻，恶心厌食去党参，加苍术 15g、藿香 30g，以燥湿健脾。

【疗效】治疗本病 63 例，治愈 50 例，显效 5 例，有效 2 例，无效 6 例，总有效率为 90.48%。

【来源】沈久玲. 自拟消垂饮治疗胃下垂 63 例临床观察 [J]. 天津中医，1998（4）：29.

升陷汤加减合芒针

黄芪 50g　党参 25g　白术 20g　升麻 20g　桔梗 10g　柴胡 20g
枳壳 10g　知母 10g　金银花 10g　生赭石 10g　葛根 15g　山药 15g
山茱萸 15g

【用法】中药煎服法：水煎服，每日 1 剂，分 2 次服。芒针疗法：取百会、气海、关元、中脘、大横、天枢、水道、提托、足三里、背部夹脊穴。操作方法：选用直径为 3mm、长 150mm 芒针先针气海穴 2～3 寸，轻捻缓进，施以补发，令针感缓慢上行为度；再针关元穴以轻捻缓进，进针 2～3 寸，施以平补平泻手法；中脘穴进针 2～3 寸，轻捻缓进，施以补发，令针感缓慢上行；大横、天枢、水道、提托穴进针 3～5 寸，采用捻转泻法；足三里穴直刺 3～5 寸，行烧山火手法；百会穴从前向后平刺 1～2 寸，施以捻转迎随补法。针刺过程中嘱患者平静缓慢呼吸，背部夹脊穴行走罐法，方法由上至下，以背部皮肤潮红为度，10 天为 1 个疗程。

【功效】补中益气，健脾和胃。同时配合芒针治疗可以达到疏通经络，健脾强胃，升提阳气，提升内脏的功效。

【适应证】**胃下垂（中气下陷证）**。症见：胃脘痞闷，时有胀痛，纳差便溏，倦怠乏力，形体消瘦，舌质淡、苔薄白，脉无力。

【临证加减】方药：胃胀加莱菔子 10g、神曲 15g；吞酸加鸡蛋壳 15g、乌贼骨 15g；便秘加杏仁 10g、火麻仁 10g；阴虚火旺加黄柏 10g、熟地黄 15g、山药 10g；脘腹冷痛，手足不温，加附子 10g、干姜 8g；兼胃有振水音，肠鸣辘辘，加桂枝 10g、茯苓 30g；兼口苦、口干，舌苔黄腻加黄连 8g；舌苔白厚腻，加苍术 10g。

针刺：大便不通加归来、丰隆；肝气犯胃加三阴交、支沟；睡眠不实加内关；嗳气频频、磨牙加内庭。

【疗效】治疗本病 42 例，治愈 26 例，有效 12 例，无效 4 例，总有效率为 90.5%。

【来源】梁冰. 升陷汤加减配合芒针治疗胃下垂 42 例疗效观察 ［J］. 亚太传统医药，2013，(3)：157～158.

🪷 和胃祛瘀汤

　　生黄芪 30g　苍术 10g　白术 10g　茯苓 15g　枳壳 20g　半夏 10g 九香虫 10g　刺猬皮 10g　莪术 10g　莱菔子 10g　鸡内金 10g　焦槟榔 15g

【用法】水煎服，每日 1 剂，分 2 次服。

【功效】升阳健脾，降气和胃，化瘀止痛。

【适应证】**胃下垂（脾胃虚弱、气滞血瘀证）**。症见：胃脘痞闷，时有胀痛，纳差便溏，倦怠乏力，面色暗黑，形体消瘦，舌质暗淡、苔薄白，脉涩无力。

【临证加减】大便秘结者加大黄 6～10g，以通便为度。

【疗效】治疗本病 30 例，治愈 15 例，显效 10 例，有效 3 例，无效 2 例，总有效率为 93.3%。

【来源】王庆向. 和胃祛瘀汤治疗胃下垂疗效观察 ［J］. 内蒙古中医药，2014，10：9.

🪷 升胃汤

　　柴胡 10g　陈皮 10g　黄芪 10g　党参 10g　白术 10g　茯苓 10g
升麻 10g　枳壳 10g　炒葛根 10g　怀山药 10g　鸡内金 10g　炙甘草
10g　生姜 5 片　大枣 3 枚

【用法】水煎服，每日 1 剂，分 2 次服。

【功效】健脾和胃，理气疏肝。

【适应证】**胃下垂（肝郁气滞型）**。症见：胃脘痞闷，时有胀痛，连及两胁，嗳气反酸，情志抑郁，精神不振，或心烦易怒，纳差，腹泻或便秘，倦怠乏力，面色萎黄，消瘦，舌质淡、苔薄白，脉弦。

【疗效】治疗本病 36 例，治愈 31 例，显效 4 例，无效 1 例，总有效率为 97.2%。

【来源】沈波. 升胃汤治疗肝郁气滞型胃下垂 36 例临床观察 [J]. 内蒙古中医药，2014，16：49～50.

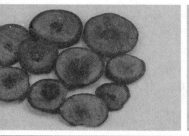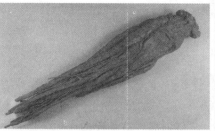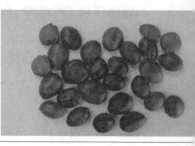

第十三章

胃黏膜脱垂症

胃黏膜脱垂症是由异常松弛的胃窦部黏膜，逆行突入食管或向前通过幽门脱入十二指肠球部所致。轻者可无症状，或仅有腹胀、嗳气等非特异性症状。部分胃黏膜脱入幽门而不能立即复位者，可有中上腹隐痛、烧灼痛，甚至绞痛，并可向后背部放射，常伴恶心、呕吐等症状。症状的出现常与患者体位有关。右侧卧位较左侧卧位更易出现症状，少数患者可出现上消化道出血。本病的发生与胃、十二指肠炎症有关，胃黏膜恶性细胞浸润也可发生本病。多见于 30 ~ 60 岁男性。

日常生活上，要注意饮食，少吃多餐，戒烟酒，避免刺激性食物；注意采用左侧卧位，尽量避免右侧卧位。

本病属于中医学"胃脘痛"、"痞满"、"反胃"等病范畴，病因包括饮食不节、饥饱失常、劳伤过度、情志失调等。病机主要为脾胃虚弱，失于升提，脾虚失运，胃失通降，致气滞、食积、湿阻、痰饮等产生，可进一步引起瘀血。本病多以虚证为主，可兼夹实证。治疗当以调理脾胃为主。

半夏泻心汤

半夏 6g　黄连 6g　黄芩 10g　党参 10g　干姜 6g　甘草 10g　大枣 5 枚

【用法】水煎服，每日 1 剂，分 2 次服。

【功效】寒热并调，消痞和胃。

【适应证】**胃黏膜脱垂症（寒热错杂证）**。症见：胃脘痞闷胀痛，嗳气口苦，泛吐酸水，纳呆嘈杂，时而胃寒，夜寐不宁，面色萎黄，舌红、苔腻微黄，脉细弦。

【临证加减】肝胃不和加柴胡、枳壳；脾胃虚弱加黄芪、白术；泛吐酸水加海螵蛸、煅瓦楞子；胃热重者加蒲公英、连翘；有瘀血者加丹参、当归。

【疗效】治疗本病 54 例，治愈 22 例，显效 12 例，有效 16 例，无效 4 例，总有效率为 92.6%。

【来源】曹银珠. 半夏泻心汤治疗胃黏膜脱垂症 54 例［J］. 吉林中医药，2006，(9)：24.

柴胡舒肝散合金铃子散加减

柴胡 12g　枳壳 12g　白芍 10g　甘草 6g　延胡索 10g　炒川楝子 15g　沉香 6g　焦三仙各 10g

【用法】水煎服，每日 1 剂，分 2 次服。

【功效】疏肝理气，和胃止痛。

【适应证】**胃黏膜脱垂症（肝胃气滞证）**。症见：胃脘胀痛或胁肋串痛，呃逆嗳气，纳呆食少，食后更甚，生气时加重，舌质淡红、苔薄白，脉弦或弦紧。

【临证加减】伴口苦、舌苔黄腻者加龙胆草 10g、薏苡仁 30g，以清肝胆湿热；伴口干、舌红、胁肋灼痛者加牡丹皮 12g、栀子 10g，以清热凉血；伴舌有瘀斑、瘀点或胁肋刺痛者加五灵脂 10g、蒲黄 10g，以散瘀止痛。

【疗效】治疗本病 64 例，痊愈 44 例，显效 12 例，有效 8 例，无效 0 例，总有效率为 100%。

【来源】王长海. 辨证治疗胃黏膜脱垂症 64 例［J］. 山西中医，2001，(2)：10~11.

香砂六君子汤加味

木香 6g　砂仁 10g　人参 10g　茯苓 15g　白术 6g　半夏 6g　佩兰

6g　生姜 3g

【用法】水煎服，每日 1 剂，分 2 次服。

【功效】益气健脾和胃。

【适应证】**胃黏膜脱垂症（脾虚气弱证）**。症见：上腹隐痛，喜得热按，食后腹胀，朝食暮吐，少气乏力，大便稀，日行 2~4 次。舌质淡、舌体胖、苔白或白腻，脉沉细无力。

【临证加减】若胃脘痞满甚者加枳壳 10g、炒麦芽 20g，以行气消食；胀痛甚者加延胡索 10g、炒川楝子 10g，以行气止痛；伴胃下垂者加柴胡 10g、升麻 10g、黄芪 15g，以升举阳气；胃脘冷痛者加丁香 10g、高良姜 6g，以温里散寒止痛。

【疗效】治疗本病 64 例，痊愈 44 例，显效 12 例，有效 8 例，无效 0 例，总有效率为 100%。

【来源】王长海. 辨证治疗胃黏膜脱垂症 64 例 ［J］. 山西中医，2001，(2)：10~11.

舒肝复胃散

香附 60g　延胡索 60g　白及 60g　郁金 45g　佛手 45g　太子参 45g　白术 45g　白芍 45g　三七 45g　厚朴 30g　枳实 30g　鸡内金 30g　炙甘草 30g

【用法】将上药粉为细末、过筛，装铝制饭盒内加盖经高压消毒 30 分钟后取出备用。每次服 15g，每日 3 次，空腹温开水冲服，30 日为 1 个疗程。服药期间忌生冷、辛辣、酸、甜食物及烟酒，禁用胃动力促进剂。少数腹痛较重者，可临时服用阿托品解痉止痛对症治疗。

【功效】疏肝理气，健脾行气，活血化瘀。

【适应证】**胃黏膜脱垂症（肝胃不和证）**。症见：胃脘胀痛，吞酸嘈杂，嗳气，情志郁闷，善叹息，或烦躁易怒，胸胁胀痛；或见呕血黑便。舌质红、苔薄白或薄黄，脉弦或弦数。

【疗效】治疗本病 40 例，痊愈 23 例，显效 13 例，有效 2 例，无效 2 例，总有效率为 95%。

【来源】周荣福. 舒肝复胃散治疗胃黏膜脱垂症 40 例 ［J］. 陕西中医，2009，(3)：298.

半夏泻心汤去黄芩合百合汤

制半夏 10g　干姜 5g　黄连 5g　党参 15g　甘草 5g　百合 15g　乌

药 9g　延胡索 9g　木香 6g　参三七 3g

【用法】水煎服，每日 1 剂，分 2 次服。

【功效】和胃降逆，通络止痛。

【适应证】**胃黏膜脱垂证（寒热互结证）**。症见：胃脘部饱胀反复发作，嗳气口苦，泛吐酸水，纳呆嘈杂，时而胃寒，夜寐不宁，面色萎黄，舌红、苔腻，脉细弦。

【临证加减】肝胃不和者加柴胡、枳壳、白芍；脾胃虚弱者加白术、茯苓；胃阴不足者，去干姜、木香，加北沙参、麦冬、佛手；便秘者加瓜蒌仁、桃仁；呕吐者加柿蒂、苏梗；反酸者加吴茱萸、乌贼骨；胃黏膜灰白、水肿者加桂枝、茯苓；黏膜充血、糜烂者加蒲公英、蒲黄；合并溃疡者加用大黄粉、白及粉（吞服）。

【疗效】治疗本病 48 例，治愈 27 例，显效 12 例，有效 7 例，无效 2 例，总有效率为 95.83%。

【来源】陈太峰. 降逆通络法治疗胃黏膜脱垂症 48 例 [J]. 江苏中医药，2003，11：27~28.

🪷 健胃复膜汤

黄芪 20g　升麻 10g　柴胡 10g　乌药 10g　枳实 10g　当归 10g
白及 10g　白芍 10g　乌贼骨 15g　炙甘草 5g

【用法】水煎服，每日 1 剂，分 2 次服。

【功效】健脾益气升清，降浊和胃消痞。

【适应证】**各种胃黏膜脱垂症（脾虚郁热证）**。症见：胃脘部饱胀反复发作，嗳气口苦，泛吐酸水，纳呆嘈杂，时而胃寒，夜寐不宁，面色萎黄，舌红、苔腻，脉细弦。

【临证加减】脾虚甚者加党参、白术各 15g；兼呕恶者加制半夏、茯苓、生姜各 10g；兼胃热嘈杂者加黄连 4g、吴茱萸 2g、牡丹皮 10g；痛甚者加川楝子 10g、延胡索 10g、制没药 6g；伴黑便者去柴胡、乌药、枳实、当归，加仙鹤草 10g、地榆 10g、三七粉（冲服）3g；纳呆者加焦楂曲、麦芽各 15g。

【疗效】治疗本病 60 例，治愈 18 例，好转 31 例，无效 11 例，总有效率为 81.67%。

【来源】冯欣. 健胃复膜汤治疗胃黏膜脱垂 60 例——附西药治疗 48 例对照 [J]. 浙江中医杂志，2003，12：11.

温清方

黄芪 10g　柴胡　白芍 10g　黄芩 10g　姜半夏 10g　党参 10g　白术 10g　茯苓 10g　大枣 10g　升麻 5g　黄连 5g　干姜 5g　甘草 5g　吴茱萸 2g

【用法】水煎服，每日 1 剂，分 2 次服。

【功效】温中升阳益胃，清热降浊和胃。

【适应证】**小儿胃黏膜脱垂症（寒热错杂证）**。症见：胃脘痞闷不舒，疼痛，恶心呕吐，纳减，面色欠华，大便干硬，舌红、苔薄黄腻，脉细滑。

【临证加减】胃窦炎去党参，加蒲公英 10～15g；十二指肠溃疡加白及 10g；便秘加制大黄 5～10g；便溏加怀山药 10～15g；食积腹胀加鸡内金 5～10g；腹痛甚加白芍至 20g；舌苔花剥加黄精 5～10g。

【疗效】治疗本病 53 例，显效 41 例，有效 10 例，无效 2 例，总有效率为 96.2%。

【来源】陈黎. 温清方治疗小儿胃黏膜脱垂症 53 例 [J]. 浙江中医杂志，2003，(8)：13.

升阳通降汤

黄芪 24g　白术 12g　柴胡 6g　升麻 6g　党参 12g　陈皮 9g　延胡索 12g　金铃子 9g　白芍 12g　炙甘草 10g

【用法】水煎服，每日 1 剂，分 2 次服。

【功效】升阳益胃，理气降浊。

【适应证】**胃黏膜脱垂症（脾胃气虚证）**。症见：上腹部无规律性疼痛，左侧卧位减轻，嗳气反酸，腹胀，少数伴呕血、黑便，舌质淡、苔薄白，脉弱无力。

【临证加减】如大便潜血阳性者加紫珠 10g、白及 9g；腹胀明显者加川厚朴 9g、枳壳 9g；吞酸者加左金丸 9g；食滞者加谷芽 15g、麦芽 15g、鸡内金 10g。

【疗效】治疗本病 32 例，显效 15 例，有效 13 例，无效 4 例，总有效率为 87.5%。

【来源】屠德敬. 升阳通降法治疗胃黏膜脱垂症 32 例观察 [J]. 中国民间疗法，1999，(2)：4～5.

固膜汤

党参 15g　白术 15g　姜半夏 12g　厚朴 10g　枳壳 10g　沉香 6g

丹参15g　甘草5g　生姜3片　大枣5枚

【用法】水煎服，每日1剂，分2次服。

【功效】温中健脾，和胃降逆。

【适应证】**胃黏膜脱垂症（脾胃虚弱证）**。症见：胃脘胀闷，纳食则甚，神疲乏力，形体偏瘦，舌质淡红、苔薄白，脉弱无力。

【临证加减】脾阳虚者加干姜、桂枝；胃阴虚者加麦冬、白芍；脾胃湿热重者加黄连、苍术、藿香；呕吐甚者加砂仁、白蔻仁、藿香；肝郁者加香附、佛手；便秘者加桃仁、大黄。

【疗效】治疗本病32例，痊愈15例，显效9例，有效7例，无效1例，总有效率为96.9%。

【来源】张聚府. 固膜汤治疗胃黏膜脱垂症32例［J］. 湖南中医杂志，1997，(5)：31.

益胃固脱合剂

红参15g　黄芪30g　白术10g　陈皮6g　丹参10g　砂仁9g　白芍9g　升麻9g　柴胡9g　莱菔子10g　鸡内金15g　焦三仙各10g

【用法】水煎服，每日1剂，分2次服。

【功效】益气固脱，和胃降逆。

【适应证】**胃黏膜脱垂症（元气大虚、胃气上逆证）**。症见：多发于饭后，常呈阵发性，缺乏周期性及节律性；右侧卧位易引起疼痛或使其加重，左侧卧位常可使疼痛减轻。常伴有上腹饱胀、嗳气、恶心、呕吐等症状。

【疗效】治疗本病100例，治愈32例，有效64例，无效4例，总有效率为96%。

【来源】宋瑞霞，刘建东，赵刃. 益胃固脱合剂治疗胃黏膜脱垂的临床研究［J］. 华北煤炭医学院学报，2000，(3)：251～252.

补中益气汤加味

黄芪15g　党参10g　白术10g　陈皮6g　升麻6g　柴胡6g　炙甘草6g　当归6g

【用法】水煎服，每日1剂，分2次服。

【功效】补中益气，健脾和胃。

【适应证】**胃黏膜脱垂症（中气下陷证）**。症见：上腹部坠痛，伴有纳少乏力，形体消瘦，舌质淡红、苔薄，脉弱无力。

【临证加减】腹痛者，加用白芍 9g、延胡索 10g；腹胀者，加用木香 6g、枳壳 10g；纳差者，加用谷麦芽各 15g；呃逆、恶心呕吐者，加用旋覆花、制半夏各 9g；嘈杂者，加海螵蛸 15g、浙贝母 10g；出血者，加三七粉吞服。

【疗效】治疗本病 33 例，显效 20 例，有效 10 例，无效 3 例，总有效率为 90.91%。

【来源】沈金根，朱曙东. 补中益气汤加味治疗胃黏膜脱垂症 40 例［J］. 中国中医药科技，2013，(4)：423～424.

🪷 加味乌贝散

乌贼骨 30g　蒲公英 30g　炙鸡内金 20g　浙贝 10g　制香附 10g　枳壳 10g　郁金 10g　草薢 10g　佛手 10g　玉蝴蝶 10g　钩藤 10g

【用法】水煎服，每日 1 剂，分 2 次服。

【功效】健脾和胃，疏肝行气。

【适应证】**胃黏膜脱垂症（肝郁胃热证）**。症见：上腹部隐痛或烧灼痛为主，伴有恶心、呕吐、反酸、纳呆、便溏，舌质淡红、苔薄或黄腻，脉弦。

【疗效】治疗本病 124 例，治愈 83 例，有效 34 例，无效 7 例，总有效率为 94.35%。

【来源】杨明，李雪峰，张莱. 加味乌贝散治疗胃黏膜脱垂症 124 例疗效观察［J］. 吉林中医药，1998，(5)：13.

🪷 升阳益胃汤

黄芪 30g　党参 10g　半夏 10g　炙甘草 10g　羌活 10g　独活 10g　防风 10g　白芍 10g　白术 10g　茯苓 10g　泽泻 10g　柴胡 10g　黄连 2g　生姜 5 片　大枣 3 枚

【用法】水煎服，每日 1 剂，分 2 次服。

【功效】升阳益胃，健脾化湿。

【适应证】**胃黏膜脱垂症（阳虚不举证）**。症见：胃脘闷痛，纳食则甚，面色萎黄，乏力消瘦，舌质淡红、苔薄，脉弱无力。

【疗效】治疗本病 25 例，治愈 15 例，有效 9 例，无效 1 例，总有效率为 96%。

【来源】董文泉. 升阳益胃汤加减治疗胃黏膜脱垂症 25 例［J］. 中医杂志，1983，(4)：44.

🪷 健胃复膜汤

　　黄芪 20g　升麻 10g　柴胡 10g　乌药 10g　枳实 10g　当归 10g
白及 10g　白芍 10g　乌贼骨 15g　炙甘草 5g

【用法】水煎服，每日1剂，分2次服。

【功效】健脾益气，降浊和胃。

【适应证】**胃黏膜脱垂症（脾胃下陷证）**。症见：胃脘闷痛，纳少乏力，舌质淡红、苔薄，脉弱。

【临证加减】脾虚甚者加党参、白术各 15g；兼呕恶者加制半夏、茯苓、生姜各 10g；兼胃热嘈杂者加黄连 4g、吴茱萸 2g、牡丹皮 10g；痛甚者加川楝子 10g、延胡索 10g、制没药 6g；伴黑便者去柴胡、乌药、枳实、当归，加仙鹤草 10g、地榆 10g、三七粉 3g；纳呆者加焦楂曲、麦芽各 15g。

【疗效】治疗本病 60 例，治愈 18 例，有效 31 例，无效 11 例，总有效率为 81.67%。

【来源】冯欣. 健胃复膜汤治疗胃黏膜脱垂 60 例——附西药治疗 48 例对照 ［J］. 浙江中医杂志，2003，12：11。

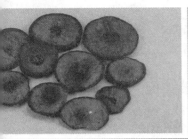
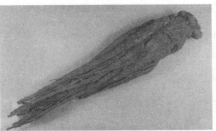
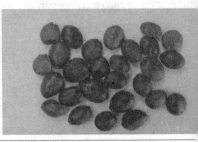

第十四章

十二指肠溃疡

　　十二指肠溃疡是指因十二指肠某部分的溃疡引起的反酸易饥、上腹部灼痛为主要临床表现的病症。多因情志、寒冷、应激状态、幽门螺杆菌感染等引起。本病根据胃镜检查可确诊。

　　西医主要以抑酸、根除幽门螺杆菌、预防寒冷、调节情志为主进行治疗。

　　本病属中医学"胃痛"、"胃脘痛"、"反酸"、"吞酸"、"嗳气"等范畴。多因饮食失节、情志失调、脾胃虚弱，外邪入侵等引起。病机分虚实两端，治疗当扶正祛邪为主。

柴芍六君子汤加味

柴胡 15g　白芍 10g　木香 6g　法半夏 10g　陈皮 6g　党参 10g
茯苓 10g　山药 15g　白术 10g　甘草 3g

【用法】水煎服，每日 1 剂，每剂煎至 200ml，早晚 2 次温服。

【功效】疏肝健脾，缓急止痛。

【适应证】十二指肠溃疡（肝郁脾虚型）。症见：胃脘胀痛，遇情志不遂加重，嘈杂反酸，嗳气频繁，舌质淡红、苔薄白或薄黄，脉弦。

【疗效】治疗本病 30 例，治愈 5 例，显效 10 例，有效 13 例，无效 2 例，总有效率为 93.33%。

【来源】朱芳. 柴芍六君子汤加味治疗肝胃不和型十二指肠溃疡 30 例 [J]. 光明中医，2015，(5)：1008～1009.

胃特灵散合黄芪建中汤加味

黄芪 30g　桂枝 8g　杭白芍 12g　木香 8g　砂仁^{后下}5g　黄连 12g
白及 10g　炮姜 5g　大枣 5g　甘草 5g

【用法】水煎服，每日 1 剂，早晚 2 次饭前温服。同时给予胃特灵散，每日 3 次，每次 2 袋，饭前 30 分钟服用。

【功效】健脾益气，温中止痛。

【适应证】十二指肠溃疡（脾胃虚寒型）。症见：胃痛隐隐，喜温喜按，空腹痛甚，得食则缓，劳累或受凉后发作或加重，泛吐清水，神疲纳呆，四肢倦怠，手足不温，大便溏薄，舌淡、苔白，脉虚弱或迟缓。

【临证加减】若上腹痛明显者加延胡索、三七；腹胀者加陈皮、枳壳；反酸者加乌贼骨、牡蛎、瓦楞子；嗳气者加佛手、柿蒂；便溏者方中黄连需炒焦，加白术、茯苓、薏苡仁；恶心呕吐者去炮姜，加半夏、竹茹、苏叶、生姜；大便秘结去炮姜，加黑芝麻、当归。

【疗效】治疗本病 100 例，治愈 41 例，有效 53 例，无效 6 例，总有效率为 94%。

【来源】段明，程韵洲. 胃特灵散合黄芪建中汤加味治疗十二指肠溃疡脾胃虚寒型 100 例临床观察 [J]. 云南中医中药杂志，2011，(1)：14～15.

奥美拉唑合黄芪建中汤加味

黄芪 15g　白芍 10g　桂枝 6g　炙甘草 6g　生姜 10g　大枣 10g

饴糖 30g

【用法】水煎服，每日 1 剂，早晚 2 次温服。饴糖烊化冲服早晚各 1 次。联合口服奥美拉唑每次 20mg，每日 1 次，睡前服。

【功效】补脾益气，缓急止痛。

【适应证】**十二指肠溃疡（脾胃虚寒型）**。症见：胃痛隐隐，喜温喜按，空腹痛甚，得食则缓，劳累或受凉后发作或加重，泛吐清水，神疲纳呆，四肢倦怠，手足不温，大便溏薄，舌淡、苔白，脉虚弱或迟缓。

【临证加减】寒盛者加干姜 6g；泛吐清水重者加吴茱萸 10g；脾虚湿盛者加陈皮 10g、半夏 6g；腰膝酸软者加附子 3g；痛甚者加延胡索 6g；偏肝郁者加柴胡 10g、白芍 10g；腹胀者加木香 10g。

【疗效】治疗本病 112 例，治愈 79 例，有效 27 例，无效 6 例，总有效率为 94.6%。

【来源】张亮. 中西医结合治疗脾胃虚寒型十二指肠球部溃疡 112 例［J］. 中医杂志，2012，（7）：604～605.

安中汤

桂枝 10g 延胡索 10g 煅牡蛎 30g 小茴香 10g 砂仁^{后下}10g 高良姜 10g 甘草 5g

【用法】水煎服，每日 1 剂，早晚 2 次饭后温服。

【功效】理气止痛，散寒止呕。

【适应证】**十二指肠溃疡（脾胃虚寒型）**。症见：胃痛隐隐，喜温喜按，空腹痛甚，得食则缓，劳累或受凉后发作或加重，泛吐清水，神疲纳呆，四肢倦怠，手足不温，大便溏薄，舌淡、苔白，脉虚弱或迟缓。

【疗效】治疗本病 80 例，治愈 63 例，显效 6 例，有效 5 例，无效 6 例，总有效率为 92.5%。

【来源】程爱英. 安中汤治疗脾胃虚寒型十二指肠溃疡 80 例［J］. 中医研究，2010，（6）：42～43.

和胃安疡汤

藿香 15g 厚朴 15g 法半夏 10g 茯苓 10g 薏苡仁 15g 白蔻仁 10g 黄连 6g 蒲公英 10g 泽泻 10g 吴茱萸 3g 白芍 15g 甘草 5g

【用法】水煎服，每日 1 剂，每剂煎至 200ml，早晚 2 次饭后温服。

【功效】化湿除热，健脾和胃，制酸止痛。

【适应证】**十二指肠溃疡（脾胃湿热型）**。症见：胃脘灼热疼痛，嗳气反酸，恶心呕吐，纳呆食少，体倦肢重，便溏不爽，小便短赤，舌质红、苔黄厚腻，脉滑数。

【疗效】治疗本病 30 例，治愈 13 例，显效 9 例，有效 5 例，无效 3 例，总有效率为 90%。

【来源】唐世颖. 和胃安疡汤治疗十二指肠球部溃疡脾胃湿热证的临床研究 [D]. 湖南中医药大学，2012.

❀ 温中愈疡汤

黄芪 30g　桂枝 6g　白芍 24g　高良姜 6g　香附 12g　丹参 20g
檀香 10g　砂仁 10g　白及 20g　三七粉[冲]3g　佛手 12g　甘草 6g

【用法】水煎服，每日 1 剂，每剂煎至 200ml，晨起及晚间睡前温服。

【功效】温中健脾，活血止痛。

【适应证】**十二指肠溃疡（阳虚血瘀型）**。症见：胃脘隐痛或钝痛，喜温喜按，空腹或夜间痛甚，嗳气反酸，纳呆食少，倦怠乏力，畏寒肢冷，大便溏薄或有黑便史，舌质暗淡、苔薄白，脉沉细涩。

【临证加减】若胃寒痛甚加荜茇、川椒、白芷；泛吐清水加陈皮、半夏；反酸明显加乌贼骨、浙贝母；便溏加薏苡仁、莲子肉、炒山药、白扁豆。

【疗效】治疗本病 30 例，治愈 20 例，显效 5 例，有效 3 例，无效 2 例，总有效率为 93.33%。

【来源】陈芳. 温中愈疡汤治疗十二指肠溃疡（阳虚血瘀型）的临床研究 [D]. 山东中医药大学，2008.

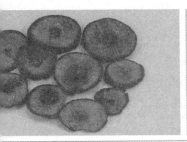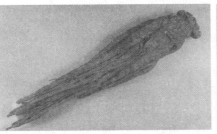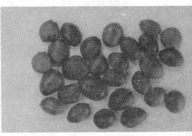

第十五章

十二指肠壅积症

　　十二指肠壅积症是指十二指肠阻塞，导致食糜不能顺利通过，并出现肠管代偿性扩张而产生的临床综合征。典型的临床表现为上腹部胀痛或绞痛，餐后加剧，伴恶心呕吐、嗳气呃逆等。如长期发作，可致消瘦、脱水和全身营养不良。

　　本病属中医学"痞满"、"胃痛"、"呃逆"、"腹痛"、"呕吐"、"吐酸"、"积聚"等范畴。病因包括饮食不节、情志失调、脾胃素虚。病机包括脾胃虚弱，肝气郁滞，痰浊瘀血互结，导致中焦气机不利，脾胃升降失职。病位主要在胃，涉及肝、脾。病理因素有气滞、食积、痰浊、瘀血。治疗上，以调理脾胃升降为治疗原则，正虚者，以扶助正气为主；邪实者，以攻邪为主；虚实兼夹者，宜攻补兼施。

🪷 运脾化积汤

党参 10g　茯苓 10g　生半夏^{先煎}10g　陈皮 6g　炒白术 12g　厚朴 10g　槟榔 10g　金钱草 15g　炒山楂 15g　旋覆花^{包煎}15g　代赭石^{先煎} 30g　丹参 20g　檀香 6g　砂仁 6g　生姜 3 片

【用法】水煎取汁 200ml，每日 1 剂，分 2 次温服。1 周为 1 个疗程。症状消失后改用香砂养胃丸 1 个月，巩固疗效。治疗期间，建议患者少食多餐，坚持腹肌锻炼，必要时餐后可改变体位等帮助缓解症状。部分患者必要时可给予胃肠减压、生理盐水洗胃、补液、抗感染等对症治疗。

【功效】益气运脾，降逆消痞。

【适应证】**十二指肠壅积症（脾虚气滞证）**。症见：上腹部胀痛，食后加剧，伴面色萎黄或苍白，体型消瘦，神疲乏力，少气懒言，恶心呕吐，食后尤甚，时有嗳腐吞酸，舌质淡、苔薄腻，脉细滑。

【临证加减】气虚加黄芪 20g；热重加黄连 6g、黄芩 10g；寒甚加吴茱萸 10g、干姜 10g；大便秘结加生大黄 8g；痰湿加薏苡仁 15g、苍术 10g；腹胀加莱菔子 10g、大腹皮 10g；阴虚加麦冬 10g、沙参 10g。

【疗效】治疗本病 39 例，显效 23 例，有效 13 例，无效 3 例，总有效率为 92.3%。

【来源】李雪峰. "运脾化积汤"治疗十二指肠壅积症 39 例临床观察 [J]. 江苏中医药，2011，(6)：36~37.

🪷 指迷茯苓丸加味

茯苓　枳壳　半夏　风化硝　生大黄　沉香

【用法】上述药物比例为 6:3:12:2:2:1，研末，蜜炼为丸，如桐子大，瓶装置冰箱内备用。每次服 3~6g，每隔 2 小时服 1 次，生姜煎汤分次送服，若药后吐出，再追加同等量服下。呕吐缓解后，改为 4~6 小时服 1 次。嘱禁食，卧床休息（取俯卧位或膝胸位），并配合补液以纠正水及电解质平衡紊乱。呕吐中止后酌情予以健脾和胃或补中益气之品调理。

【功效】消导降逆。

【适应证】**十二指肠壅积症（食滞胃肠证）**。症见：中上腹痛，体位改变可使症状减轻，可伴有嗳气、恶心、腹胀、便秘、贫血、消瘦，舌质淡、苔偏厚，脉滑。

【疗效】治疗本病 48 例，痊愈 30 例，有效 13 例，无效 5 例，痊愈率为 62.5%，总有效率为 89.6%。

【来源】陈自愚，赵青. 指迷茯苓丸加味治疗十二指肠壅积症 48 例总结 [J]. 湖南中医杂志，1999，(5)：6~7.

和胃降气汤

藿香 15g　降香 15g　炒白术 15g　代赭石 30g　茯苓 15g　陈皮 15g　清半夏 12g　厚朴 15g　枳实 15g　甘草 6g

【用法】每日 1 剂，水煎取汁 300ml，早晚 2 次温服。

【功效】和胃降逆，行气导滞。

【适应证】十二指肠壅积症（胃失和降、气机阻滞证）。症见：上腹胀痛，嘈杂吐酸，呕恶纳呆，乏力，面色萎黄，或呕吐宿食酸腐，口苦口臭，形体消瘦，大便秘结，舌淡、苔白厚，脉细涩。

【临证加减】嘈杂吐酸者，加黄连、吴茱萸、瓦楞子；便秘者，加生大黄；腹胀痛剧者，加炒莱菔子、延胡索；纳差者，加焦三仙、砂仁。

【疗效】治疗本病 30 例，治愈 24 例。

【来源】杨天增. 和胃降气汤治疗十二指肠壅积症 [J]. 江西中医药，1998，29 (6)：58.

益气升阳降逆汤合针刺

人参 10g　白术 10g　半夏 10g　陈皮 10g　降香 10g　白蔻仁^{后下} 10g　黄芪 30g　枳实 15g　旋覆花 15g　当归 12g　生姜 6g　升麻 6g

【用法】水煎取汁 500ml，每日 1 剂，分 3~5 次，口服，15 天为 1 个疗程，可连服 2~3 个疗程。配合针刺治疗：选用内关、足三里、中脘、丰隆、隐白等穴位，采用平补平泻法，留针 20 分钟，7 天为 1 个疗程。治疗期间嘱患者卧床休息，少食多餐，餐后或服药后令患者俯卧取膝胸位，必要时禁食，补液，维持酸碱平衡，纠正电解质紊乱，输血和白蛋白。服药时呕吐者可肌内注射甲氧氯普胺。

【功效】益气升阳，理气降逆，化滞消积。

【适应证】十二指肠壅积症（脾胃虚弱证）。症见：有反复性呕吐及中上腹胀痛，体位改变或压迫中下腹时症状减轻，呕吐多呈喷射状，吐出胃内容物，或夹胆汁，或夹清涎，多于食后 1~4 小时发作，吐出后胃痛可减轻，或形体消瘦、腹肌松弛，内脏下垂，或营养不良、贫血，舌淡、苔白薄腻，脉细缓。

【临证加减】脾胃虚寒，脘部喜暖喜按，口淡不渴，泛吐清涎者加吴茱萸、丁香、肉桂、甘松；胃中积热，呕吐酸腐质稠，或呕吐胆汁，口干口苦，便秘者加山栀、竹茹、大黄、瓜蒌；情志郁结，嗳气腹满者加柴胡、苏梗、木香；上腹膨隆，触及胃形，肠型者加大腹皮、厚朴、槟榔；有振水音者加茯苓、泽泻、葶苈子、椒目；伴胃脘灼烧，口咽干燥，舌红无苔者加麦冬、石斛、枇杷叶；上腹刺痛，拒按者加三棱、莪术、鸡内金；患病日久形体消瘦，面色少华，神疲乏力，唇舌色淡，纳呆少食，腹肌松弛者加龙眼肉、阿胶。

【疗效】治疗本病 68 例，痊愈 9 例，显效 20 例，有效 23 例，无效 16 例，总有效率为 76.47%。

【来源】彭全民，贾中伯，陈竹芬. 益气升阳降逆汤治疗肠系膜上动脉综合征 68 例 [J]. 陕西中医，2003，24（7）：614～615.

加味枳术汤

　　枳实 15g　半夏 15g　白术 20g　厚朴 10g

【用法】水煎服，每日 1 剂，6 天为 1 个疗程。联合贝洛纳 10mg，每日 3 次，饭前 20 分钟与中药同服。

【功效】益气健脾，消痞行滞。

【适应证】**十二指肠壅积症（脾虚气滞证）**。症见：上腹饱胀，食后加重，伴上腹部轻度疼痛、嗳气，甚则发生恶心呕吐，重者呈喷射状，舌淡、苔薄白，脉濡。

【临证加减】兼脾虚自汗者加黄芪 20g、党参 15g、茯苓 15g、陈皮 10g、甘草 10g；兼肝气犯胃者加青皮 15g、川楝子 15g、旋覆花 15g、代赭石 20g；兼食滞者加鸡内金 15g、焦三仙各 15g、谷芽 15g。

【疗效】治疗本病 32 例，治愈 22 例，有效 8 例，无效 2 例，总有效 93.75%。

【来源】李贵，田迎秋，邹世海. 加味枳术汤治疗十二指肠壅积症 32 例 [J]. 中医药学报，2002，30（4）：50.

肠壅通方

　　白术 15g　化橘红 15g　桂枝^{后下}15g　茯苓 30g　车前子^{包煎}20g　杏仁 15g　桔梗 12g　防风 10g　木瓜 15g　当归 15g　炮山甲 10g　皂角刺 15g　黄连 8g　生姜 3 片

【用法】水煎服，每日 1 剂，分多次频饮。必要时还可中西医结合对症治疗，主要纠正电解质紊乱和解痉止痛，一旦病情稳定，立即停用西药，续服本方。

【功效】益气健脾，利湿化痰，行气活血。

【适应证】**十二指肠壅积症（痰湿中阻，气滞血瘀证）**。症见：上腹部疼痛，时作时止，呕吐纳呆，口黏不渴，身体消瘦，乏力，舌质偏暗、苔白厚腻，脉滑或涩。

【临证加减】有湿热者则去桂枝，伍以绵茵陈、白花蛇舌草；有肝气郁结者去桂枝，配以柴胡、白芍、香附；体虚甚者去车前子、黄连，配以人参[另炖兑服]10g、黄芪10g；呕吐较剧者去黄连，配以沉香[后下]5g，生姜改为干姜；腹痛较剧者去炮山甲、皂角刺，伍以木香[后下]10g、白芷15g。

【疗效】治疗本病386例，经1个疗程治疗，痊愈67例，显效44例，无效43例。2个疗程痊愈159例，显效53例，好转20例，总有效率为89%。

【来源】曹艺. 从痰从瘀治疗十二指肠壅滞症386例［J］. 中医研究，2001，14（4）：44～45.

消积汤加减

苏梗15g　半夏12g　白术30g　枳实30g　茯苓30g　陈皮15g　枳壳30g　木香30g　生姜6g

【用法】浓煎，少量频服，以不吐为原则，每日1剂。

【功效】健脾化湿，消积除满。

【适应证】**十二指肠壅积症（脾胃虚弱、痰湿中阻证）**。症见：食后上腹部胀痛或绞痛，或脘腹痞塞不舒，胸膈满闷，嗳气后或俯卧位或膝胸卧位可减轻，恶心或兼有呕吐，纳呆，身重困倦，口淡不渴，小便不利，舌淡、苔厚白腻，脉缓或濡。

【临证加减】湿重，加藿香30g、白豆蔻30g；热重，加黄连6g、黄芩15g、栀子15g；兼寒，加吴茱萸3g、干姜9g；肝郁气滞，加柴胡15g、郁金15g；兼瘀血，加莪术12g、桃仁9g。

【疗效】治疗36例，治愈21例，有效10例，无效5例，总有效率为86.11%；6个月后随访治疗36例，治愈18例，有效11例，无效7例，总有效率为80.56%。

【来源】秦俊岭，李勇，李慧丽. 消积汤加减治疗十二指肠壅积症36例［J］. 中医研究，2015，28（3）：25～27.

中药灌肠方合针灸

金钱草30g　厚朴20g　大黄45g　黄芩20g　丹参30g　莱菔子

40g　砂仁 10g

【用法】水煎取汁 400ml，待温度降至 40℃ ~ 50℃，每次 200ml，每日 2次，保留灌肠。联合针灸治疗：针刺内关、足三里、合谷穴，用 1 ~ 1.5 寸、直径 0.32mm 不锈钢毫针，匀速进出针，手法以"泻实"为主，强刺激，每次留针 30 分钟，10 分钟行针 1 次，出针后按压针孔以防出血，每日 1 次；肝气犯胃者配以温灸，湿热蕴结者加刺阳陵泉，脾胃虚弱者加刺上巨虚。以 10天为 1 个疗程，共治疗 2 个疗程。

【功效】健脾理气，清热祛湿，活血通络。

【适应证】**十二指肠壅积症（脾虚湿阻证）**。症见：反复发作性上腹部闷胀，嗳气呕吐，常伴有乏力，形体消瘦，舌质淡、苔薄，脉滑。

【疗效】治疗本病 60 例，治愈 36 例，显效 15 例，有效 5 例，无效 4 例，愈显率为 60%，总有效率为 93.3%。

【来源】阴建军. 针刺联合中药灌肠治疗十二指肠壅积症 60 例［J］. 中国中医急症，2010，19（10）：1784 ~ 1785.

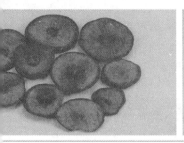
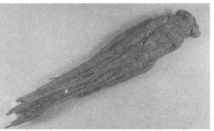
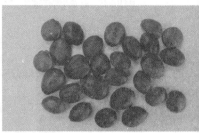

第十六章
急性肠炎

急性肠炎是因病原体感染，致肠道黏膜炎症发作的疾病，可引起腹痛、腹泻、恶寒发热、恶心呕吐，严重时可导致脱水，甚至休克。本病可发生在任何年龄，以夏秋季较多。

主要病因为饮食不当、肠道感染、全身性感染、药物所致及食物过敏反应。

本病多属于中医学"泄泻"、"腹痛"的范畴。多为饮食不节，外邪入侵，脾胃失和引起。病机主要为脾胃升降失调，致升清降浊失常为主。治疗可通过祛邪扶正为主。

🪷 白术止泻饮

白术 6g　茯苓 6g　陈皮 5g　厚朴 5g　木香 5g　山楂 5g　泽泻 5g　山药 10g　石榴皮 4g　葛根 4g　赤石脂 3g

【用法】文火水煎 2 次，每日 1 剂，分 4 次服。

【功效】健脾利湿，止泻。

【适应证】**小儿急性肠炎（脾虚气滞证）**。症见：腹痛腹泻，泻下如水样便，便不臭，纳少神疲，舌质淡、苔薄白，脉无力。

【临证加减】发热者加金银花、伴呕吐者加半夏、伴咳嗽者加黄芩、桑白皮。以上为 2 岁小儿量，剂量随年龄加减。

【疗效】治疗本病 98 例，痊愈 68 例，好转 23 例，无效 7 例，总有效率为 92.9%。

【来源】齐晓. 白术止泻饮治疗小儿急性肠炎 98 例［J］. 陕西中医，1999，20（7）：299.

🪷 加味葛根芩连汤

葛根 15g　黄连 5g　黄芩 5g　木香 5g　扁豆衣 8g　金银花 8g　马齿苋 8g　荷叶 10g　茯苓 12g　法半夏 9g　竹茹 9g

【用法】使用 300ml 清水煎药，每日 1 剂，分 2 次服。3 天为 1 个疗程。

【功效】解肌生津，止泻。

【适应证】**急性肠炎（湿热蕴结证）**。症见：腹痛腹泻，恶心呕吐，肛门灼热，舌质红、苔薄白。

【疗效】治疗本病 34 例，显效 22 例，有效 9 例，无效 3 例，总有效率为 91.18%。

【来源】李黎. 葛根芩连汤治疗急性肠炎 68 例患者的临床疗效及安全性分析［J］. 中国医学创新，2015，12（2）：99～101.

🪷 马齿苋合剂

马齿苋 3100g　铁苋菜 3100g　凤尾草 1550g　仙鹤草 1550g

【用法】上药加水 10L，煎煮 2 次，混合过滤浓缩至 6L，加防腐剂装瓶避光备用。成人每次 20ml，每日 3 次；儿童 0.4ml/（kg·次），每日 3 次。

【功效】清热解毒，止泻。

【适应证】**急性肠炎（热毒炽盛证）**。症见：腹泻如水，便臭，腹痛胀，发热口干，恶心呕吐，舌质红、苔黄，脉滑数。

【疗效】治疗急性肠炎276例，其中213例治愈（腹泻停止，腹痛等症状完全消失，大便成形，大便镜检正常），占77.17%；54例有效（大便次数减少，腹痛及其他症状减轻，大便化验脓细胞为阳性者），占19.57%；9例无效（症状无改变，治疗1周以上症状与大便检查无好转），占3.26%。其中治疗3天腹泻消失者263例，3天内大便化验转阴者58例。

【来源】陈为团，徐国雄. 马齿苋合剂治疗急性肠炎276例临床观察［J］. 浙江中医杂志，1996，（10）：438.

健脾止泻汤

白头翁20g　苍术25g　诃子20g　延胡索18g

【用法】水煎服，每日1剂，分3次饭后口服。2天为1个疗程。

【功效】清热解毒，渗湿止泻。

【适应证】**急性肠炎（湿热蕴结证）**。症见：泄泻急迫或泻而不爽，大便色黄褐，肛门灼热，烦热口渴，腹痛，小便短赤，舌苔黄腻，脉濡数或滑数等。

【临证加减】有恶心或呕吐者加藿香10g；大便水分多者加泽泻15g、茯苓18g、车前子18g；腹泻次数多者加用补骨脂15g、益智仁10g、淮山药20g；伴腹痛者加广木香10g；伴纳呆者加白豆蔻或砂仁10g。

【疗效】治疗本病30例，其中治愈26例，显效3例，无效1例，治愈率为86.7%，总有效率为96.7%。

【来源】尚云青，曹东，方波. 自拟健脾止泻汤治疗急性肠炎60例疗效观察［J］. 云南中医中药杂志，2009，30（7）：31.

藿香正气软胶囊联合常规疗法

藿香正气软胶囊含有苍术、陈皮、厚朴（姜制）、白芷、茯苓、生半夏、广藿香油、紫苏叶油等成分（神威药业集团有限公司，规格：每粒0.45g）

【用法】藿香正气软胶囊每次4粒，每日2次；配合常规治疗，如补充电解质及使用非甾体抗炎镇痛药解热，同时加用左氧氟沙星片［第一三共制药（北京）有限公司，规格：每片0.5g］，每次1片，每日1次，连续治疗3天。

【功效】解表化湿，理气和中。

【适应证】**急性肠炎（寒湿内盛证）**。症见：腹痛，腹泻，脓血便，大便稀薄，甚则如水样，脘闷食少，肠鸣，或伴有发热，恶心，呕吐，舌苔白或白腻，脉濡缓。

【疗效】治疗急性肠炎 56 例，其中痊愈 24 例，显效 25 例，有效 7 例，总有效率为 100%。

【来源】何琼笑. 藿香正气软胶囊联合常规疗法治疗急性肠炎临床观察［J］. 新中医，2016，（2）：49～51.

❀ 煨葛根茯苓汤合穴位激光照射

煨葛根20g　茯苓15g　甘草5g　桂枝5g　柴胡8g　陈皮10g　党参12g　炒黄芩5g　白术5g

【用法】上药温水煎服，取汁400ml，每日 1 剂，分早晚 2 次服用。以 2 周为 1 个疗程。联合物理疗法：用红外偏振光（超激光）治疗，穴位选择神阙、气海、关元、大肠俞、足三里、肾俞等，每次选 2～3 穴，小镜头照射，每穴 8 分钟，每日 1 次，10 次为 1 个疗程。

【功效】益气健脾，化湿和胃。

【适应证】**急性肠炎（脾虚湿盛证）**。症见：腹痛，腹泻，大便稀薄，甚则如水样，脘闷食少，肠鸣，精神疲惫，胸闷脘胀，口干，舌淡红、苔薄白或白腻，脉缓。

【临证加减】伴发热、苔黄腻等症状者加用黄连 3g、火炭母 10g；伴有面色蜡黄、精神疲惫、胸闷脘胀者则加藿香 3g、茵陈 5g。

【疗效】治疗本病 40 例，显效 26 例，有效 12 例，无效 2 例，总有效率为 95%。

【来源】赵恒刚，蔡芳. 煨葛根茯苓汤联合物理疗法治疗急性肠炎疗效观察［J］. 四川中医，2016，（3）：122～123.

❀ 布荆叶

布荆叶 5 块

【用法】上药煮稀饭，和黄糖内服；或直接煎服（新鲜者功效较干者为佳）。

【功效】清热利湿，化浊。

【适应证】**急性肠炎（湿热证证）**。症见：腹痛腹泻，里急后重，大便黄而稀薄，或伴有发热，恶心呕吐，舌质红、苔薄黄，脉滑。

【疗效】曾于某工地同时治疗急性肠炎 40 多例，运用布荆叶 500g，连同梗叶煎成药液约 7500ml，每人服 150ml，服药后泄泻、腹痛减轻，第二天同样煎服，第三天病人均基本痊愈、恢复工作。

【来源】庄志洪. 草药"布荆"治疗急性肠炎 ［J］. 广东医学（祖国医学版），1966，（4）：25.

🪷 茶叶煎剂

绿茶叶 100g

【用法】取绿茶 100g，加水 1500ml，煎至 1000ml，滤过取汁，密封备用。煎剂宜新鲜，应当天煎好当天用。成人内服剂量每次 50ml，每 4 小时 1 次；或采用保留灌肠的方法，每次 50ml，每 4 小时 1 次。

【功效】清热解毒，收敛止泻。

【适应证】**急性肠炎（热毒内蕴证）**。症见：腹痛腹泻，里急后重或伴有发热、恶心呕吐，口渴，舌质红、苔薄白，脉滑。

【疗效】治疗本病 58 例，56 例在 1～3 天内痊愈，2 例无效，治愈率为 96.55%。

【来源】姚文辉. 茶叶煎剂治疗急性肠炎的初步报告 ［J］. 中级医刊，1959，（5）：55.

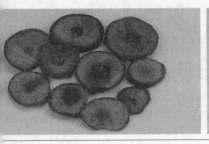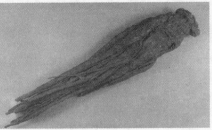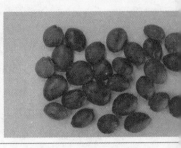

第十七章

细菌性痢疾

　　细菌性痢疾是由痢疾杆菌引起的，以结肠黏膜炎性改变为其基本病理变化的急性肠道传染病，主要表现为发热、腹痛腹泻、里急后重、黏液脓血便及左下腹压痛等。

　　患者可有不洁的饮食史或与菌痢患者密切接触史。急性中毒型菌痢起病急骤，还可见突然高热，反复惊厥，嗜睡，昏迷，迅速发生呼吸衰竭，而肠道症状较轻或缺如。慢性细菌性痢疾可见有菌痢病史，多次典型或不典型腹泻2个月以上。

　　临床上，细菌性痢疾首先抗痢疾杆菌治疗和对症治疗。饮食上，应进易消化、高热量、高维生素饮食。此外，应早治疗和完全治疗不要延误病情，导致慢性化。

　　本病属中医学"痢疾"的范畴，由外邪侵犯、脾胃内伤、情志失调等引起肠脂膜损伤所致。病位在气、在血。治疗上，当以健脾和胃、调理气血为主。

白头翁汤

白头翁 15g　秦皮 9g　黄连 9g　黄柏 9g

【用法】水煎服，每日 1 剂，分早晚 2 次温服。5 天为 1 个疗程，一般服用 1 ~ 2 个疗程。

【功效】清热解毒，凉血止痢。

【适应证】**细菌性痢疾（大肠热毒盛型）**。症见：腹痛，里急后重，肛门灼热，下痢脓血，赤多白少，渴欲饮水，舌红、苔黄、脉弦数。

【疗效】治疗本病 35 例，其中治愈 29 例（82.9%），好转 6 例（17.11%），总有效率为 100%。

【来源】余日霞. 白头翁汤治疗细菌性痢疾的观察与护理［J］. 长春中医药大学学报，2009，25（2）：285.

开泄复方

薤白 30g　瓜蒌 25g　黄芩 12g　黄连 12g　制半夏 10g　石菖蒲 10g　大腹皮 10g　木香 10g　藿香 6g

【用法】水煎服，每日 2 剂，分 4 次服，每次 200ml，服用 3 日后改为每日 1 剂，分 2 次服，续服 4 日。

【功效】清热燥湿，调气导滞。

【适应证】**细菌性痢疾（湿热证）**。症见：腹痛，里急后重，痢下赤白脓血，黏稠如胶冻，腹臭，肛门灼热，小便短赤，舌苔黄腻，脉滑数。

【临证加减】湿热明显，热重于湿者加苦参、秦皮；血热瘀阻，腹痛甚者酌加赤芍、牡丹皮；寒湿明显者酌加苍术、厚朴、炮姜；呕逆不止者酌加砂仁、莲子肉、石斛；夹有食滞者酌加山楂、莱菔子。

【疗效】治疗本病 37 例，其中痊愈 35 例，有效 2 例，总有效率为 100%。

【来源】魏道祥. 开泄复方治疗细菌性痢疾湿热痢 37 例［J］. 中国中医基础医学杂志，2011，17（2）：221 ~ 222.

连理汤加味

党参 15g　白术 15g　干姜 10g　黄连 6g　甘草 6g　当归 15g　白芍 15g　木香 10g　槟榔 10g　白头翁 10g　秦皮 10g

【用法】水煎服，每日 1 剂，分早晚 2 次温服。疗程为 6 周。

【功效】温中清肠，调气化滞。

【适应证】**慢性细菌性痢疾（脾虚热恋型）**。症见：痢下时发时止，迁延不愈，痢下赤白，或仅有少量黏液；腹胀食少，神疲乏力，或腹部隐痛，缠绵不已，或有里急后重，舌淡，脉濡或细。

【临证加减】若脾胃虚寒重者加重干姜用量，再加制附子、肉桂；若脾虚气陷者加黄芪、升麻、葛根、柴胡；若腹胀食少明显者加陈皮、神曲；若湿热较重者加薏苡仁、马齿苋、黄芩；若久痢滑脱不禁者加诃子、石榴皮、肉豆蔻。

【疗效】治疗本病 62 例，治愈 35 例，好转 21 例，未愈 6 例，总有效率为 90.3%。

【来源】易晓翔. 连理汤加味治疗慢性细菌性痢疾 62 例临床观察 [J]. 中医药导报，2008，14（8）：37～38.

🪷 连梅汤

黄连 10g　乌梅 20g　麦冬 15g　生地黄 15g　石斛 15g　木瓜 10g　太子参 10g　阿胶[烊化] 10g

【用法】水煎服，每日 1 剂，分 2 次服，服药 3～6 天。服药期间停用其他药物。忌食生冷、油腻、辛辣食物。

【功效】泻热燥湿，敛津养阴。

【适应证】**急性细菌性痢疾（阴血亏虚、热毒不尽证）**。症见：持续反复的低热，伴腹痛腹胀，里急后重，水样便或脓血便，舌质红、少苔，脉弦。

【临证加减】若腹胀厌食者加枳壳、木香各 9g。

【疗效】治疗本病 36 例，治愈 31 例，好转 5 例，总有效率为 100%。

【来源】蔡安和，黄艳辉. 连梅汤治疗急性细菌性痢疾 36 例 [J]. 中国中医急症，2008，17（6）：762.

🪷 加味连朴饮

白头翁 30g　黄连 6g　厚朴 10g　栀子 8g　淡香豉 10g　黄芩 10g　芦根 30g　当归 10g　木香 12g　石菖蒲 6g　法半夏 12g　秦皮 12g　青蒿 20g　薄荷 10g　地榆 30g

【用法】水煎服，分为 6 次服用，每 4 小时 1 次，每次 100～120ml，每日 1 剂。年龄小的患儿酌情减量，连服 3～5 天。

【功效】清热解毒，理气和中，调气行血。

【适应证】**细菌性痢疾（热毒内蕴，气滞血瘀证）**。症见：腹痛腹泻，里急后重，脓血黏液便等。

【临证加减】发热者加茵陈 20g、荆芥 10g；发热伴惊厥者加羚羊角 2g、钩藤 15g；便血者加仙鹤草 30g；里急后重甚者加大黄 3g；痢甚伤正加人参 5g、山药 10g、石斛 10g。

【疗效】治疗本病 59 例，痊愈 48 例，有效 11 例，无不良反应发生，痊愈率为 81.36%。

【来源】陈尧华，李爱华，王晓华，等. 加味连朴饮治疗细菌性痢疾 59 例 [J]. 四川中医，2014，32（4）：121～123.

大黄溶液灌肠

大黄 10～15g

【用法】成人每日大黄 15g，加开水 400ml；小儿每日 10g，加开水 200ml。浸泡 30 分钟以上，去渣取汁，分 2 次保留灌肠，一般连续 2～3 天，以明显缓解为度。

【功效】泻火攻积，凉血行瘀。

【适应证】**急性细菌性痢疾（湿热型、疫毒型）**。症见：便血鲜红，里急后重，恶寒发热，舌质红、苔黄，脉滑。

【疗效】治疗本病 39 例，均获痊愈。通过以上方法治疗本病，恢复较快，体温降至正常平均时间为 1.4 天，黏液、脓血消失平均时间为 2.7 天，腹痛缓解平均时间为 3 天，大便镜检转正常平均时间为 3.7 天，痊愈平均时间为 4.1 天，平均住院时间为 5.2 天。

【来源】胡放. 大黄溶液灌肠治疗急性细菌性痢疾 39 例 [J]. 四川中医，2005，23（4）：41～42.

黄连煎剂灌肠

黄连 10g　马齿苋 20g　白头翁 10g　秦皮 10g

【用法】水煎取汁 500ml，装入瓶中放入冰箱冷藏。使用时将瓶装药液置于热水中加温至 36℃～38℃，高热患儿加温至 34℃。2 岁以下每次取药液 20ml，2～6 岁每次取药液 30ml，6～8 岁每次取药液 60ml，予保留灌肠每日 2 次。方法：患儿排便后，用 60ml 一次性注射器抽吸所需药液接一次性头皮针（头皮针剪去针头保留塑料管部分），将头皮针塑料管前端涂上液体石蜡油润滑后，轻轻插入肛门 4～5cm，缓慢推注药液，注药完毕，捏住肛周两侧臀部，轻轻拔出塑料管，防止药液外渗，尽量使药液在肠道内保持1小时以上。

【功效】清热利湿，凉血止痢。

【适应证】**小儿急性细菌性痢疾（湿热痢）**。症见阵发性腹痛，腹泻，里急后重，黏液脓血便，左下腹疼痛或伴发热、恶心、呕吐、厌食等。

【疗效】治疗本病33例，其中治愈24例，好转8例，未愈1例，总有效率为96.97%。

【来源】陈秀荣，石新涛. 黄连煎剂灌肠辅助治疗小儿急性细菌性痢疾［J］. 现代中西医结合杂志，2010，19（8）：950～951.

❀ 中药脐敷

党参　黄芪　酒制大黄　白芍

【用法】将上药按等比例配制，研为细末，每勺取10g，用蜂蜜调为稠糊状，填入脐中，盖上玻璃纸，以胶布固定，以免药物流失、滑脱而影响疗效，每24小时换药1次。敷药前应先用75%乙醇将脐部擦拭干净。脐病或有感染者禁用。

【功效】清热燥湿，调和气血。

【适应证】**慢性细菌性痢疾（气虚证）**。症见：腹痛、腹泻，黏液血便，或与便秘交替，可因受凉、劳累等诱因而急性发作，舌质淡、苔薄白，脉弱。

【疗效】治疗本病36例，其中痊愈14例，有效16例，无效6例，总有效率为83.3%。

【来源】高庆华，王成华，叶英. 中药敷脐治疗慢性细菌性痢疾36例［J］. 安徽中医学院学报，2005，24（2）：15～16.

❀ 黄连阿胶汤口服合灌肠

黄连6g　黄芩8g　赤芍12g　白芍12g　阿胶15g　鸡子黄1枚

【用法】将前四味药两煎各取汁200ml，将两次煎液混合后取200ml，每晚睡前保留灌肠1次，药液保留6小时以上，保留不住应补灌，少数患者可在灌肠前口服山莨菪碱片10mg。取剩余煎液200ml分早晚2次温服，每次100ml，服前冲炖化的阿胶及鸡子黄，10天为1个疗程。

【功效】清热燥湿，解毒止血。

【适应证】**慢性细菌性痢疾（阴血火旺证）**。症见：长期反复出现的腹痛、腹泻，大便带有黏液及脓血，口干咽燥，形体消瘦，低热持续，舌质红、苔薄，脉弦细。

【临证加减】兼气虚下陷，小腹下坠者加党参15g、葛根10g；若兼腹胀纳差者加广木香6g、山楂12g。

【疗效】治疗本病42例，其中治愈24例，好转16例，无效2例，总有效率为95.2%。

【来源】朱习文，杨东威，牛雪华，等. 黄连阿胶汤加减治疗慢性细菌性痢疾42例［J］. 湖北中医杂志，2001，23（5）：33.

苦参口服合灌肠

苦参

【用法】将苦参粉碎，过120目筛，装0号胶囊，0.15g/粒，每次6粒，每日3次，口服。苦参100g水煎2次，浓缩至100ml（小儿酌减），待温度适中时睡前保留灌肠，每晚1次。保留时间尽可能延长，保留至第二天更好。每10天为1个疗程。

【功效】清热燥湿，杀虫治痢。

【适应证】**耐药细菌性痢疾（湿热内结证）**。症见：下痢赤白黏冻，反复发作，伴腹痛时作，舌质红、苔薄，脉细。

【疗效】治疗本病58例，均在3个疗程内治愈，近期治愈率为100%。未见任何不良反应。

【来源】张振卿. 单味苦参治疗耐药细菌性痢疾的体会［J］. 四川中医，2002，20（11）：48.

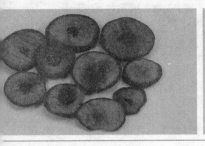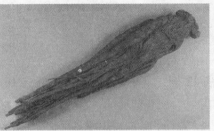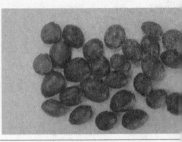

第十八章
阿米巴痢疾

　　阿米巴痢疾，是由致病性溶组织阿米巴原虫侵入结肠壁后所致的以痢疾症状为主的消化道传染病。病变多在回盲部结肠，以腹痛、腹泻、里急后重、排出腥臭脓血样大便为特征。夏秋季易发病。各年龄组人群普遍易感。患者有进食不洁食物史。

　　临床上，阿米巴痢疾的治疗方法主要以西医治疗为主，即抗病原治疗、一般支持治疗等。

　　本病属于中医学"痢疾"的范畴，可参考痢疾进行治疗。

三宝粥加味

白头翁 60~90g　生山药粉 30g　鸦胆子^{去皮、胶囊分装}25~50 粒　三七粉 1~2g　白砂糖适量

【用法】先将白头翁煎取 800ml 药液（去渣），调和山药粉煮作粥（煮时，不住搅之，两沸即熟），约得粥一大碗，放入适量白砂糖调匀，即用其粥送服三七粉 1~2g 和鸦胆子（空腹顿服），10 日为 1 个疗程。控制症状用较大剂量，重者每日 2 剂，轻者每日 1 剂。症状缓解后（大便接近正常），用方中之小剂量。

【功效】清热解毒，杀虫截疟。

【适应证】**阿米巴痢疾休息痢（湿热证）**。症见：下痢时发时止，日久不愈，每因饮食不慎、受凉、疲劳、情绪变化等诱因而发作，发作时便下脓血腥臭，里急后重，下腹疼痛，舌质淡、苔腻或黄腻。

【疗效】治疗本病 16 例，其中 1 个疗程治愈者 3 例，2 个疗程治愈者 11 例；显效 2 例（其中半年和 1 年后复发者各 1 例）。

【来源】李培根. 加味三宝粥治 16 例阿米巴痢疾［J］. 河北中医，1988，5：27.

解毒生化丹

金银花 20g　杭白芍 15g　甘草 6g　三七末 3g　鸦胆子^{龙眼肉包}10 粒

【用法】先将三七末、鸦胆子用温开水送服，次将余药煎汤温服，每日 1 剂。

【功效】清解热毒，活血止痢。

【适应证】**急性阿米巴痢疾（湿热痢证）**。症见：下痢赤白黏冻，里急后重，伴口干苦，渴不欲饮，舌红、苔薄黄，脉滑。

【疗效】治疗本病 24 例，其中治愈 23 例，无效 1 例，总有效率为 95.8%，疗程最短 3 天、最长 11 天，平均 5.2 天。

【来源】陈勇. 解毒生化丹治疗急性阿米巴痢疾 24 例疗效观察［J］. 北京中医杂志，1987，4：44.

翁子方

白头翁 30g　地榆 15g　黄连 5g　秦皮 8g　黄柏 8g　炒薏苡仁 20g　山药 15g　鸦胆子^{龙眼肉包}15 粒

【用法】水煎服，每日 1 剂，共取汁约 450ml，分早、中、晚 3 次服，每次送服鸦胆子仁 15 粒（鸦胆子去壳取仁盛于胶囊内或以龙眼肉包裹），每日 1 剂。小儿量酌减，鸦胆子每次不超过 1 粒。待腹痛腹泻及黏液血便症状控制后，再继续巩固治疗 10～12 天。

【功效】清热解毒，燥湿止痢。

【适应证】**阿米巴痢疾（湿热痢证）**。症见：下痢赤白黏冻，里急后重，伴口干苦，渴不欲饮，舌红、苔薄黄，脉滑。

【临证加减】腹痛有里急后重感加木香 8g、厚朴 10g；纳食不佳加炒白术 12g、炒鸡内金 6g；倦怠畏寒加党参 15g、干姜 6g。

【疗效】治疗本病 48 例，其中治愈 43 例，有效 4 例，自动放弃治疗 1 例。配合治疗者的症状均在服药 7～10 天内得到控制。

【来源】郭炎继. 翁子方治疗阿米巴痢疾 48 例 [J]. 黑龙江中医药，1991，6：32～33.

燮理汤

　　生山药 24g　金银花 15g　生白芍 18g　炒牛蒡子 6g　黄连 5g　肉桂 5g　生甘草 6g　鸦胆子 装入胶囊，药汤送服 5～20 粒

【用法】水煎服，每日 1 剂，分 2 次温服。

【功效】清热解毒，散寒祛湿。

【适应证】**阿米巴痢疾（湿热蕴结证）**。症见：下痢果酱样，里急后重，伴口干苦，渴不欲饮，舌红、苔薄黄，脉滑。

【临证加减】大便中以带血为主者加生地榆 12g、牡丹皮 9g；大便中以黏液为主者加生姜 6g、苍术 9g；腹胀痛甚者加延胡索 9g、广木香 9g；纳呆者加神曲 9g、山楂 9g；恶心呕吐者加竹茹 9g、半夏 9g。

【疗效】治疗本病 37 例，其中治愈 29 例，好转 6 例，无效 2 例，总有效率为 94.59%。

【来源】崔德彬. 燮理汤治疗阿米巴痢疾 37 例 [J]. 湖南中医学院学报，1994，(4)：25～26.

鸦胆子胶囊

　　鸦胆子仁 胶囊分装 15～20 粒

【用法】分 3 次，饭后半小时吞服，连服 7 日为 1 个疗程。

【功效】治痢，抗疟。

【适应证】**阿米巴痢疾（湿热蕴结证）**。症见：腹痛，大便增多，里急后

重；黏液脓血便，少数呈典型暗红色果酱样大便。舌淡、苔薄白，脉滑。

【疗效】治疗本病 12 例，其中痊愈 11 例，1 例未复诊。痊愈后 11 例均连续 3 次复查大便镜检无异常，复查直肠镜或乙状结肠镜见肠黏膜恢复正常；8 例大便培养痢疾杆菌阴性；6 例 0.5～1 年后随访无异常。

【来源】刘强. 鸦胆子胶囊治疗阿米巴痢疾 12 例［J］. 井冈山医专学报，1999，（2）：40，59.

野麻草汤

野麻草（阴干，鲜者量加倍）50g

【用法】将阴干的野麻草连根带叶用清水冲洗除去泥土，称 50g 以开水 300ml 用文火煎至 200ml，亦可浓缩至 100ml，分作 2 次，一日内服完。

【功效】清热解毒，止痢，止血。

【适应证】**小儿阿米巴痢疾（热毒内蕴证）**。症见：腹痛、腹泻，里急后重，口干且烦，舌质红、苔薄黄，脉细数。

【疗效】治疗小儿阿米巴痢疾 13 例，均获痊愈。

【来源】曾秉熙. 野麻草治疗阿米巴痢疾的初步报告［J］. 福建中医药，1956，（1）：18～19.

参柏五倍灌肠方

苦参 30g　黄柏 15g　黄芩 9g　五倍子 12g　鸦胆子 20g

【用法】上方浓煎至 200ml，灌肠，每日 2 次。

【功效】燥湿杀虫，涩肠止泻。

【适应证】**阿米巴痢疾（湿热内蕴证）**。症见：大便次数增多，呈黏液血性便，色如果酱，伴腹痛，舌质淡、苔薄，脉弦。

【疗效】治疗本病 30 例，其中痊愈 29 例，好转 1 例。治愈率为 96.7%，好转率为 3.3%。疗程最长 15 天，最短 5 天。

【来源】孔巧玲. 中药保留灌肠治疗阿米巴痢疾 30 例［J］. 中医临床与保健，1993，5（2）：13～14.

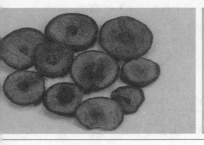
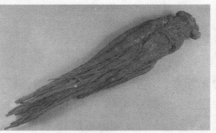
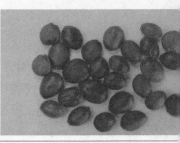

第十九章
肠易激综合征

肠易激综合征是指一组包括腹痛、腹胀、排便习惯改变和大便性状异常、黏液便等表现的功能性肠道疾病。该病可持续存在或反复发作，但检查无器质性疾病。全球人群中有10%~20%的成人和青少年具有符合本病的症状，一般女性多于男性。

本病与精神神经因素、肠道刺激因素有关。

临床上，肠易激综合征的治疗方法主要有心理治疗、饮食调整、药物治疗等。

本病属于中医学"腹痛"、"泄泻"、"便秘"的范畴，多与肝脾失调、脾胃虚弱等有关。治疗上，应以疏肝、健脾、和胃为主。

调肝慰肠汤

　　柴胡 10g　白芍 20g　当归 10g　白术 30g　防风 20g　甘草 10g
木香 10g　枳壳 10g　黄芪 50g　川芎 10g　葛根 15g　炒酸枣仁 30g
陈皮 15g

【用法】水煎服，每日 1 剂，分 3 次餐前温服。

【功效】疏肝调脾，慰肠止泻。

【适应证】**腹泻型肠易激综合征（肝郁脾虚证）**。症见：腹痛腹泻，黏液便，有排便不尽感，常与心情有关，舌质淡、苔薄白，脉弦细。

【临证加减】湿热偏盛者，加黄芩、川黄连各 10g；久泻脾虚者，加升麻 10g、煨干姜 10g。

【疗效】治疗本病 41 例，其中痊愈 24 例，有效 13 例，无效 4 例，总有效率为 90.24%。

【来源】贾改民. 调肝慰肠汤治疗腹泻型肠易激综合征的临床研究 ［J］. 医药产业资讯，2005，（8）：73.

柴胡桂枝干姜汤加减

　　柴胡 10g　黄芩 10g　半夏 10g　煅牡蛎 30g　干姜 10g　桂枝 6g
天花粉 10g　甘草 6g

【用法】水煎服，每日 1 剂，分 2 次于餐后 1 小时口服。

【功效】寒温并调，肝脾双调。

【适应证】**腹泻型肠易激综合征（肝郁脾虚证）**。症见：腹泻，腹痛，与饮食不节有关，伴紧张、焦虑、失眠，舌质淡、苔薄白，脉弦细。

【临证加减】腹痛剧烈者，加川楝子 10g、延胡索 10g；呕吐吞酸、胸胁胀痛者去天花粉，加黄连 6g、吴茱萸 6g；泻必腹痛，泻后痛减，去天花粉，加陈皮 10g、白芍 10g、白术 10g、防风 10g；泄泻日久，完谷不化，五更泄泻兼见腰膝酸软冷痛者，加肉豆蔻 10g、补骨脂 10g、吴茱萸 6g、五味子 6g；大便黏滞不爽、肛门灼热者，去桂枝，干姜减为 3g，加黄连 6g、黄柏 10g；大便溏薄，纳谷不香者，加茯苓 15g、白术 10g、木香 10g。

【疗效】治疗本病 86 例，其中痊愈 68 例，显效 11 例，无效 7 例，总有效率为 91.86%。

【来源】庞宗然，刘宝山. 柴胡桂枝干姜汤加减治疗腹泻型肠易激综合征 86 例疗效观察 ［J］. 河北中医，2002，24（2）：126～127.

🪷 肠激宁

党参 15g　杭白芍 15g　防风 12g　煨木香 12g　柴胡 12g　炒白术 12g　炒枳壳 12g　茯苓 12g　陈皮 10g　延胡索 10g　炙甘草 6g

【用法】水煎服，每日 1 剂，早晚 2 次口服。

【功效】抑肝扶脾。

【适应证】**腹泻型肠易激综合征（肝郁脾虚证）。**症见：腹泻、腹胀痛，与心情不畅有关，伴肠鸣、嗳气，夜寐欠佳，舌质淡、苔薄白，脉弦。

【疗效】治疗本病 46 例，其中痊愈 22 例，显效 13 例，有效 9 例，无效 2 例，总有效率为 95.7%。

【来源】陈伟，余龙龙. 肠激宁治疗腹泻型肠易激综合征临床观察［J］. 实用中医药杂志，2007，23（3）：148～149.

🪷 桂枝汤合痛泻要方

桂枝 10g　白芍 15g　生姜 10g　大枣 15g　炙甘草 10g　陈皮 10g　防风 10g　白术 10g　柴胡 10g　苍术 10g　炒薏苡仁 20g

【用法】水煎服，每日 1 剂，早晚分服。

【功效】抑肝扶脾止泻。

【适应证】**肠易激综合征（肝郁脾虚证）。**症见：腹痛泄泻反复发作，泻后痛减，每因情志不畅或饮食不慎而诱发，肠鸣矢气，胸胁胀满，纳差食少，舌质淡或淡红，脉细或弦细。

【临证加减】腹痛甚或少腹触及条索状物时，重用白芍 30g、陈皮 20g；脾虚甚，伴见少气懒言、乏力者，加党参 15g、炒白扁豆 15g；完谷不化，或夹有食物残渣，加炒麦芽 30g、焦山楂 15g；夹湿热，症见排便不爽，大便黏液较多时，加黄连 5g、白头翁 15g。

【疗效】治疗本病 48 例，其中痊愈 28 例，显效 10 例，有效 6 例，无效 4 例，总有效率为 91.67%。

【来源】林锡芬，彭林，赖庆勇，等. 桂枝汤合痛泻要方加减治疗肝郁脾虚型肠易激综合征 48 例［J］. 中医研究，2012，25（3）：18～20.

🪷 加味麻仁润肠丸

火麻仁 30%　油当归 15%　熟地黄 15%　杏仁 10%　大黄 5%　厚朴 10%　白芍 12%　沉香 3%

【用法】诸药按上述比例混匀烘干，共为细末，加蜂蜜适量做成蜜丸，每丸重9g，蜡封备用。每次1~2丸，每日2~3次口服。根据症状变化和个体差异调节用量。

【功效】通下行气，润肠通便。

【适应证】**便秘型肠易激综合征（肠胃燥热、津液不足证）**。症见：腹痛胀，纳少，口干苦，大便干结，舌质红、苔厚，脉滑或数。

【疗效】治疗本病40例，其中显效29例，有效8例，无效3例，总有效率为92.5%。

【来源】李富增. 加味麻仁润肠丸治疗肠易激综合征便秘型40例［J］. 实用中医内科杂志，2004，18（4）：353~354.

加味胃风汤

红参10g　茯苓15g　苍术15g　肉桂3g　白芍30g　川芎10g　当归12g　吴茱萸6g　高良姜5g　煨肉豆蔻20g

【用法】加水适量浸泡30分钟后，用自动煎药机煎煮，每剂煎取药汁约450ml，每袋150ml，每次1袋，每日1剂分2~3次服完。

【功效】健脾益气，温里散寒。

【适应证】**腹泻型肠易激综合征（脾虚肝郁证）**。症见：腹痛胀，受寒则剧，黏液便，伴抑郁、焦虑，舌质淡、苔薄白，脉缓濡。

【疗效】治疗本病33例，其中显效18例，有效12例，无效3例，总有效率为90.91%。

【来源】弋巧玲，李富增. 加味胃风汤治疗肠易激综合征腹泻型33例［J］. 中医研究，2005，18（3）：39~41.

健脾化湿汤

炒党参15g　焦白术20g　苍术12g　乌梅15g　茯苓12g　白芍15g　川芎10g　当归12g　吴茱萸6g　高良姜3g　煨肉豆蔻15g　黄连3g　肉桂3g　炮姜炭6g　附片3g　黄柏12g　炙甘草6g

【用法】水煎服，每日1剂，早晚分服。期间不服用其他止泻药。

【功效】健脾化湿，温中散寒，涩肠止泻。

【适应证】**肠易激综合征（脾虚湿困证）**。症见：腹泻腹痛，排便而缓解，伴纳呆食少，口不干苦，舌质淡、苔偏厚，脉濡。

【疗效】治疗本病30例，其中显效16例，有效11例，无效3例，总有效率为90%。

【来源】章力勤. 健脾化湿汤治疗肠易激综合征30例临床观察［J］. 浙江中医药大学学报，2006，30（3）：245～246.

健脾调肝温肾方

党参10g　白术10g　白扁豆15g　茯苓10g　白芍10g　陈皮6g
防风10g　山药10g　炮姜6g　肉桂3g

【用法】中药颗粒剂，每日1剂，每剂用开水冲成300ml，分3次口服。

【功效】健脾调肝温肾。

【适应证】**腹泻型肠易激综合征（脾肾两虚证）**。症见：腹泻、腹痛、腹胀，排便后减轻，伴畏寒，腰膝酸软，纳差，舌质淡、苔薄白，脉缓。

【临证加减】少腹拘急，腹痛明显，肝郁乘脾重者，白芍改为15g，加甘草10g；黏液便，脾虚湿重者，加苍术10g、薏苡仁15g；舌质暗，瘀血阻滞者，加川芎6g；舌苔黄，脾虚夹热者，加黄连5g；形寒肢冷，阳虚明显者，加制附片5g。

【疗效】治疗本病40例，其中脱落3例，痊愈率为24.3%（9/37），总有效率为81.1%（30/37）。

【来源】高文艳，王长洪，林一帆，等. 健脾调肝温肾方治疗腹泻型肠易激综合征的临床研究［J］. 中国中西医结合杂志，2010，30（1）：13～17.

参苓白术散加味

党参15g　白术12g　山药10g　莲子15g　茯苓20g　薏苡仁20g
砂仁6g　桔梗9g　白扁豆10g　白芍15g　柴胡9g　葛根15g　防风
10g　薄荷6g　天冬10g　麦冬10g　蝉蜕3g　炙甘草6g

【用法】水煎取药汁约200ml，每日1剂，分2次温服。

【功效】补益脾胃，升阳止泻，化湿行滞。

【适应证】**腹泻型肠易激综合征（脾虚证）**。症见：腹痛肠鸣泄泻，泻后症减，伴纳食不振，四肢无力，形体消瘦，面色萎黄，舌淡、苔白腻，脉虚缓等。

【临证加减】腹胀、消化不良者加焦三仙各15g；腹痛甚者重用白芍，加延胡索9g；大便黏液多者加白芷12g、枳实12g；心烦、失眠多梦者加远志12g、酸枣仁12g；若泄泻日久，脾虚夹湿，去党参、白术，加防风10g、羌活15g；若久泻不止，中气下陷者，加入升麻6g、柴胡10g。

【疗效】治疗本病 52 例，其中痊愈 30 例，显效 13 例，有效 7 例，无效 2 例，总有效率为 96.2%。

【来源】彭向国，王爱华. 参苓白术散加味治疗腹泻型肠易激综合征 52 例 [J]. 中医临床研究，2012，4（3）：4~6.

七味白术散加减

党参 10g　炒白术 10g　茯苓 15g　木香 6g　葛根 15g　藿香 10g 甘草 5g

【用法】水煎取药汁约 200ml，每日 1 剂，分 2 次温服。

【功效】补益脾胃，升阳止泻。

【适应证】**肠易激综合征（脾胃虚弱证）**。症见：腹痛，大便时溏时泻，饮食稍有不慎即发或加重，泻后症减，伴食后腹胀，食欲不振，倦怠乏力，神疲懒言，舌苔薄白，脉细弱。

【临证加减】若泄泻日久，脾虚夹湿，去白术，加防风 10g、羌活 15g、苍术 10g；若久泻不止，中气下陷者，加入升麻 6g、柴胡 10g。

【疗效】治疗本病 30 例，其中临床痊愈 5 例，显效 7 例，有效 18 例，无效 0 例，总有效率为 100%。

【来源】郭维军. 七味白术散加减治疗肠易激综合征脾胃虚弱证的临床观察 [J]. 湖南中医药大学学报，2010，30（9）：175~177.

柴郁诃子汤

柴胡 12g　煨诃子 12g　郁金 20g　白术 20g　炒白芍 10g　香附 10g　川楝子 10g　枳壳 10g　炒葛根 10g　炙鸡内金 10g　神曲 15g 炒山楂 15g　延胡索 15g　川芎 6g　甘草 6g

【用法】水煎取汁 400ml，每日 1 剂，分早晚 2 次口服。

【功效】疏肝解郁，健脾消食，涩肠止泻。

【适应证】**腹泻型肠易激综合征（肝郁脾虚证）**。症见：腹痛腹胀，大便增多，泻后症减，伴脱肛，里急后重，舌质淡、苔薄白，脉弦无力。

【临证加减】湿热重者加凤尾草、马齿苋各 20g，木香 10g，黄连 5g；阳虚重者加炮姜、肉豆蔻各 8g，补骨脂 12g。

【疗效】治疗本病 56 例，其中显效 39 例，有效 12 例，无效 5 例，总有效率为 91.1%。

【来源】郑逢民，季海锋. 自拟柴郁诃子汤治疗腹泻型肠易激综合征 56 例临床观察

[J]. 中医杂志, 2008, 49 (8): 707~708.

敛肠止泻灌肠方

白术 20g　厚朴 6g　乌梅 12g　石榴皮 15g　乌贼骨 15g　炒白
芍 12g

【用法】水煎取汁 200ml, 灌肠, 每日 1 剂。

【功效】健脾化湿, 敛肠止泻。

【适应证】**腹泻型肠易激综合征（脾虚湿盛证）**。症见: 反复发作腹痛、
腹泻, 泻后症减, 饮食稍有不适则发作, 伴形体消瘦, 身倦乏力, 舌质淡、
苔薄白, 脉无力。

【疗效】治疗本病 39 例, 其中腹泻症状改善方面, 显效 25 例, 有效 11
例, 无效 3 例, 总有效率为 92.3%; 腹痛症状改善方面, 显效 24 例, 有效 10
例, 无效 5 例, 总有效率为 87.2%。

【来源】乔敏, 闫风. 中药灌肠治疗腹泻型肠易激综合征的临床研究 [J]. 中医学
报, 2013, 28 (1): 124~125.

黄芪建中汤灌肠

黄芪 20g　桂枝 10g　白芍 20g　炙甘草 6g　生姜 3 片　大枣 3 枚
饴糖 15g　三七粉^{冲服}6g　延胡索 10g　夜交藤 15g　白术 12g

【用法】水煎取汁 200ml, 灌肠, 每日 1 剂, 4 周为 1 个疗程。

【功效】益气健脾, 疏肝安神。

【适应证】**腹泻型肠易激综合征（脾虚泄泻证）**。症见: 因稍进油腻食
物或饮食稍多, 大便次数即明显增多而发生泄泻, 伴有不消化食物, 迁延
反复, 饮食减少, 食后脘闷不舒, 面色萎黄, 神疲倦怠, 舌淡、苔白, 脉
细弱。

【临证加减】兼肝郁者加香附、枳壳、柴胡各 10g。

【疗效】共治疗本病 38 例, 其中显效 18 例, 有效 16 例, 无效 4 例, 总
有效率为 89.5%。

【来源】霍玉枝, 杨建成. 黄芪建中汤保留灌肠治疗腹泻型肠易激综合征 73 例
[J]. 中国中医药, 2010, 8 (24): 186.

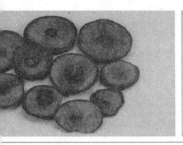
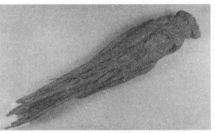
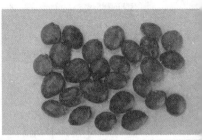

第二十章
炎症性肠病

炎症性肠病是一组不明原因的慢性肠道炎症性疾病，包括溃疡性结肠炎和克罗恩病。前者又称非特异性溃疡性结肠炎，是一种原因不明的直肠和结肠的炎症，病变主要限于大肠黏膜与黏膜下层；后者为一种慢性肉芽肿性炎症，病变可累及胃肠道各部位，而以末段回肠及临近结肠为主，多呈节段性、非对称性分布。炎症性肠病的发病机制尚未阐明，目前认为是基因上易感人群对肠道共生微生物产生的过度的先天或后天免疫反应所导致的。

本病属于中医学的"便血"、"肠风"、"脏毒"、"痢疾"等范畴。以腹泻、脓血便、腹痛、里急后重等为主要表现，一般认为血清而色鲜者为肠风，浊而暗侮者为脏毒，其病多因平素嗜食辛辣或膏粱厚味，积滞下化，蕴生湿热，下迫大肠损伤阴络或湿热蕴结大肠，日久化热，热邪偏盛，迫血妄行，进而积瘀蒸腐，损伤肠间脂膜脉络而成。临床上辨证分型以虚实错杂型较多见，其症状既有脾肾阳虚的一面，又有湿热塞滞的一面，脾虚失运，可造湿盛，而湿盛又阻滞脾的运化，且湿郁又可化热，这样互相影响、互为因果，势必造成虚实夹杂之证。在治疗上既要健脾补肾，又要清热化湿去滞。

香军四逆散

柴胡 15g　白芍 25g　木香 7.5g　酒大黄炭 3g　枳实 15g　甘草 10g

【用法】水煎服，每日 1 剂，分早晚温服。

【功效】疏肝和脾，清热化湿。

【适应证】**慢性结肠炎（肝脾不和、气滞湿郁证）**。症见：腹泻、腹痛，大便黏液较多或兼夹黏液血便，里急后重明显，大便时溏时干，伴腹痛嗳气，急躁多怒，常因情绪改变而发病，舌红、苔腻，舌下络脉多呈淡紫或青紫粗长，脉弦滑或滑数。

【来源】李小贤，白长川. 李寿山老中医运用经方辨治慢性结肠炎的经验 [J]. 辽宁中医杂志，1984，(5)：4～5.

味军理中汤

党参 15g　白术 15g　炮姜 10g　五味子 7.5g　酒大黄炭 2g　炙甘草 10g

【用法】水煎服，每日 1 剂，分早晚温服。

【功效】温肾暖脾，化湿止泻。

【适应证】**慢性结肠炎（脾虚湿盛、寒湿夹杂证）**。症见：腹痛绵绵，大便溏薄，脓血杂下，里急后重较轻，常因过劳、受凉或饮食不节而加重，伴有畏寒神疲，腹胀纳呆。舌淡、苔润或兼腻苔，脉沉细或濡缓。

【来源】李小贤，白长川. 李寿山老中医运用经方辨治慢性结肠炎的经验 [J]. 辽宁中医杂志，1984，(5)：4～5.

当归四逆吴黄生姜汤

当归 10g　白芍 10g　桂枝 6g　细辛 2g　木通 6g　吴茱萸 8g　生姜 6g　赤石脂 15g　乌贼骨 15g　炙甘草 3g　大枣 6 枚

【用法】水煎服，每日 1 剂，分早晚温服。

【功效】补血和营，温经散寒。

【适应证】**溃疡性结肠炎（脾阳不足、下焦虚寒、肠胃不固证）**。症见：大便频溏，身困无力，腹痛尤以晚间尤甚，晨醒即便，有时肠鸣，全身畏寒，手足背发凉，伴低热，小便量少色黄，舌质淡红、苔薄白，脉细弱而缓。

【来源】杨海成. 当归四逆吴萸生姜汤治疗溃疡性结肠炎的体会［J］. 陕西中医函授，1988，(5)：51～52.

附子厚朴汤

制附子10g　炮干姜9g　炒白术10g　厚朴30g　木香30g　枳实12g　白头翁10g　川黄连9g　黑地榆20g

【用法】水煎服，每日1剂，分早晚温服。

【功效】行气活血，寒热平调。

【适应证】**溃疡性结肠炎（寒热夹杂，虚实并见证）**。症见：黏液脓血便，里急后重、肛门下坠，症状时轻时重，舌质红、苔薄黄而腻，脉弦滑且数。

【临证加减】偏热者加重白头翁、川黄连用量；偏寒者加重附子、炮姜用量；便血多加乌贼骨、茜草；呕血加半夏、藿香。

【疗效】临床治愈（症状消失，大便反复镜检正常，随访2年未复发）50例，有效（症状消失，大便镜检间有脓球、红细胞，但服药仍有效）4例，1例中途到外地治疗。本组病例服药时间最短21天，最长54天，一般在1个月内治愈。

【来源】邵桂珍，王延周. 附子厚朴汤治疗溃疡性结肠炎［J］. 中原医刊，1987，(1)：34.

膈下逐瘀汤

桃仁15g　赤芍15g　乌药15g　延胡索15g　当归25g　川芎15g　五灵脂15g　红花15g　枳壳15g　香附15g　党参25g　黄芪30g　白术15g　厚朴15g　焦三仙各10g　甘草10g

【用法】水煎服，每日1剂，分2次温服。

【功效】活血化瘀，健脾益气。

【适应证】**溃疡性结肠炎（湿滞血瘀证）**。症见：腹痛、腹泻，时有脓血便，里急后重，形体消瘦，面色暗黄无华，语声低微，舌质淡、苔薄白，脉弱涩。

【来源】包鸿廷. 膈下逐瘀汤加减治疗溃疡性结肠炎. 吉林中医药［J］，1989，6：33.

黄银薏楂汤

黄芪30g　金银花炭^冲10g　薏苡仁15g　山楂15g　党参10g　山

药 10g　云茯苓 10g　白芍 10g　木香 6g　桔梗 6g　甘草 6g　砂仁^{后下}3g

【用法】 水煎服，每日 1 剂，分 2 次温服。

【功效】 健脾解毒。

【适应证】 **溃疡性结肠炎（脾胃虚弱兼瘀血证）**。症见：每于劳累后腹泻加重，腹泻频作，大便夹有较多黏液，腹痛拒按，左下腹痛尤甚，面容消瘦，精神萎靡，纳呆，舌暗淡、苔薄白，脉弦滑细。

【临证加减】 脾虚肝郁者加防风、柴胡、郁金；脾虚湿热者加黄连、白头翁、秦皮；脾肾阳虚者加补骨脂、五味子、吴茱萸、肉豆蔻；寒甚者加附子、干姜；便血者加生地榆、旱莲草；久泻不止者加赤石脂、五倍子；便秘者加莱菔子、火麻仁；血虚者加阿胶；肝肿大者加柴胡、鳖甲、丹参；浮肿者加陈葫芦瓢。

【疗效】 本组 36 例，治疗时间 0.5～4 个月，平均 37 天。其中，痊愈 25 例，有效 8 例，无效 3 例，总有效率为 91.7%。

【来源】 倪子到. 黄银薏楂汤治疗溃疡性结肠炎 36 例［J］. 湖北中医杂志，1987，(2)：16～17.

❀ 连理汤

党参 15g　白术 9g　附子 9g　补骨脂 9g　黄芩 9g　干姜 3g　黄连 4.5g　木香 4.g　肉蔻 4.5g　神曲 9g

【用法】 水煎服，每日 1 剂，分 2 次温服。上药服用 1 个疗程后症状改善不明显者，配合用锡类散 1g 溶于 50ml 温开水中保留灌肠。插入深度视溃疡所在而定（一般在 5～15mm 之间）。每日 1 次，10 日为 1 个疗程。

【功效】 寒热平调。

【适应证】 **慢性溃疡性结肠炎（寒热虚实错杂型）**。症见：腹痛腹泻，泻水样便，反复发作，甚则一日泻七八次，有时夹不消化食物或粪便中夹黏液脓血；面色萎黄，形瘦神疲，腰酸足软；泻则腹痛，伴有里急后重，泻后则舒，旋又腹痛；常伴低热，纳呆；舌质淡、苔黄腻，脉细数。

【临证加减】 中气下陷者，加黄芪 24g，党参加倍；湿热者加苦参 3g；血便甚者加地榆 15g、仙鹤草 15g。

【疗效】 治疗本病 25 例，治愈 13 例，有效 8 例，无效 2 例，总有效率为 92%。

【来源】 陈正芳. 连理汤加减治疗慢性溃疡性结肠炎 25 例［J］. 福建中医药，1984，(2)：46.

敛溃愈疡汤

　　黄芪30g　白术^{土炒}20g　菟丝子30g　柴胡10g　白及12g　三七粉^{吞服}3g　广木香^{面煨}12g　白矾^{吞服}1.5g　乌贼骨30g　赤石脂24g（其中一半入汤剂，一半研粉吞服）

　　【用法】 水煎服，每日1剂，分2次温服。

　　【功效】 健脾补肾，益气固脱，敛溃愈疡。

　　【适应证】 **慢性非特异性溃疡性结肠炎（偏寒或偏热证）**。症见：大便次数增多，每日达七八次，呈黏液血性粪便，伴有腹痛及里急后重，左下腹压痛，舌淡、苔薄，脉滑。

　　【临证加减】 偏热型加炒黄芩、地榆炭、黄柏炭；偏寒型加补骨脂、肉豆蔻^{去油}、五味子。

　　【疗效】 总观察数30例，临床治愈15例（50%），基本缓解7例（23.3%），部分缓解5例（16.7%），无效3例（10%），总有效率为90%。

　　【来源】 田继胜. 敛溃愈疡汤治疗慢性非特异性溃疡性结肠炎30例分析［J］. 山东中医杂志，1983，（4）：15～16.

六仙汤

　　椿根白皮25g　金银花25g　焦山楂25g　茯苓25g　红糖50g　白糖50g

　　【用法】 将方中的前四味药水煎剩1碗，再煎剩1碗，2次药液混合在一起，再加入红糖、白糖，加热融化后分成2份，早晚空腹温服，忌生冷、辛辣、油腻。

　　【功效】 解毒止痢，健脾固肠，补气养血。

　　【适应证】 **慢性非特异性溃疡性结肠炎（脾气滞结证）**。症见：便带脓血黏液，反复发作，每日排便少则七八次，多则20余次，肠鸣腹痛，便势急迫，伴有恶心、食少、乏力，形体消瘦，面色㿠白。舌淡、苔白，脉沉细而涩。

　　【临证加减】 偏寒湿者加黄柏、苦参；便血多于脓者加当归；脓多于血而里急后重者加大黄；腹痛较重、少腹有包块者加乳香、没药、延胡索、赤芍；兼有胁胀肠鸣、腹痛即泻、便质稀薄而有白色黏液者，酌加防风、白芍、白术、陈皮；兼有五更必泻、泻下急迫、消瘦乏力者，酌加肉豆蔻、补骨脂、五味子、炮姜、大枣；大便干燥，粪便外面带有黏液而里急后重者可加大黄、郁李仁、桃仁；主症治愈，而体弱乏力、面白气短、食少纳呆、精神不振者，可选用补中益气丸、参苓白术散以调养善后。

【疗效】均治愈，经多次随访，未见复发。

【来源】张林. 六仙汤治疗慢性非特异性溃疡性结肠炎的体会 [J]. 吉林中医药，1981，(2)：35.

痛泻要方

　　白芍20g　白术12g　防风10g　陈皮6g　升麻12g　秦皮12g　柴胡10g

【用法】水煎服，每日1剂，分2次温服。

【功效】抑木扶土，健脾祛湿。

【适应证】**溃疡性结肠炎（肝郁脾虚、脾湿不运证）**。症见：腹泻多次，大便夹有白色黏液，肠鸣，左下腹隐痛，痛则欲便，便则痛减，每遇情绪波动、感受风寒或饮酒等刺激性食物而加重。舌质淡红、苔白稍腻，脉弦。

【疗效】治疗本病35例，显效30例，有效5例。对其中30例进行1年的随访，疗效巩固者28例，不巩固者2例。

【来源】胡栋梁. 痛泻要方加味治疗溃疡性结肠炎35例 [J]. 湖南中医杂志，1988，(6)：36～37.

温肾健脾清肠汤

　　附片6～9g　炮姜6～9g　补骨脂15g　党参15g　炒白术15g　炒莲子肉15g　白头翁12g　赤芍12g　陈皮12g　黄连6g　五味子6g　丹参25g

【用法】水煎服，每日1剂，分2次温服。

【功效】温肾健脾清肠。

【适应证】**慢性溃疡性结肠炎（脾肾阳虚证）**。症见：左下腹胀痛，大便多次，稀溏而带较多黏液脓血，里急后重，纳呆口苦，面色萎黄，少气懒动，形寒肢冷，腰膝酸软，舌质淡白、苔根黄腻，脉沉细略弦。

【疗效】治疗本病68例，痊愈47例，显效14例，好转5例，无效2例，总有效率为97.06%。

【来源】邹桃生. 温肾健脾清肠汤治疗慢性溃疡性结肠炎68例 [J]. 广西中医药，1989，(2)：4.

藿朴夏苓汤合芍药汤

　　藿香10g　法半夏10g　茯苓15g　厚朴15g　白豆蔻6g　淡豆豉

10g　白芍 20g　黄连 8g　木香 10g　炒槟榔 15g　炒白术 10g　延胡索 15g　石菖蒲 25g　焦神曲 15g　芦根 15g　炙甘草 10g

【用法】水煎服，每日 1 剂，分 2 次温服。

【功效】健脾理气，清热化湿。

【适应证】**克罗恩病（脾虚气滞、湿热蕴结证）**。症见：自觉右下腹硬如包块，胀痛不适，拒按，喜温，得湿或矢气则舒，神疲乏力，饥不欲食，纳呆嗳气，偶或呕吐，伴多发口疮，大便质黏臭秽，里急后重，小便黄，舌质红、舌尖多红点、苔薄黄腻，脉细弦。

【疗效】调理月余，随访 1 年尚无复发。

【来源】陈欣然，严季澜，李柳骥，等. 严季澜教授治疗克罗恩病验案 1 则 [J]. 河北中医，2014，（7）：972，975.

葛根黄芩黄连汤

葛根 15g　甘草 6g　黄芩 9g　黄连 9g

【用法】水煎服，每日 1 剂，早晚分服。

【功效】解表清里。

【适应证】**炎症性肠病（协热下利证）**。症见：泄泻腹痛，泻而不爽，粪色黄褐，气味臭秽，肛门灼热，烦热口渴，小便短黄，舌质红、苔黄腻，脉滑数或濡数。

【来源】《伤寒论》

薏苡附子败酱散

炙附片^{先煎}6g　薏苡仁 30g　败酱草 30g　当归 12g　赤芍 9g　白芍 9g　黄连 6g　木香 6g　牡丹皮 9g　陈皮 9g　黄柏 6g　竹茹 9g　甘草 6g

【用法】每日 1 剂，水煎，分 2 次温服。

【功效】清热化湿，行气化瘀。

【适应证】**炎症性肠病（湿热蕴结、气血瘀滞证）**。症见：右下腹胀痛，劳累后加重，并牵及肩背，大便稀溏、色褐夹有黏液，伴里急后重，纳呆干呕，面白唇淡，汗出倦怠，口干不欲饮，舌质暗、苔黄微腻，脉弦细数。

【来源】《伤寒论》

🌸 阿胶栓纳肛

阿胶 20 ~ 30g

【用法】用时先将阿胶栓 1 枚放入热水内，待其软化光滑后，让患者采取膝胸卧式或膀胱截石位，将阿胶栓立即塞入肛门，再用肛门管（26 号）送入，送入的深度和枚数以病位高低和病变范围大小、多少而定，一般 1 ~ 2 枚，每日大便后上药 1 次，7 ~ 10 天为 1 个疗程，2 个疗程间停药 4 天。

【功效】补血生血，止血去瘀，除风化痰。

【适应证】**慢性溃疡性结肠炎（风热痰瘀证）**。症见：腹痛腹泻，反复血便，便中有脓或黏液。

【疗效】治疗本病 200 例，显效 118 例，有效 76 例，无效 6 例，总有效率为 97%。

【来源】郭松河. 阿胶栓治疗慢性溃疡性结肠炎［J］. 中西医结合杂志，1989（3）：178.

🌸 肠炎散灌肠

肠炎散 I 号：由珍珠 9g　牛黄 6g　红参 6g　冰片 12g　琥珀 3g 五倍子 12g　孩儿茶 10g

肠炎散 II 号：珍珠 6g　牛黄 6g　白参 6g　冰片 12g　琥珀 3g　血竭 12g　孩儿茶 10g

【用法】每次 2g，加温开水 50ml，调匀，温度控制在 37℃ ~ 38℃ 为宜，保留灌肠，每日 1 次，30 天为 1 个疗程。

【功效】健脾渗湿，活血化瘀，消肿止痛。

【适应证】I 号方用于结肠黏膜溃疡糜烂。证属：脾虚湿阻，热毒内蕴。症见：泄泻清稀、次数频多或体质较弱者。II 号方用于肠黏膜充血水肿。证属：脾虚夹湿。症见：泄泻或便秘，里急后重或大便不爽，或结肠黏膜糜烂溃疡，久不愈合，但便血不多者。

【疗效】治疗本病 300 例，痊愈 122 例（40.7%），基本痊愈 67 例（22.3%），好转 102 例（34%）；无效 9 例（3%），总有效率为 97%。其中肠炎散 I 号有效率为 98.3%，肠炎散 II 号有效率为 96.2%。

【来源】张明昌，张廷祥，王国田，等. 肠炎散治疗慢性溃疡性结肠炎 300 例［J］. 河南中医，1989（6）：35 ~ 36.

大果榆汤灌肠

大果榆 3~4g

【用法】每次取 3~4g，加开水 300~400ml，搅拌 3~5 分钟，呈稀糊状，每晚睡前行保留灌肠 1 次，15 次为 1 个疗程，疗程间隔 5~6 天。

【功效】涩肠止血。

【适应证】**溃疡性结肠炎（久病体虚型）**。症见：典型腹泻、腹痛、黏液脓血便，伴乏力，消瘦，纳少，舌淡、苔薄，脉滑无力。

【疗效】治疗本病 36 例，临床治愈 17 例，显效 13 例，好转 4 例，无效 2 例，愈显率占 83.3%，总有效率为 94.4%。

【来源】叶光华，曹秋英，陈小安，等. 大果榆治疗溃疡性结肠炎 36 例报告［J］. 中医杂志，1989，（9）：34.

活血化瘀方灌肠

赤芍 30g　丹参 30g　益母草 30g　川芎 15g　牛膝 20g　姜黄 20g 乳香 15g　没药 15g　桃仁 15g　三七 15g

【用法】水煎至 100~150ml，每晚睡前先清肠后保留灌肠，或隔日 1 次。15 天为 1 个疗程，一般需治疗 1~2 个疗程。

【功效】活血化瘀。

【适应证】**溃疡性结肠炎（肠道瘀血证）**。症见：黏液血便，或糊状便或不成形软便，腹刺痛，伴里急后重，舌质红、苔黄腻，脉滑。

【疗效】治疗本病 35 例，治愈 15 例（42.9%），有效 17 例（48.5%），无效 3 例（8.6%），总有效率为 91.4%。

【来源】郭可达，金松杰，孙志田，等. 活血化瘀药保留灌肠治疗溃疡性结肠炎 35 例［J］. 中西医结合杂志，1987，（8）：500.

苦参液灌肠

苦参 100g

【用法】加水 1000ml，浓煎至 300ml，滤出药液待用。用时取 50ml 药液，加 5ml 1% 的奴夫卡因保留灌肠，为 1 次用量。

【功效】清热燥湿止痢。

【适应证】**慢性溃疡性结肠炎（湿热证）**。症见：腹痛，以左下腹为重，为持续性隐痛，有时伴阵发性的绞痛，腹泻多次，为脓血便，有里急后重感，舌质红、苔腻，脉滑。

【来源】王有力. 苦参液灌肠治疗 11 年不愈的慢性溃疡性结肠炎一例报告 [J]. 辽宁医学杂志，1977，(2)：39.

溃结露灌肠

白头翁 12g　苦参 12g　丹参 10g　赤芍 10g　炒白芍 10g

【用法】上药加冷水 1000ml，煎煮 2 次（火候中等），每次 1 小时，浓缩至 200ml。用时将药液加温到 35℃左右，在每晚临睡前排空大便后，用导管插入肛门 20 ~ 25cm，将药液缓慢注入，儿童药液用量为 50 ~ 80ml，每晚 1次，10 天为 1 个疗程。

【功效】清热利湿。

【适应证】慢性非特异性溃疡性结肠炎（湿热蕴肠证）。症见：腹痛腹泻，里急后重，舌质红、苔腻，脉滑。

【疗效】治疗本病 245 例，治愈 173 例（70.6%），好转 65 例（26.5%），无效 7 例（2.9%），总有效率为 97.1%。

【来源】杨林斌. 溃结露治疗慢性非特异性溃疡性结肠炎 245 例疗效观察 [J]. 江苏中医，1989，(5)：4 ~ 5.

明矾合剂灌肠

明矾 9g　大黄 6g　苍术 9g　苦参 9g　槐花 9g

【用法】乙状结肠及上部结肠有病变者，每次 100 ~ 125ml 用导尿管置入直肠内送入 5 ~ 30cm（深度依病变受累范围而定）注入药液。多数病例注药前嘱病人排空大便即可，少数高位结肠受累者可灌肠前洗肠，注药后取肘膝位俯卧至少半小时。早晚各 1 次，每 7 ~ 10 天为 1 个疗程，少数病例 1 个疗程即可收效，多数需重复 2 ~ 3 个疗程，疗程间停药。

【功效】清热燥湿，收敛涩肠。

【适应证】慢性溃疡性结肠炎（湿热内蕴证）。症见：黏液血便，或糊状便，伴里急后重，受凉或进刺激性食物诱发或加重，舌质红、苔黄腻，脉滑。

【疗效】此 41 例经治疗后均收到一定效果，优者 18 例，良好者 19 例，尚可者 4 例，全组病例无用药后不显效者。

【来源】刘恩卿. 明矾合剂灌肠治疗慢性溃疡性结肠炎、直肠炎 [J]. 中国医科大学学报，1977，(2)：39 ~ 40.

愈溃粉灌肠

制炉甘石15g　滴乳石9g　滑石30g　冰片0.3g　琥珀12g　青黛9g　黄连3g　白及粉15g

【用法】每次9g加入100ml温水（或生理盐水）保留灌肠，每日1次，2周为1个疗程，疗程间休息1周。一般用2~3个疗程。

【功效】清热解毒凉血。

【适应证】**溃疡性结肠炎（湿热蕴结大肠证）**。症见：黏液血便，不成形软便，腹痛，伴里急后重，进刺激性食物诱发或加重，舌质红、苔黄腻，脉滑。

【来源】陈湘君，赵鸿，蒋一鸣，等. 内服与灌肠并用治疗溃疡性结肠炎［J］. 陕西中医，1985，11：492~494.

生石膏合剂灌肠

生石膏粉100g　云南白药2g　2%奴夫卡因20ml　温开水250ml

【用法】取右侧卧位。用25、28号肛管插入肛门，深度15~30cm，以低压缓慢灌入。灌肠后臀部垫高，仰俯卧位交替一二次，至少半小时。每7~10天为1个疗程，2个疗程间停药4天。

【功效】清热解毒。

【适应证】**慢性溃疡性结肠炎（湿热下注证）**。症见：黏液血便，或为糊状便或为不成形软便，腹痛，伴里急后重，受凉或进刺激性食物诱发或加重，舌质红、苔黄腻，脉滑。

【疗效】治疗本病100例，疗效显著59例，良好28例，尚可10例，无效3例，总有效率为97%。

【来源】唐德晰，李恒明. 生石膏合剂灌肠治疗慢性溃疡性结肠炎100例［J］. 四川中医，1988，（4）：45.

土苦汤灌肠

土大黄30g　苦参30g　白及10g　地榆炭10g　杜仲炭10g

【用法】每剂浓煎100ml，药温37℃~39℃，以导尿管作肛管插入20cm以上，用100ml注射器缓慢推注，然后安静卧床（一般可保留12小时以上），20天为1个疗程，疗程间休息5天。

【功效】清化湿热，凉血止血。

【适应证】**慢性溃疡性结肠炎（湿热蕴结证）**。症见：黏液血便，或糊状便或不成形软便，腹痛，伴里急后重，受凉或进刺激性食物诱发或加重，舌质红、苔黄腻，脉滑。

【疗效】治疗本病 31 例，治愈 25 例，好转 5 例，恶化 1 例，总有效率为 96.8%。

【来源】李祝勋，张世英. 土苦汤保留灌肠治疗慢性溃疡性结肠炎 31 例临床观察 [J]. 新中医，1986，10：37～38.

菊榆合剂灌肠

　　菊花 15g　地榆 15g　十大功劳 10g　苦参 9g　黄芩 9g　大飞扬 9g

【用法】水煎成 100ml，加山莨菪碱 20mg，里急后重、脓血便严重者加氢化可的松 50mg。每晚睡前保留灌肠，15 次为 1 个疗程。

【功效】清热燥湿，解毒止血。

【适应证】**溃疡性结肠炎（湿热内蕴、伤及血络型）**。症见：腹泻，里急后重，大便黏液，血便，舌质淡红、苔薄，脉滑。

【疗效】治疗本病 55 例，治愈 35 例，好转 17 例，无效 3 例，总有效率为 94.5%。

【来源】刘鼎清. 自拟菊榆合剂灌肠治疗溃疡性结肠炎 55 例 [J]. 广西中医药，1986，（4）：12.

调气止泻方合灌肠方

　　调气止泻方：炙升麻 6g　桔梗 6g　羌活 6g　枳壳 12g　青皮 12g　炒谷芽 12g　炒麦芽 12g　焦白术 10g　茯苓 10g　木香 3g　黄连 3g

　　灌肠方：三七粉 6g　珍珠粉 6g　五倍子 30g　白及 30g　生地榆 30g　黄连 10g　儿茶 3g

【用法】调气止泻方：水煎服，每日 1 次，分 2 次温服。灌肠方：水煎取汁，每晚灌肠 1 次，药温以 30℃ 左右为宜，病变部位较低者药液取 50ml 左右，病变部位较高者则取 100ml 左右，灌肠时患者取左侧卧位，灌毕转为右侧卧位，保留时间越长越好，最少 1 小时以上。30 日为 1 个疗程，必要时休息数日再行第二疗程。

【功效】行气导滞，清肠泄热。

【适应证】**溃疡性结肠炎（气滞湿阻、热郁肠道证）**。症见：腹泻月余，每日 3~5 次，夹杂黏液脓血，下腹痉挛样疼痛，里急后重，脘腹胀满，舌苔薄黄，脉弦。

【疗效】随访半年，未见复发。

【来源】唐于群. 唐让尧老中医治疗溃疡性结肠炎的经验［J］. 安徽中医学院学报，1989，（1）：25.

木香槟榔丸合灌肠方

木香槟榔丸：木香 3g　黄连 3g　生大黄 3g　黑丑 3g　肉桂 3g　炮姜 3g　炙升麻 3g　槟榔 6g　茯苓 6g　枳实 9g　青皮 9g

灌肠方：三七粉 6g　珍珠粉 6g　五倍子 30g　白及 30g　生地榆 30g　黄连 10g　儿茶 3g

【用法】木香槟榔丸：水煎服，每日 1 剂，分 2 次服。灌肠方：水煎取汁，每晚灌肠 1 次，药温以 30℃ 左右为宜，病变部位较低者药液取 50ml 左右，病变部位较高者则取 100ml 左右，灌肠时患者取左侧卧位，灌毕转为右侧卧位，保留时间越长越好，最少 1 小时以上。30 日为 1 个疗程，必要时休息数日再行第二疗程。

【功效】清化湿热。

【适应证】**溃疡性结肠炎（湿热积滞、瘀毒内蕴证）**。症见：低热贫血，消瘦纳差，左下腹隐痛，大便鱼肠色样，脉沉舌暗。

【疗效】随访半年，未见复发。

【来源】唐于群. 唐让尧老中医治疗溃疡性结肠炎的经验［J］. 安徽中医学院学报，1989，（1）：25.

溃结汤

生黄芪 30g　川黄连 10g　罂粟壳 15g　补骨脂 15g　五倍子 15g　地榆 15g

【用法】开水煎 20 分钟，每日 1 剂，每服 200~300ml，每日 3 次。溃结汤方 1 剂，入水 500ml，文火煎至 100ml 保留灌肠，每日 2 次，1 周为 1 个疗程。

【功效】温补脾肾，清化湿浊，涩肠止泻。

【适应证】**溃疡性结肠炎（湿蕴胃肠证）**。症见：以黏液脓血便为主，平均每日三四次，伴腹痛，便前下坠，乏力，眩晕，舌苔黄腻，脉滑细。

【疗效】治疗本病 82 例，痊愈 79 例（占 96.3%），好转 3 例（占 3.7%），总有效率为 100%。

【来源】史继渊. 溃结汤治疗 82 例溃疡性结肠炎临床观察［J］. 四川中医，1989，10：28.

❀ 泄宁 I 号、II 号、III 号

泄宁 I 号组成：巴豆霜、大黄、甘遂各等份，共为极细末，装胶囊备用

泄宁 II 号组成：党参 30g　白术 10g　茯苓 20g　陈皮 10g　山药 30g　附子 10g　干姜 10g　川椒 5g　乌梅 15g　石榴皮 15g　黄连 10g　黄芩 10g

泄宁 III 号（灌肠方）组成：黄柏 10g　白头翁 10g　苦参 30g　紫草 30g　椿根白皮 30g　五倍子 10g

【用法】泄宁 I 号每个胶囊含生药 0.3g，一般每服 0.6g，体质差者服 0.3g，体质壮实者可服至 0.9g。泄宁 II 号：开水煎药，每日 1 剂，分 2 次服。泄宁 III 号（灌肠方）：加水 1000ml，水煎浓缩至 200ml，用于保留灌肠。晨起空腹用盐开水送服泄宁 I 号，服药后一般 2~4 小时后出现连续泄泻黏液稀便 3~5 次（翌日腹部明显舒畅，腹痛、腹胀、泄泻均大有好转。一般不会引起脱水及其他严重副作用）。泻后即服泄宁 II 号，每日 1 剂，连服 1 周。第二周始重复第一周服药方法，共服 7 周为 1 个疗程。泄宁 III 号保留灌肠方：灌肠前嘱患者排空粪便，将浓缩液分为早晚 2 次，液温保持在 38℃~39℃之间，用灌肠器尽量深部灌入，灌后静卧 1 小时，然后胸膝卧位 10~20 分钟，左侧卧位、右侧卧位各 10 分钟，方可离床活动。

【功效】泄宁 I 号：荡涤寒积热结，攻逐痰湿水饮；泄宁 II 号方：温肾健脾，清化湿热，敛肠止泻；泄宁 III 号：清热化湿。

【适应证】**溃疡性结肠炎（脾肾阳虚，水湿痰饮内生，寒积热结稽留肠胃证）**。症见：持续性或反复发作性腹泻 3~6 次/日，甚或 10 次/日以上；脓血或黏液便，伴腹痛或腹胀，下坠感，乏力，畏寒。

【临证加减】伴有明显腹痛、腹胀、泻后痛减等症者，于泻宁 II 号汤剂中选加厚朴 10g、枳壳 10g、槟榔 10g、木香 10g、防风 10g、柴胡 10g、白芍 15g；症见纳差不食，食而不化者，汤剂中加焦三仙各 15g、砂仁 6g；症见腰痛、畏寒、少腹冷痛、晨起即泻症状明显者，汤剂中选加肉桂 5g、芡实 30g、补骨脂 10g、吴茱萸 10g、肉豆蔻 10g、五味子 10g

【疗效】治疗本病 30 例中，基本缓解 11 例，占 36.7%；部分缓解 19 例，

占 63.3%。

【来源】刘国安，张延昌，乔丽华，等. 祛邪扶正并用治疗溃疡性结肠炎的体会——附 30 例临床分析 [J]. 中医杂志，1985，(9)：29～31.

三物备急丸合复方黄芪颗粒合阿胶合剂灌肠

三物备急丸：大黄　巴豆^{去油成霜}　干姜各等份

复方黄芪颗粒糖粉：黄芪^{蜜炙}50g　山药 50g　薏苡仁 50g　芡实 50g　高粱粉 200g　乌梅 40g　丁香 4g　草果 6g

阿胶合剂：阿胶 30g　盐酸山莨菪碱 10mg　扑尔敏 8mg

【用法】三物备急丸：共研细末，炼蜜为丸，每丸重 2g，每次服 1 丸，每日 1 次，空腹温开水送下，连服 2 天。复方黄芪颗粒糖粉：上药分别打碎，各炒焦黑，以上共为细末，放入锅内加入白糖 200g 炒热，搅拌均匀，形成颗粒，待冷装瓶备用，每日服 3～5 次，每次 3～4 匙。沸水调服或掺于粥饭内均可，15～20 天为 1 个疗程。阿胶合剂：阿胶 30g，加水 80～100ml 烊化后待温加入盐酸山莨菪碱 10mg、扑尔敏 8mg 等调匀，每晚睡前排空大便后行保留灌肠，每日 1 次，15～20 天为 1 个疗程。

【功效】升阳补脾益气。

【适应证】**慢性非特异性溃疡性结肠炎（脾虚积滞型）**。症见：腹痛、泻黏液稀便多次，伴有纳差倦怠、腹胀肠鸣、便下不爽，形体消瘦，面色晦滞，舌质淡、苔薄白，脉沉涩。

【疗效】治疗本病 100 例中，基本治愈 72 例，明显好转 24 例，好转 2 例，无效 2 例。远期疗效观察，随访 70 例，治愈 6 年以上者 30 例，1 年以上者 36 例，4 例复发症状较轻，用药治疗好转，总有效率为 98%。

【来源】郭松河，李怀军，聂玉林. 一攻二补三灌肠治疗慢性非特异性溃疡性结肠炎 100 例报告 [J]. 河北中医，1989，(6)：1.

银茵汤

一号方：金银花 12g　茵陈 15g　广木香 10g　川黄连 8g　山楂肉 10g　白头翁 15g　莱菔子 10g　枳壳 10g　白芍 10g　甘草 5g

二号方：金银花 15g　茵陈 15g　大黄 8g　槐花 12g　煅牡蛎 30g　诃子 12g

【用法】银茵汤一号方：每日 1 剂，水煎至 200ml，分 2～3 次服完。银茵汤二号方：每日 1 剂，水煎取 200ml，晚上睡前保留灌肠 1 次，若寒冷季节，药液加热至40℃～50℃，7～10分钟注完药液，嘱患者保持左侧卧位40～60分钟，10天为1个疗程，一般用2～8个疗程，2个疗程间休息1周。

【功效】清湿热，理气导滞。

【适应证】**慢性溃疡性结肠炎（湿热证）。**症见：左腹痛，呈隐痛或胀痛，大便每日4～6次，稀便有黏液脓血，肛门急胀感，遇食油腻则症状加重，伴有口苦，腹胀，纳呆，乏力，小便黄，舌质红、苔黄腻，脉缓滑。

【临证加减】若脓血黏液便明显者加槐花10g、地榆12g、大黄6g、黄柏10g；食欲减退者加槟榔10g、布渣叶10g；腹胀痛者加厚朴10g；久泻不止者加诃子12g；脾虚者加莲肉12g、山药12g、薏苡仁12g、扁豆10g。

【疗效】治疗本病30例，基本治愈者10例，好转20例。1年以后随访观察18例，复发10例。

【来源】雷在彪. 自拟银茵汤治疗慢性溃疡性结肠炎30例 [J]. 广西中医药，1987，(2)：1～2.

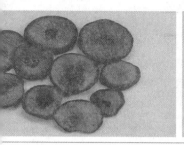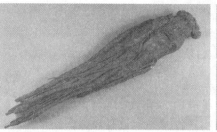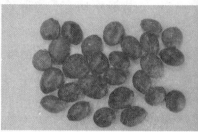

第二十一章

先天性巨结肠

先天性巨结肠是小儿常见的先天性消化道畸形疾病，多发生于新生儿。目前认为本病因系肠壁肌间神经节细胞缺如，是在胚胎 6～12 周时神经母细胞向消化壁移行过程中，出现发育停顿所致。大多神经发育不正常的肠段，只限于直肠及乙状结肠的远端部分，个别病例波及全结肠甚至小肠。由于病变部位的肠管不断发生痉挛状态以致造成结肠远段运动功能紊乱而梗阻，粪便通过发生困难，往往郁滞于近段结肠。痉挛肠管的近端由于长期肠内淤积，导致肠管逐渐扩张、肥厚而形成巨结肠。临床症见大便闭结，腹胀呕吐，食欲不佳，病程延长导致营养不良、疮证。

中医学无此病名，根据临床症状，似属中医学"臌胀"、"便秘"范畴。本病多发生于小儿，小儿脏腑娇嫩，形气未充，"脾常不足"，肠道嫩弱，易致邪气瘀滞而发热，热邪灼津，实邪壅滞肠间致燥屎内结、腑气不通而致病。治疗当以通腑为主。

🌸 加味宽肠理气汤

木香 3~6g　乌药 3~6g　陈皮 3~6g　白芍 3~6g　黄芪 3~6g　大黄^{后下}3~6g　桃仁 1~3g　青皮 1~3g　枳壳 1~3g　柴胡 1~3g

【用法】水煎服，每日 1 剂，早晚 2 次温服。

【功效】补肝行气，导滞通腑。

【适应证】**先天性巨结肠（脾虚气滞证）**。症见：精神萎靡，面色无华，腹胀如鼓，腹皮上青筋显露，腹部可触及大小包块数个，舌质红、苔薄白，脉弦，或小儿指纹青、达气关。

【疗效】总观察数 18 例，17 例有效，1 例无效。

【来源】朱佑民. 加味宽肠理气汤治疗先天性巨结肠［J］. 四川中医，1992，11：48.

🌸 脾约麻仁丸加减

火麻仁 6g　杏仁 6g　瓜蒌仁 6g　枳实 6g　制川厚朴 6g　广木香 2~4.5g　陈皮 3~4.5g　大腹皮 6g　生白芍 4.5~6g　白蜜^{冲入}30g

【用法】水煎服，每日 1 剂，早晚 2 次温服。

【功效】行气导滞，润肠通便。

【适应证】**先天性巨结肠（腑实内积证）**。症见：大便秘结，腹部胀满膨隆，呕吐纳差，烦躁不宁，舌红、苔垢腻，脉滑。

【临证加减】若见呕吐甚者加姜半夏 4.5~6g；若大便已通畅，腹胀缓解，加谷芽、鸡内金；若病程较长，有疳证形成加干蟾皮 3~4.5g、胡黄连 6g。

【来源】谢翠珠. 李德桂治疗小儿先天性巨结肠经验［J］. 浙江中医学院学报，1986（1）：32.

🌸 厚朴三物汤

厚朴 5g　枳实 3g　大黄 3g

【用法】水煎服，每日 1 剂，早晚 2 次温服。

【功效】行气泄满，荡涤积滞。

【适应证】**先天性巨结肠（腑实气滞，胃肠闭阻证）**。症见：腹部膨隆，板硬如鼓，腹壁青筋显露，扪之如荆条，呕吐频繁，呼吸气粗，不思乳食，口气秽臭，小便黄少。舌质红、苔薄黄，脉弦数，小儿指纹过气关，色紫滞。

【来源】《金匮要略》

🌸 益气活血汤

太子参 10g　茯苓 10g　黄芩 15g　枳壳 15g　益母草 15g　何首乌 15g　白术 20g　当归 5g　桃仁 5g　红花 5g　地鳖虫 5g　番泻叶^{另包,泡水服}5g　升麻 12g　草豆蔻 3g

【用法】水煎服，每日 1 剂，早晚 2 次温服。

【功效】益气助运，活血开闭。

【适应证】**先天性巨结肠（气虚瘀滞、胃肠闭阻证）**。症见：精神萎靡，面色少华，身体消瘦，腹胀如鼓，肚皮青筋显露如蛛网，左腹现肠型，腹痛拒按，肠鸣减弱，舌质淡红、苔厚腻，脉细。

【来源】刘晓兰，蒋德源. 益气活血汤治先天性巨结肠症 [J]. 四川中医，1989，(7)：26.

🌸 小承气汤

熟大黄^{后下}3g　厚朴 3g　枳实 3g　柴胡 5g　槟榔 3g　炒莱菔子 3g　桃仁 2g　砂仁^{后下}2g　生麦芽 6g　生谷芽 6g

【用法】每日 1 剂。水煎取汁 150ml，每小时喂服 15～20ml，同时给予紫草油外擦肛门。

【功效】泻热攻下，导滞和中。

【适应证】**先天性巨结肠（阳明腑实证）**。症见：谵语潮热，大便秘结，胸腹痞满，舌苔老黄，脉滑而疾。

【来源】《伤寒论》

🌸 推拿加中药敷脐法

生大黄　玄明粉颗粒剂等量

【用法】推拿手法：患儿仰卧于床，裸露腹部，医者坐其侧，以温热之手按顺时针方向施缓慢摩法并配合震颤手法作用于患儿腹部，时间约 5 分钟。患儿俯卧，医者以左手托住其左手，右手施补脾胃、揉板门、清大肠、顺运内八卦、运水入土各 200 次；揉龟尾，医者以拇指或中指指腹揉患儿龟尾 1 分钟；推下七节骨，医者双拇指螺纹面或偏峰交替快速向下推七节骨 100 次；捏脊，自下向上提捏患儿脊柱及其双侧皮肤 5 遍。按揉放松腰骶部，结束治疗。此法每日 1 次，1 个月为 1 个疗程。中药敷脐法：生大黄和玄明粉颗粒剂等量混合，敷于脐，以 5cm×5cm 的纸胶布贴敷固定，24 小时更换 1 次，连贴 3 日，停 2 日。如此循环，1 个月为 1 个疗程。

【功效】健脾助运，荡涤肠腑邪热积滞。

【适应证】**先天性巨结肠（气虚证）**。症见：腹痛而胀，腹部隆起，大便不畅，舌质淡、苔薄白，脉弦欠力。

【疗效】治疗本病 9 例，治愈 7 例，好转 2 例，全部有效。

【来源】杨晓仙，金宏柱. 推拿加中药敷脐法治疗小儿先天性巨结肠 9 例 ［J］. 南京中医药大学学报，2008，（3）：196.

❁ 白豆蔻散合外敷方

白豆蔻 2g 缩砂仁 2g 醋制扣青皮 3g 广陈皮 3g 制香附 3g 蓬莪术 2g 紫苏梗 3g 炙甘草 2g

【用法】取清水 1 杯，武火煎煮 2 次合匀，共 150ml，每次服 3～5ml，不时温服。外用麝香膏贴敷肚脐，先将黑膏药加温摊开，再将麝香粉末 0.2g 均匀撒在膏药中心，趁热贴在患儿肚脐上（7 天后揭去）。

【功效】温通行气，开闭散结。

【适应证】**先天性巨结肠（胎禀不足、脾胃气滞证）**。症见：胎粪排出延迟，继之大便不通，伴面色萎黄，高度腹胀、腹壁皮肤光亮，静脉怒张、脐凸、呕吐、呼吸困难，神疲气怯，啼声低微，口舌滑润，舌苔中心薄白而腻。

【来源】李延松. 温通行气法治疗先天性巨结肠三例报告 ［J］. 湖北中医杂志，1986，（5）：20～21.

❁ 猪胆汁灌肠

新鲜猪胆 1～2 只

【用法】用针刺破猪胆并收集胆汁，加水 2 倍煮沸消毒，待冷。据年龄选择肛管，接上甘油灌肠器或 50ml 针筒，吸取胆汁液缓慢注入肠腔，每次 30～50ml，隔日 1 次，7～10 次后自动解便能力可增强，后改为 1～2 次/周。

【功效】助消化，通便，导泻。

【适应证】**先天性巨结肠不能手术者（热毒内蕴证）**。症见：腹痛而胀，大便不爽，舌质红、苔黄，脉滑。

【疗效】24 例患儿均获近期明显疗效，经 1～3 个月随访 13 例，均无副作用，2 年以上随访的 5 例发育正常。

【来源】张聘泉. 猪胆汁佐治先天性巨结肠 24 例 ［J］. 实用儿科临床杂志，1990，（4）：232～233.

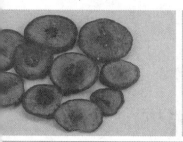 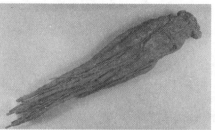 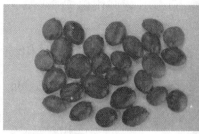

第二十二章
肠 梗 阻

　　肠梗阻是指肠内容物不能正常通过肠道，表现为腹痛剧烈，伴恶心呕吐、吐所食之物、大便秘结等的病证。按梗阻程度，分为不全性肠梗阻和完全性肠梗阻；按肠壁有无血运障碍，分为绞窄性肠梗阻和单纯性肠梗阻；按梗阻部位，分为高位（空肠上段）肠梗肠和低位（回肠末段和结肠）肠梗阻；按发展过程的快慢，分为急性肠梗阻和慢性肠梗阻。

　　本病的治疗方法主要有基础治疗（禁食及胃肠减压，纠正水及电解质紊乱、酸碱平衡失调，防治感染及毒血症）、手术治疗。

　　本病属于中医学"腹痛"、"便秘"等范畴。主要病机是肠道气机阻滞，可分为虚实两证，虚者常因脾胃虚弱、气血不足引起；实证可为湿热内蕴、气机瘀血阻滞等引起。治疗上，应根据证候进行补虚泄实施治。若出现完全性肠梗阻，亦应结合中西医方法或进行手术治疗。

🪷 加味保和汤

连翘30g　茯苓15g　半夏9g　陈皮15g　炒莱菔子30g　焦四仙各15g　火麻仁30g　枳壳15g　延胡索12g　荔枝核15g　大黄6g　桃仁10g

【用法】水煎2次，两煎取汁600ml，每次100ml口服或胃管注入，每日6次，每日1剂。由胃管注入者，注药后应夹闭胃管2小再行松开，待肛门排气排便后拔除胃管，改为口服。梗阻症状完全缓解后继续服用7～10日。

【功效】行气通腑，活血化瘀。

【适应证】**粘连性肠梗阻（气滞血瘀证）**。症见：腹部瘢痕，腹痛、腹胀，持续发作，纳食则甚，便秘或大便不畅，舌质淡、苔薄白，脉弦。

【疗效】治疗本病31例，其中临床治愈30例，无效1例，临床治愈率为96.8%。梗阻缓解时间9～28小时，平均19小时。

【来源】赵建丽. 加味保和汤治疗粘连性肠梗阻31例临床观察 [J]. 山西中医学院学报，2004，5（1）：32.

🪷 复方大承气汤

大黄20g　厚朴12g　枳实12g　芒硝30g　炒莱菔子30g　桃仁12g　赤芍15g

【用法】由中药制剂室制为煎剂并浓缩为200ml，将200ml药汁自胃管灌注，每日1次，连续治疗3日。

【功效】通里攻下，行气消胀。

【适应证】**粘连性肠梗阻（阳明腑实证）**。症见：腹痛、腹胀，恶心呕吐，大便不畅，或多日不便，舌质红、苔黄腻，脉滑实。

【疗效】治疗本病38例，其中治愈35例，好转2例，无效1例，治愈率为92.17%，总有效率为97.4%。

【来源】刘爱萍，刘战河，冯立中. 复方大承气汤治疗粘连性肠梗阻38例 [J]. 中国现代药物运用，2009，3（16）：127～128.

🪷 化瘀通腑祛粘汤

桃仁10g　红花10g　川芎10g　赤芍10g　当归10g　生地黄10g　川牛膝10g　大黄^(后下)15g　芒硝^(冲服)2g　枳实10g　厚朴10g　炒莱菔子15g　延胡索30g　川楝子10g　柴胡10g　桔梗10g　甘草10g　木

香 15g

【用法】水煎服，每日 1 剂，分 2 次温服。

【功效】通里攻下，行气化瘀。

【适应证】**粘连性肠梗阻（气滞血瘀证）**。症见：腹痛腹胀，腹内气窜，便秘，纳食则甚，舌质淡、苔暗黑，脉弦细。

【疗效】治疗本病 30 例，临床治愈 20 例，显效 5 例，有效 3 例，无效 2 例，总有效率为 93.33%。

【来源】郭灿勋，孟国印，丁银姬，等. 化瘀通腑祛粘汤治疗粘连性肠梗阻 30 例 [J]. 河北中医药学报，2009，(1)：33.

理气汤

蒲公英 30g　莱菔子 30g　黄芪 12g　川贝 12g　桃仁 12g　厚朴 12g　白芍 12g　太子参 12　陈皮 9g　甘草 6g　广木香 12g　芒硝^{冲服}6g

【用法】水煎取药汁约 300ml，可从胃管注入此药，每次注入 150ml，关闭胃管，1 小时后再次注入 150ml，每日 1 剂。

【功效】益气活血，润肠通便。

【适应证】**肠梗阻（气滞血瘀证）**。症见：腹痛而胀，恶心呕吐，排便不畅，神疲乏力，纳食不香，舌质淡、苔薄白，脉弦无力。

【疗效】治疗肠梗阻 66 例，其中治愈 48 例，好转 16 例，无效 2 例，总有效率为 96.97%。

【来源】牟利江. 中西医结合治疗 66 例肠梗阻患者的临床疗效分析 [J]. 当代医药论丛，2014，12 (6)：158.

通里活血汤

厚朴 25g　赤芍 15g　桃仁 10g　大黄 15～20g　芒硝^{冲服}10g

【用法】水煎取药汁约 200ml，分 2 次温服，每日 1 剂。

【功效】通里攻下，活血化瘀。

【适应证】**早期炎性肠梗阻（阳明腑实证）**。症见：腹胀身重，难以转侧，呕吐，停止排便、排气，甚则谵语，遗尿等。

【疗效】共治疗 48 例，44 例经中药保守治疗治愈，治愈率为 91.6%。其中治愈时间在 1 周内者 12 例，1～2 周者 16 例，2～3 周者 10 例，3～4 周者 6 例；平均治愈时间 11 天。3 例应用药物缓解后又出现炎性梗阻症状，1 例手术松解粘连，术后再次出现炎性梗阻，保守治疗 4 周无效，均行部分小肠切除术。

【来源】陈跃平，陈景雲，何耀帮. 中医治疗 48 例早期炎性肠梗阻的临床疗效 [J]. 求医问药，2012，10（6）：695.

🪷 补中益气汤加巴豆

黄芪 15g　党参 15g　白术 10g　炙甘草 15g　当归 10g　陈皮 6g　升麻 6g　柴胡 12g　生姜 9 片　大枣 6 枚　巴豆^{去皮}3 粒

【用法】补中益气汤原方水煎 20 分钟浓缩至 200ml 置凉，取巴豆仁 1 粒（去皮）送服，观察 1 小时，若无排气，再服 1 粒；若连服 3 粒后，24 小时内仍无排便、排气则转外科治疗，视为无效。

【功效】益气扶正，温里攻下。

【适应证】单纯性肠梗阻（气虚型）。症见：腹胀、呕吐，停止排便、排气，少气懒言，面色无华，舌质淡、苔薄白，脉缓无力或细弱。

【疗效】共治疗 40 例，除 3 例经治疗无效转外科手术外，其他 37 例均痊愈（其中 35 例服用巴豆 1 粒即痊愈），总有效率为 92.5%。

【来源】王长海，张仲海，李锋，等. 补中益气汤加巴豆治疗单纯性肠梗阻 [J]. 中国中医急症，1998，7（1）：16.

🪷 温阳通腑外敷方

木香 20g　丁香 20g　厚朴 20g　枳实 20g　延胡索 20g　乌药 20g　穿山甲 10g　全蝎 10g　干姜 10g　肉桂 10g

【用法】颗粒剂，每日 1 剂，以蜂蜜和姜汁调成糊状药膏备用。敷药方法：选中脘、下脘、神阙穴为贴敷点；敷药时用温水清洗局部穴位后，以鲜姜片轻擦穴位，再外敷上述药膏（外敷面积 5cm×5cm 左右，敷药厚度约为 2mm），敷盖纱布，在纱布上再敷盖 1 层塑料薄膜，用无纺布固定，每日 2 次，每次 4～8 小时。14 天为 1 个疗程。

【功效】温阳散寒，行气通腑。

【适应证】肿瘤术后粘连性肠梗阻（寒证）。症见：腹痛而胀，寒则加剧，纳食减少，大便秘结，舌质淡、苔白厚腻，脉弦而缓。

【疗效】治疗本病 37 例，15 例 1 周后自觉症状完全消失（无腹胀腹痛，无恶心呕吐；已有排气、排便），拔除胃肠减压管，恢复正常进食；14 例 2 周后自觉症状完全消失，拔除胃肠减压管，恢复正常进食；6 例 2 周后自觉症状未完全消失，但不影响进食和排便，偶有恶心呕吐。2 例患者经过 2 周治疗后临床症状无减轻，放弃本次治疗。治愈率为 78.4%，总有效率为 94.6%。

【来源】左明焕，袁莉，刘传波，等. 中药外敷治疗肿瘤术后局部寒证型粘连性肠梗阻 37 例的效果［J］. 中国医药导报，2014，20：94～97.

猪胆汁灌肠

猪胆汁 20～30ml　　石蜡 10～20ml

【用法】取新鲜猪胆 1～2 个（冰冻猪胆也可），用空针抽取胆汁 20～30ml，同一注射器再抽取食醋 10～20ml，用肛管或橡皮导尿管缓缓注入直肠内，用纱布堵塞肛门后右侧卧位 30 分钟。

【功效】清热解毒，通便。

【适应证】**蛔虫性肠梗阻（热毒阻滞证）**。症见：阵发性腹痛而胀，恶心呕吐，有时吐出或便出蛔虫，大便不通，舌质淡、苔薄白，脉弦。

【疗效】治疗本病 51 例，其中良效：灌肠 1 次后，腹痛和腹部包块消失，有排气、排便或排虫，共 45 例；有效：2 次灌肠后腹痛及腹部包块均消失，出现排便、排气或排虫，共 6 例。

【来源】徐庆瑞，顾介友. 猪胆汁灌肠治疗蛔虫性肠梗阻 51 例［J］. 临沂医专学报，1988，11：112.

大承气汤加味合灌肠

生大黄[后下]20g　芒硝[冲服]15g　枳实 10g　厚朴 10g　黄芪 10g　生地黄 10g　丹参 20g

【用法】水煎取汁 300ml，每日 1 剂。早晚由胃管注入 150ml，注药后夹闭胃管 2 小时再放开；另外 150ml，早晚保留灌肠 1 次。每天排出稀便 2～3 次，症状解除且饮食恢复 2 日以上者为停药指征。

【功效】泄热通便，益气活血。

【适应证】**腹部手术后早期炎性肠梗阻（肠胃燥实、瘀滞不通型）**。症见：术后腹痛腹胀，纳食减少，大便不畅，舌质淡、苔薄白，脉弦。

【疗效】治疗本病 34 例，其中治愈 33 例，无效 1 例，治愈率为 97%。治愈时间为 6～17 天，平均 10 天。

【来源】李瑞. 大承气汤加味治疗术后早期炎性肠梗阻 34 例［J］. 中国中西医结合外科杂志，2007，（2）：129～130.

加味麻仁汤灌肠

枳实 12g　厚朴 12g　藿香 12g　紫苏梗 12g　白芍 12g　败酱草

12g　蒲公英 12g　大黄^{后下}9g　黄连 9g　杏仁 9g　木香 9g　甘草 9g

【用法】加水 600ml，浓煎至 200ml，以无菌纱布过滤，沉淀后待药液温度降至 38℃左右，令患者取侧卧位，屈髋、屈膝，臀部靠近床沿，并抬高 15～20cm，取涂以石蜡油的肛管插入直肠 20～30cm，先用注射器将麻油注入肛管，再连接灌肠袋，将药液以 100 滴/分左右速度滴入。滴完药液后，拔出肛管，令患者静卧，药液留置时间 2 小时以上，每 8 小时灌肠 1 次。于肛门排气或排便后停止治疗，每日 1 剂。

【功效】行气泄热，通里攻下。

【适应证】**术后粘连性肠梗阻（热毒气滞型）**。症见：腹痛而胀，恶心呕吐，食后加剧，大便不畅，舌质淡、苔薄白，脉实。

【疗效】治疗本病 43 例，其中治愈 39 例（占 90.7%），无效 4 例（占 9.3%），平均治愈时间 29.21±2.94 小时。

【来源】张桂芳，刘明芳. 加味麻仁汤灌肠治疗术后粘连性肠梗阻疗效观察［J］. 中国中医药信息杂志，2011，18（2）：81.

❀ 苦寒泻下方灌肠

大黄 20g　芒硝 10g　厚朴 20g　枳实 20g　桃仁 15g　红花 15g　三棱 15g　莪术 15g

【用法】由自动煎药机加工成无渣液态袋装，200ml/袋，共 2 袋。每次 1 袋，加温至 38℃灌肠，保留 3～60 分钟，每日 2 次，每日 1 剂。

【功效】通里攻下，行气祛瘀。

【适应证】**术后粘连性肠梗阻（气滞血瘀证）**。症见：腹痛腹胀，腹部隆起，恶心呕吐，大便少而不畅，舌质淡、苔薄白，脉弦。

【疗效】治疗本病 39 例，其中临床治愈 30 例，好转 8 例，无效 1 例。临床治愈率为 76.9%，总有效率为 97.4%。

【来源】宋易华，徐志峰，高朝霞. 苦寒泻下方灌肠治疗粘连性肠梗阻临床观察［J］. 河北中医药学报，2011，26（3）：26～27.

❀ 六磨汤加减肛滴合针刺

六磨汤：木香 10g　乌药 10g　枳实 10g　大黄 10g　赤芍 10g　沉香 6g　红藤 15g　白术 20g

取穴：足三里　上巨虚　下巨虚　合谷　太冲

【用法】中药肛滴方法：煎取药汁 200ml，装入空瓶接滴管连肛管，插入肛门 20cm 左右，缓慢滴入，嘱患者先侧卧后平卧，保留药液 1 小时，以利于药液充分吸收。针刺方法：患者取仰卧位，皮肤常规消毒，用 1.5 寸毫针快速进针，捻转得气后，留针 20 分钟。

【功效】通里攻下，行气化瘀。

【适应证】**恶性肠梗阻（气滞血瘀证）**。症见：腹痛腹胀，恶心呕吐，大便不畅，舌质淡暗、苔薄白，脉涩。

【疗效】治疗本病 18 例，其中 7 例完全缓解，9 例好转，2 例无效，总有效率为 88.89%。肛门产生排气排便最短时间为 9 小时。

【来源】丁蓉，霍介格，王小宁，等. 针刺配合六磨汤肛滴治疗恶性肠梗阻 18 例 [J]. 陕西中医，2010，31（2）：208～209.

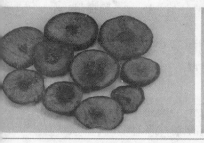 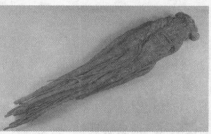 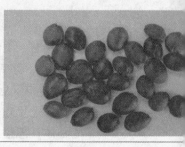

第二十三章
慢性阑尾炎

慢性阑尾炎是阑尾急性炎症消退后而遗留的阑尾慢性炎性病变，是由阑尾壁增厚、管腔狭窄、排空受阻等引起的右下腹痛和压痛反复发作。其发病可见于任何年龄阶段，多数曾有较典型的急性阑尾炎发作史，少数也可开始即呈慢性过程，剧烈运动或不洁饮食可诱发急性发作，多次发作后，右下腹可触及条索状质硬阑尾。

本病属中医学"肠痈"范畴，多因饮食不节，进食厚味、生冷、不洁之物，损伤肠胃，使其传化功能不利；或因饱食后急暴走或跌仆损伤，致肠腑血络损伤，瘀血凝滞，肠腑化热，瘀热互结，导致血败肉腐而成。少数阑尾炎患者阑尾腔内可见粪石、异物、虫卵等，易导致阑尾炎反复发作。治疗当以清热解毒、活血通络为主。

🪷 肠痈汤

金银花 50g　紫花地丁 20g　连翘 15g　虎杖 20g　蒲公英 30g　大黄^{后下}10g　甘草 15g　桃仁 10g

【用法】水煎服，每日 1 剂，早晚 2 次温服。

【功效】清热解毒，活血化瘀。

【适应证】**慢性阑尾炎（热毒瘀滞证）**。症见：右下腹部疼痛不适或隐痛，每因剧烈活动或饮食不节而诱发，舌质暗红、苔薄黄，脉滑。

【临证加减】大便燥结，加芒硝^{冲服}10g；恶心欲吐者加藿香 10g；便溏畏冷者去大黄、桃仁、连翘、加黄芪 30g、炙甘草 20g、炮姜 10g。

【疗效】治疗本病 48 例，1 周内治愈 12 例，占 25%；2 周内治愈 22 例，占 45.8%；3 周内治愈 7 例，占 14.6%；无效 7 例，占 14.6%。

【来源】周丽杰. 肠痈汤治疗慢性阑尾炎 48 例［J］. 现代医药卫生，2007，(2)：246.

🪷 大黄牡丹汤合薏苡附子败酱散

制大黄 5g　牡丹皮 10g　桃仁 10g　败酱草 20g　生薏苡仁 12g　制附片 3g　厚朴 6g　红藤 30g　土鳖虫 5g　制乳香 5g　没药 5g　白芍 12g　炒延胡索 10g　失笑散^{包煎}10g

【用法】水煎服，每日 1 剂，早晚 2 次温服。

【功效】清肠化湿，活血消瘀。

【适应证】**慢性阑尾炎（肠腑湿热瘀结证）**。症见：右下腹包块隆起，有触痛，腹胀，便溏不爽，口干苦黏，舌苔黄腻，脉小滑数。

【来源】陈四清，陶夏平. 大黄牡丹汤合薏苡附子败酱散治疗慢性阑尾炎［J］. 江苏中医药，2008，(5)：50～51.

🪷 鸡血藤煎

鸡血藤 60g

【用法】水煎服，每日 1 剂，分 2 次温服。

【功效】补血疏通经络。

【适应证】**慢性阑尾炎（浊气瘀血壅遏证）**。症见：右下腹疼痛，反复发作，舌质淡、苔薄，脉弦。

【来源】李瑞玉. 鸡血藤治疗慢性阑尾炎 [J]. 中医杂志，2003，(8)：573.

丹栀逍遥散

　　柴胡 10g　薄荷 10g　牡丹皮 10g　山栀子 10g　木香 10g　当归 15g　白芍 15g　茯苓 15g　山药 20g　生地黄 30g　槟榔 10g

【用法】水煎服，每日 1 剂，早晚 2 次温服。

【功效】疏肝理气养血。

【适应证】**慢性阑尾炎（肝郁化火证）**。症见：心烦意躁，头时掣痛，右少腹痛而拒按。舌质红、体瘦、苔薄，脉弦数。

【来源】郝文轩. 慢性阑尾炎辨治五法 [J]. 江苏中医，1991，(6)：12～13.

枳实芍药散合芍药甘草汤

　　白芍 30g　甘草 10g　枳壳 10g　木瓜 10g　龙骨 20g

【用法】水煎服，每日 1 剂，早晚 2 次温服。

【功效】解痉止痛，柔以缓急。

【适应证】**慢性阑尾炎（血亏筋燥，虚风妄动证）**。症见：右少腹拒痛，痛剧时下引右膝，左眼上睑时或抽动，舌赤，脉弦。

【来源】郝文轩. 慢性阑尾炎辨治五法 [J]. 江苏中医，1991，(6)：12～13.

大黄附子汤

　　大黄 10g　附子 10g　干姜 10g　川厚朴 15g　细辛 3g　槟榔 20g

【用法】水煎服，每日 1 剂，早晚 2 次温服。

【功效】温通阳明，消积导滞。

【适应证】**慢性阑尾炎（寒积阳明证）**。症见：右少腹攻痛，屈足则甚，小便虽利，大便稍难，舌苔白厚，脉象沉滑。

【来源】郝文轩. 慢性阑尾炎辨治五法 [J]. 江苏中医，1991，(6)：12～13.

黄芩滑石汤

　　黄芩 15g　川厚朴 15g　滑石 30g　薏苡仁 30g　栀子 10g　茯苓 20g　泽泻 15g

【用法】水煎服，每日 1 剂，早晚 2 次温服。

【功效】消热化湿，分理阴阳。

【适应证】**慢性阑尾炎（湿热稽留证）**。症见：右少腹闷痛，终日莫解，午后发热，手心独炽，舌苔黄腻，脉濡数。

【来源】郝文轩. 慢性阑尾炎辨治五法［J］. 江苏中医，1991，（6）：12～13.

清肠饮

金银花 30g 当归 20g 地榆 10g 薏苡仁 10g 麦冬 10g 玄参 10g 生甘草 6g 黄芩 6g

【用法】水煎服，每日 1 剂，早晚 2 次温服。

【功效】活血解毒，滋阴泻火。

【适应证】**慢性阑尾炎（阴血不足、热毒内蕴证）**。症见：右下腹部疼痛，腹肌稍紧张，阑尾区有压痛，面色苍白，大便不畅，舌淡、苔薄白，脉沉。

【疗效】治疗本病 198 例，治愈 152 例，有效 32 例，无效 14 例，总有效率为 92.9%。

【来源】王新民，何光荣. 清肠饮加减治疗慢性阑尾炎 198 例［J］. 新中医，1998，（1）：45～46.

附子理中汤

附子 10g 红参 10g 白术 15g 干姜 10g 炙甘草 10g 苍术 10g 藿香 10g 佩兰 10g 柴胡 10g 砂仁 10g 青皮 10g 枳实 10g 薏苡仁 10g

【用法】水煎服，每日 1 剂，早晚 2 次温服。

【功效】健脾温阳，疏肝化湿。

【适应证】**慢性阑尾炎（肝脾不和，阳虚湿滞证）**。症见：右下腹部疼痛，腹肌稍紧张，阑尾区有压痛，脘腹胀满，食少纳呆，喜热畏寒，形体肥胖，大便时溏时泻，舌淡、苔薄白，脉沉。

【来源】王国田. 王与贤治慢性阑尾炎经验［J］. 内蒙古中医药，1993，（1）：5～6.

升阳益胃汤

生黄芪 20g 白术 20g 党参 10g 黄连 10g 半夏 10g 甘草 10g 陈皮 10g 茯苓 20g 泽泻 10g 防风 10g 羌活 10g 独活 5g 柴胡 10g 白芍 15g 干姜 5g 大枣 3 枚 大黄 8g

【用法】水煎服，每日1剂，早晚2次温服。

【功效】补脾燥湿，升阳泻火。

【适应证】**慢性阑尾炎（脾胃气虚、湿热蕴结证）**。症见：右下腹疼痛拒按，食少呕逆，大便不爽，口苦胸满，太息，全身沉重，舌苔黄腻，脉沉无力。

【来源】王国田. 王与贤治慢性阑尾炎经验［J］. 内蒙古中医药，1993，(1)：5～6.

❀ 消痈膏外敷

黄柏10g　大黄10g　乳香10g　延胡索10g　甘草5g　冰片6g　凡士林50g

【用法】中药共为细末，用凡士林调成膏剂，外敷右下腹麦氏点处（右髂前上棘与脐连线的中外1/3交界处），直径为5～8cm，外用纱布敷盖，胶布固定，隔一天更换1次，7天为1个疗程。

【功效】行气祛瘀止痛，通腑泄热解毒。

【适应证】**慢性阑尾炎（湿阻气滞、瘀凝热壅证）**。症见：少腹痛，反复发作，时伴便秘，纳少口干，舌质红、苔薄黄，脉滑细。

【疗效】治疗本病48例，治愈33例，有效13例，无效2例，总有效率为95.8%。

【来源】孙以民，付文玉，杨毅. 消痈膏外敷治疗慢性阑尾炎［J］. 山东中医杂志，2002，(8)：458.

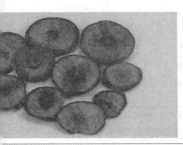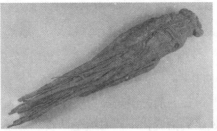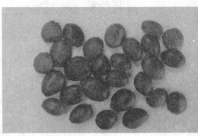

第二十四章
小肠梗阻

　　小肠梗阻是指小肠内容物在肠腔内通过时受阻，进而引起不同程度的腹痛腹胀、恶心呕吐、大便秘结等为主要表现的病证。一般多因腹部手术、疝气、腹内肿块压迫、蛔虫搏结、体位剧烈改变等引起。本病可引起肠腔内膨胀、积气积液，细菌大量繁殖，产生大量毒素，并且出现肠壁充血水肿，静脉血流受阻，产生血运障碍。

　　西医治疗本病主要包括抗感染，促进肠动力，改善微循环，禁食，加强支持治疗等。若为完全性不可逆的梗阻，应尽早进行手术治疗。

　　本病属中医学"关格"、"肠结"、"便秘"、"腹痛"等范畴，可因食积、热结、寒凝、虫阻或术后气血瘀滞等因素引起，病位在脾胃，属肠腑气机阻滞所致。治疗以通下为原则。

🌸 小承气汤

大黄 12g　厚朴 6g　枳实 9g

【用法】水煎服，每日 1 剂，中药经胃管注入，注入后夹管 2 小时，连续 6 天。治疗期间严密观察病情变化。同时给予禁食、持续性胃肠减压、静脉补液、抗感染等基础治疗，并积极纠正水及电解质和酸碱失衡。

【功效】通里攻下，清热解毒。

【适应证】**慢性不全性粘连性肠梗阻（实热证）**。症见：腹胀痛、拒按，口干口臭，大便秘结，或有身热，烦渴引饮，小便短赤，舌红、苔黄腻或燥，脉滑数。

【疗效】治疗本病 32 例，72 小时治愈率为 21.88%，72 小时总有效率为 84.38%。平均疗程为 9.2 天，其中 7 天内治愈 23 例。

【来源】张晓东. 小承气汤治疗慢性不全性粘连性肠梗阻 62 例 [J]. 中国中医药现代远程教育，2010，(9)：119~120.

🌸 厚朴三物汤

厚朴 15g　大黄 12g　枳实 9g

【用法】水煎服，每日 1 剂，胃管注入。同时予西医基础治疗（胃肠减压、营养支持、维持水及电解质平衡、抗感染）。

【功效】行气除满，去积通便。

【适应证】**小肠梗阻（实热内积证）**。症见：腹胀如鼓，腹中转气，腹痛时作时止，痛无定处，恶心呕吐，便闭，舌淡、苔薄白，脉弦紧。

【疗效】治疗本病 37 例，临床治愈 30 例，好转 4 例，无效 3 例，总有效率为 91.89%。

【来源】陈晖，陆喜荣，徐进康. 厚朴三物汤治疗肠梗阻 37 例临床观察 [J]. 长春中医药大学学报，2009，(4)：537.

🌸 温脾汤加减

大黄 15g　当归 9g　干姜 9g　附子 6g　人参 6g　芒硝 6g　甘草 6g

【用法】水煎服，每日 1 剂，早晚 2 次温服。同时予胃肠减压、补液、纠正酸碱平衡失调、抗感染、灌肠等基础治疗。

【功效】攻下冷积，温补脾阳。

【适应证】**单纯性动力不全性肠梗阻（阳虚寒积证）**。症见：全腹膨胀，阵发性腹痛，呕吐便闭，手足不温，舌淡、苔白，脉沉弦迟缓。

【疗效】治疗本病 32 例，临床控制 9 例，显效 20 例，好转 2 例，无效 1 例，总有效率为 96.88%。

【来源】陶秀良，李国成，罗树星，等. 温脾汤治疗单纯性动力不全性肠梗阻 32 例. 中国中西医结合消化杂志，2010，18（4）：269~270.

新加黄龙汤加减

生地黄 15g　生甘草 6g　人参^{另煎兑服} 6g　生大黄^{后下} 12g　芒硝^{冲服} 9g

玄参 15g　麦冬 15g　当归 6g　海参 2 条　姜汁 30ml

【用法】水煎服，每日 1 剂，分早晚温服，其中芒硝开水溶解后先服、生大黄后下、人参另煎兑服。同时予西医基础治疗：禁饮食，持续胃肠减压，纠正水及电解质失衡，营养支持等。

【功效】泻热通便，益气养阴。

【适应证】**老年性肠梗阻（里热实证）**。症见：腹部胀满，忽急忽缓，喜温喜按，恶心呕吐，大便不通，面白无华，或有潮热盗汗，舌淡或红、苔白，脉细弱或细数。

【疗效】治疗本病 58 例，治愈 40 例，好转 11 例，无效 7 例，总有效率为 87.9%。

【来源】陆敬宪，管翰粟. 新加黄龙汤治疗老年性肠梗阻临床观察 ［J］. 亚太传统医药，2015，19：128~129.

厚朴七物汤加减

厚朴 10g　桂枝 7.5g　甘草 10g　枳实 10g　生大黄 2.5g　生姜 5g

【用法】水煎服，每日 1 剂，早晚分服。

【功效】行气泄满，温中散寒。

【适应证】**小肠梗阻（脾阳虚证）**。症见：面色苍白，精神萎靡，时出冷汗，腹痛腹胀，呕吐黄色如大便样物，大便不通，舌苔灰白，脉微。

【来源】连建伟. 金匮方儿科医案评议. 宁波：第 28 次全国中医儿科学术大会论文集，2011：58.

通肠油

当归 45g　小茴香 15g　麻油 250g

【用法】将麻油置锅中加热，再将当归、小茴香入油内煎炸至焦黑。去药渣留油，待油凉后慢慢频服。

【功效】润肠通便，理气活血。

【适应证】**小肠梗阻（血虚气滞证）**。症见：腹胀如鼓，腹痛拒按，呕吐不止，二便不通，无矢气，舌苔黄燥或白厚腻，脉沉弦或紧。

【来源】吕宏生，彭勃．吕承全老中医治疗肠梗阻经验．实用中医内科杂志，1991，5（4）：6．

复方大黄牡丹皮汤

大黄^{后下}15g　牡丹皮12g　桃仁^{去皮尖}12g　甜瓜子^碎15g　芒硝^冲10　党参15g　川厚朴12g　枳实10g　木香^{后下}10g　乌药12g　瓜蒌仁^碎10g　当归12g

【用法】水煎服，每日1剂，分2次服。

【临证加减】体弱者去芒硝，加火麻仁15g、肉苁蓉12g。

【功效】润肠通便，通里攻下，软坚散结。

【适应证】**术后粘连性肠梗阻（气滞血瘀证）**。症见：术后出现阵发性腹痛腹胀，恶心呕吐，大便闭结，舌质淡、苔厚腻，脉滑。

【疗效】治疗本病108例，102例效果满意，给药后肛门排气或排便，症状缓解。显效时间最短者约1小时，最长为6天，平均10小时。6例用药无效或效差而中转手术，无死亡。

【来源】娄源宏．复方大黄牡丹皮汤治疗术后粘连性肠梗阻108例临床观察．中国实用医药，2010，5（23）：48～49．

复方大承气汤灌肠合针刺拔罐

大黄^{后下}15g　枳实15g　厚朴15g　芒硝^{冲服}15g　炒莱菔子25g　党参15g　黄芪30g　砂仁15g　大腹皮9g　丹参15g　桃仁10g　火麻仁15g

【用法】水煎，每日1剂，早晚2次灌肠。将艾条截成小段放入底部有钢丝网的小木箱内，每天灸气海、中脘穴1次；足三里穴每天拔罐1次。并常规应用禁食、禁水，持续胃肠减压，纠正水及电解质紊乱和酸碱失衡，营养支持、预防感染及其他对症治疗。严密观察病情变化，如症状不缓解或有恶化趋势时，及时行剖腹探查。

【功效】益气泻下，通腑荡积。

【适应证】**粘连性不全性小肠梗阻（脾虚气滞证）**。症见：腹胀痛拒按，纳食尤甚，口干口臭，大便秘结，或有身热，烦渴引饮，小便短赤，舌红、苔黄腻，脉滑数。

【疗效】通过以复方大承气汤灌肠为主的中西医结合综合治疗，腹痛缓解较快，胃肠减压量明显减少，且恢复排气时间较快，可以有效地缓解小肠梗阻，较一般性非手术治疗能明显缩短住院时间，可在临床推广使用。但在施治时，要正确掌握中转手术的指征，以免延误病情。

【来源】董小牛，羊馥华，蒋群英，等. 复方大承气汤灌肠治疗粘连性不全性小肠梗阻46例临床观察［J］. 中国中医药科技，2012，（5）：439.

肠功能恢复汤

大黄^{后下}15～25g　枳实13g　赤芍13g　桃仁10g　木香13g　陈皮13g　火麻仁30g　党参13g　白术13g

【用法】每日1剂，水煎成200ml。不全性小肠梗阻者一般不行胃肠减压，仅服本剂100ml，早晚各服1次；完全性小肠梗阻者，在胃肠减压同时给药，具体方法：减压2小时，服本剂50ml，暂停减压2小时，再减压2小时，4小时为一次治疗程序，如此自早8点至晚8点，总给药量为200ml，一般夜间不服药。如低位小肠梗阻腹胀明显者，以本剂100ml加生理盐水100ml保留灌肠，早晚各1次，3天为1个疗程。

【功效】行气通腑，活血祛瘀。

【适应证】**粘连性小肠梗阻（气滞血瘀证）**。症见：阵发性腹痛腹胀，大便闭结，舌质淡、苔厚腻，脉滑。

【疗效】一般用药1～2个疗程，严重者为3～4个疗程。以2个疗程为疗效判定期限。治疗本病73例，临床痊愈48例，有效19例，无效6例，总有效率为91.78%。

【来源】薛勋，杜国辉. 中西医结合治疗粘连性小肠梗阻73例［J］. 现代中医药，2006，4：25.

益气健脾通腑方鼻饲

黄芪30g　炒白术15g　厚朴25g　炒莱菔子30g　枳实10g　生大黄^{后下}10g　芒硝粉^{冲服}6g

【用法】每日1剂，以水500ml煎取240ml，每6小时用60ml药液鼻饲一次，鼻饲后关闭胃肠减压管，至患者不能耐受时打开。

【功效】益气健脾，行气通腑。

【适应证】**晚期癌症患者合并肠梗阻（脾虚气滞证）**。症见：间歇性腹胀，腹痛，恶心，呕吐，舌淡、苔白，脉弱。

【疗效】2 周为 1 个疗程。治疗本病 15 例，临床痊愈 10 例，好转 3 例，无效 2 例，总有效率为 86.7%。

【来源】张建，刘晓燕，段丽. 晚期癌症患者合并肠梗阻的中医治疗 [J]. 光明中医，2011，10：2046.

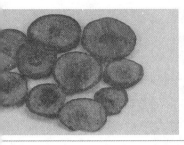 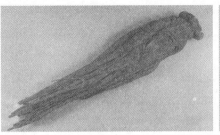 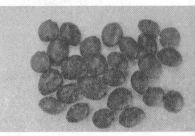

第二十五章
缺血性肠病

缺血性肠病是指肠道血流减少而引起的肠壁器质性损害及肠功能障碍，主要表现为腹痛，进食后加重，伴恶心嗳气等症状。多发生于动脉硬化、心功能不全的老年患者。以结肠脾曲为中心呈节段性发生多见。主要病因有血管病变、血液病变、血流量不足、导致缺血性肠病发生等。

临床上治疗上包括：原发病治疗，抗凝治疗，介入治疗，一般治疗（如禁食，胃肠减压，静脉补液维持水和电解质平衡，输血及使用广谱抗生素），手术治疗等。

本病属于中医学"腹痛"的范畴，为经络瘀阻、脾胃气机不畅、升降失调所致。故应活血化瘀、健脾和胃，同时亦可根据并发症进行治疗。

🪷 补阳还五汤

黄芪 60g　赤芍 10g　桃仁 10g　当归 10g　川芎 9g　红花 9g　地龙 9g

【用法】水煎，每日 1 剂，早晚分服。7 天为 1 个疗程。

【功效】补气活血，化瘀通络。

【适应证】**缺血性结肠炎（瘀血阻滞证）**。症见：突发腹痛如刺，固定不移，汗出面青，里急后重，舌质暗淡、苔薄白，脉涩。

【疗效】治疗本病 145 例，痊愈 61 例，显效 45 例，有效 30 例，无效 9 例，总有效率为 93.79%。

【来源】王娜娜. 中西医结合治疗缺血性结肠炎的疗效研究 [J]. 中西医结合心血管病杂志，2015，(3)：90~92.

🪷 补阳还五汤加减

黄芪 30g　当归尾 10g　川芎 10g　乌药 6g　香附 6g　桃仁 10g　红花 6g　地龙 3g　炙甘草 6g

【用法】水煎，每日 1 剂，早晚 2 次服。

【功效】补气活血，化瘀通络。

【适应证】**缺血性结肠炎（气虚血瘀证）**。症见：腹痛，饭后加剧，伴神疲乏力，纳少便溏，形体偏瘦，舌质淡、苔薄白，脉弱。

【临证加减】发热、大便有黏液或镜检见白脓细胞者加用黄芩 9g、黄柏 9g；乏力甚者加党参 15g。

【疗效】治疗本病 40 例，显效 25 例，有效 13 例，无效 2 例，总有效率为 95%。

【来源】刘竺华，任顺平，吴秋玲，等. 补阳还五汤治疗缺血性结肠炎 40 例疗效观察 [J]. 世界中西医结合杂志，2013，(8)：797~800.

🪷 清热祛湿益气方合灌肠

白头翁 10g　白芍 10g　白术 10g　黄芩 10g　黄柏 10g　黄连 6g　当归 10g　木香 10g　延胡索 10g　三七 10g　黄芪 10g　肉桂 3g　茯苓 10g　炙甘草 6g

【用法】上药水煎取汁约 200ml，待药物温度适宜后灌肠，每日 2 次，每次药物保留时间不少于半小时；至患者肠功能恢复后停止灌肠，改上药水煎剂口服，分2次服，每次剂量100～150ml，每日1剂。

【功效】清热祛湿，益气活血。

【适应证】**缺血性肠病（湿热蕴结、气滞血瘀证）**。症见：腹痛灼热，腹胀而满，肛门灼热，里急后重，纳食减少，舌质红、苔薄黄，脉滑。

【疗效】治疗缺血性肠病26例，其中临床痊愈17例（65.4%），有效8例（30.8%），无效1例（3.8%）。

【来源】刘红华.自拟清热祛湿益气方治疗缺血性肠病的临床观察［D］.武汉：湖北中医药大学，2012.

升阳益胃汤灌肠

党参15g 白术10g 茯苓10g 橘皮10g 羌活10g 独活10g 黄芪30g 半夏12g 泽泻10g 柴胡10g 防风10g 白芍10g 黄连6g 甘草6g

【用法】水煎取药汁200ml，直肠滴注，每日1剂，分2次滴注。

【功效】健脾燥湿，行气止痛。

【适应证】**缺血性肠病（寒湿内阻证）**。症见：腹痛而闷，纳呆欲吐，大便不爽，身重疲倦，口干不饮，舌质淡、苔厚腻，脉滑。

【疗效】配合西医溶栓治疗本病20例，治愈15例，好转4例，无效1例，总有效率为95%。

【来源】张宏.升阳益胃汤灌肠联合西药溶栓治疗缺血性肠病20例［J］.中医研究，2013，（8）：29～30.

四物汤加味灌肠

丹参20g 大黄10g 当归10g 川芎10g 赤芍10g 白及10g 三七粉^{冲}3g

【用法】水煎汤浓缩为150ml左右，每日1剂，每晚睡前保留灌肠（灌肠前加三七粉混匀）。

【功效】泻下攻积，活血止血。

【适应证】**缺血性结肠炎（血虚证）**。症见：腹痛，面色苍白，形体消瘦，纳食减少，舌质淡、苔薄白，脉虚无力。

【疗效】治疗本病31例，治愈17例，有效12例，无效2例，总有效率为93.5%。

【来源】郭广英，姜瑞琴，卢干，等. 中西医结合治疗缺血性结肠炎 31 例临床观察 [J]. 白求恩医学杂志，2014，12（2）：194～195.

🌸 大黄外敷神阙穴加依达拉奉静脉滴注

大黄 30g

【用法】大黄研粉末。醋调外敷神阙穴，加生理盐水 100ml 稀释依达拉奉注射液 30mg，静脉滴注，每天 2 次，持续 2 周。

【功效】活血化瘀止痛。

【适应证】**缺血性肠病（瘀血阻滞证）**。症见：腹痛如刺，固定不移，汗出面青，里急后重，舌质暗淡、苔薄白，脉涩。

【疗效】治疗本病 23 例，临床痊愈 19 例，有效 2 例，无效 2 例，总有效率为 91.3%。

【来源】李贵华，黄晓燕. 大黄外敷神阙穴加依达拉奉注射液治疗缺血性肠病 23 例临床分析 [J]. 中国医药指南，2013，32：212～213.

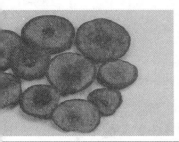
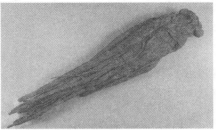
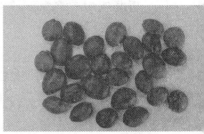

第二十六章

肠 癌

　　肠癌，为结肠癌和直肠癌的总称，是指肠黏膜上皮在环境或遗传等多种致癌因素作用下发生的恶性病变。主要表现为血便或黏液脓血便，腹部包块等。早期肠癌可无明显体征，中晚期才出现症状，尤其晚期可出现肝转移，甚至全身转移等。肠癌为最常见的消化道恶性肿瘤之一。男性和老年为高危因素之一，男女患病比为（2～3）:1。

　　肠癌的病因主要有4个方面，即饮食结构、结肠息肉、结直肠慢性炎症、遗传因素。

　　临床上，本病的治疗方法主要有手术治疗、综合治疗、放射治疗。

　　本病属于中医学"癥瘕"、"肠癌"等范畴。病位在肠，属热毒血瘀，蕴结于肠，变成结块引起，多为本虚标实之证。应根据证候辨证用药，可起到对肿瘤治疗后的增强正气、减毒增效等功效。

🪷 清肠消肿汤合灌肠

八月札 15g　广木香 9g　红藤 15g　白花蛇舌草 30g　菝葜 30g　野葡萄藤 30g　苦参 15g　生薏苡仁 30g　丹参 15g　地鳖虫 9g　乌梅肉 9g　瓜蒌仁 30g　白毛藤 30g　凤尾草 15g　贯仲炭 30g　半枝莲 30g　壁虎 4.5g（研粉分 3 次吞服）

【用法】水煎服，每日 1 剂，每日 2 次。并将本方煎剂的 1/3（约 200ml）保留灌肠，每日 1~2 次。

【功效】理气化瘀，消肿解毒。

【适应证】**大肠癌（瘀毒蕴结证）**。症见：腹部包块，腹痛而胀，大便不畅，舌质淡、苔薄白，脉弦。

【临证加减】气虚加黄芪、党参、白术、白扁豆；伴有脾肾阳虚者，常伍用补骨脂、菟丝子、益智仁、熟附块；血虚加当归、白芍、阿胶；阴虚加北沙参、麦冬、川石斛、生地黄、鳖甲；便脓血加生地榆、槐花炭、血见愁、血余炭、黄柏；便次多加诃子、升麻、扁豆、补骨脂、赤石脂、禹余粮、御米壳；大便秘结体实者加生大黄、枳实、玄明粉；体虚便秘者加柏子仁、郁李仁、火麻仁；腹部肿块加夏枯草、海藻、昆布、生牡蛎、木鳖子。

【疗效】治疗本病 50 例。1 年生存率为 80%，3 年生存率 31.7%，5 年生存率 20%。

【来源】刘嘉湘. 中医中药治疗大肠癌 50 例疗效观察 [J]. 中医杂志，1981，22（12）：33~36.

🪷 益气抗癌方

制附子[先煎] 30g　焦白术 40g　炮姜炭 30g　太子参 60g　生黄芪 60g　桔梗 15g　茯苓 25g　川椒 25g　蜂房 30g　炒白芍 20g　炙甘草 10g　灶心土 25g　赤石脂 50g

【用法】以水 500ml 将药物浸泡 1 小时后，水煎 2 次，2 次药液混合，分早晚 2 次温服，每日 1 剂。

【功效】健脾益气，解毒抗癌。

【适应证】**结肠癌（阳虚气滞证）**。症见：腹部疼痛，大便不畅，便血，体重下降，舌质淡、苔薄白，脉弦无力。

【疗效】20 天为 1 个疗程，连服 3~4 个疗程，临床可根据病情发展、个人体质调节药量及药味。所有患者均要求合理饮食，调畅情志，治疗期间停用放化疗。治疗本病22例，除2例未能坚持服用退出外，其余20例中完全缓解10例，部分缓解5例，无变化或稳定3例，进展2例，总有效率为85%。

【来源】孟旭芳，沈桂荣. 结肠癌中医治疗病案22例 [J]. 光明中医，2012，27（11）：2235～2237.

六君子汤加味

党参15～30g（或生晒参10～15g）　黄芪30～50g　白术12～15g　茯苓15g　甘草6g　枳壳10g　陈皮10g　莪术10g　半枝莲30～50g　白花蛇舌草30～50g　藤梨根20g　肿节风15～20g　当归10～15g

【用法】水煎服，每日1剂，早晚分服。3个月为1个疗程，休息5～10天继续下一疗程，连服4个疗程。

【功效】益气健脾，扶正祛邪，清热解毒。

【适应证】**晚期大肠癌（气虚毒聚、传导失常证）**。症见：腹痛或腹胀，大便不畅，或时干时溏，或便中带血；食欲不振或食后作胀；神疲乏力，形体消瘦，面色萎黄，口不渴或渴不欲多饮。舌质淡白或淡红、边缘有齿印、苔黄或黄腻，脉细软或细滑。

【临证加减】痰湿内阻者加生薏苡仁20～30g、苍术10～15g、浙贝母10～15g；兼脾肾阳虚者加桂枝6～10g、补骨脂10～15g、巴戟天15～30g；兼气滞血瘀者加石见穿10～15g、木香10～15g、厚朴10～12g；症见大便下血者加仙鹤草30g、藕节30g、侧柏叶15～20g、三七10～12g；腹痛明显加延胡索15～20g、郁金10g；恶心欲呕者加旋覆花10～15g、枇杷叶10～15g；食欲不振者加炒谷麦芽各15～30g、鸡内金12～15g。

【疗效】治疗本病18例，平均服中药120剂，4个疗程结束1周和5周后，进行腹部影像学检查，作出疗效判断。部分缓解2例，病情稳定11例，病情进展5例。有效率（完全缓解＋部分缓解）为11.1%；稳定率（完全缓解＋部分缓解＋病情稳定）为72.2%。说明具有较好的控制和稳定病灶的作用。

【来源】熊墨年，熊林楷. 益气清毒法加中药静滴治疗晚期大肠癌的临床观察 [J]. 现代肿瘤医学，2010，18（9）：1839～1840.

健脾益肾汤

党参30g　黄芪60g　白术20g　菟丝子30g　淫羊藿30g　巴戟天30g　仙茅30g　鹿角片10g　黄精15g　枸杞子15g

【用法】水煎，每日 1 剂，分 3 次服，每次 150ml。连服 12 个疗程。

【功效】温阳益肾。

【适应证】**大肠癌术后（脾肾两虚证）**。症见：腹痛稍胀，纳少神疲，腰膝酸软，舌质淡、苔薄白，脉细无力。

【临证加减】恶心、呕吐加姜半夏、竹茹各 10g；大便干结加肉苁蓉、火麻仁各 15g；白细胞下降加熟地黄、当归、阿胶、龟板胶各 15g；脘腹闷胀不适者可再加木香 15g。

【疗效】治疗本病 38 例，其中中位生存时间为 56.4 个月，1、3、5 年生存率分别为 100%、82.4%、65.7%。

【来源】汪英，何秀云，李世杰. 健脾益肾汤联合化疗治疗大肠癌术后患者 38 例疗效观察 [J]. 甘肃中医，2008，11：20～21.

健脾抗癌方

生黄芪 30g　白茯苓 15g　焦白术 15g　生薏苡仁 12g　太子参 15g　八月札 15g　藤梨根 30g　夏枯草 12g　白花蛇舌草 30g　菝葜 30g　野葡萄藤 30g　红藤 15g　天龙 6g

【用法】水煎服，每日 1 剂，分 2 次温服。连续服用 2 个月。

【功效】健脾益气，清热解毒。

【适应证】**晚期大肠癌（脾虚毒盛证）**。症见：腹痛，纳少神疲，形体消瘦，大便不畅，舌质淡、苔薄白，脉无力。

【疗效】31 例晚期大肠癌患者经治疗后，实体瘤部分缓解 10 例，病情稳定 13 例，病情进展 8 例，总有效率为 32.3%；1、2、3 年存活率分别为 77.4%、58.1%、48.4%。

【来源】方志红，李雁，陈旻，等. 健脾抗癌方配合化疗治疗晚期大肠癌 31 例 [J]. 上海中医药杂志，2009，43（3）：29～31.

固本抗癌汤

党参 30g　茯苓 12g　炒白术 10g　黄芪 30g　墨旱莲 15g　薏苡仁 30g　白蔻仁 10g　莱菔子 20g　甘草 5g

【用法】水煎服，每日 1 剂，分 2 次温服。

【功效】益气健脾，滋阴补肾。

【适应证】**晚期大肠癌（阴阳气血俱虚证）**。症见：形体消瘦，神疲乏力，纳少，大便不畅，量少而干，舌质淡、苔少，脉微细无力。

【临证加减】呕吐较甚加藿香、竹茹；腹泻者加木香、黄连、吴茱萸；白细胞下降明显加锁阳、淫羊藿。

【疗效】治疗本病32例，治疗后生活质量改善情况：提高20例，无变化9例，降低3例。

【来源】邹波峰，何丽玲，辛士勇. 固本抗癌汤联合化疗治疗晚期大肠癌疗效观察 [J]. 辽宁中医杂志，2007，（6）：772～773.

健脾化生汤合化疗

丹参30g 黄芪30g 白术20g 云茯苓20g 陈皮10g 姜半夏10g 当归15g 阿胶^{烊化}15g

【用法】水煎服，每日1剂，分2次温服。

【功效】健脾益气，补血活血。

【适应证】**结肠癌（脾虚血瘀证）**。症见：腹痛稍胀，纳少神疲，舌质暗淡、苔薄白，脉细涩无力。

【疗效】治疗本病106例，结果生存≥3年83例，3年生存率82.2%；生存≥5年59例，5年生存率58.4%。

【来源】张福忠，于庆生. 中西医结合治疗结肠癌106例 [J]. 中国中西医结合外科杂志，1997，（4）：253.

扶正解毒汤

丹参15g 白术12g 茯苓12g 黄芪30g 白英20g 白花蛇舌草15g 半枝莲15g 黄精15g 女贞子15g 仙鹤草15g 田三七^{研末冲服}15g 甘草4g

【用法】水煎服，每日1剂，分2次温服。

【功效】健脾益气，清热解毒。

【适应证】**中晚期大肠癌（脾虚毒盛证）**。症见：腹痛，纳少神疲，形体消瘦，大便不畅，舌质淡、苔薄白，脉无力。

【疗效】治疗本病260例，结果Ⅱ、Ⅲ、Ⅳ期5年生存率分别为80.5%、56.12%、21.73%，平均5年生存率达到52.78%。

【来源】潘明继. 中西医结合治疗260例中晚期大肠癌的疗效观察 [J]. 中医杂志，1996，（4）：218.

🌸 肠益煎

太子参 15g　白术 10g　茯苓 15g　淮山药 20g　川黄连 5g　木香 8g　枳实 10g　地榆 15g　半枝莲 20g　土茯苓 20g　蜀羊泉 30g

【用法】水煎服，每日 1 剂分 2 次温服，2 个月为 1 个疗程。

【功效】健脾益气，清热利湿。

【适应证】**大肠癌术后（脾虚湿热证）**。症见：乏力，眩晕，面色少华，纳呆，腹痛腹泻，舌质红、苔黄腻，脉弱滑。

【疗效】治疗本病 50 例，总有效率为 90%。

【来源】王文海. 肠益煎治疗大肠癌术后 50 例临床观察［J］. 浙江中西医结合杂志，2000，(6)：325.

🌸 脾肾方

黄芪 20g　党参 15g　白术 10g　云茯苓 15g　陈皮 10g　女贞子 15g　枸杞子 15g　补骨脂 15g　菟丝子 15g

【用法】水煎服，每日 1 剂，分 2 次温服。

【功效】健脾补肾，扶正固本。

【适应证】**大肠癌术后（脾肾两虚证）**。症见：腹痛稍胀，纳少神疲，腰膝酸软，舌质淡、苔薄白，脉细无力。

【来源】刘静安，张悦红. 中西医结合治疗大肠癌术后 154 例临床观察［J］. 中草药，2000 (5)：367.

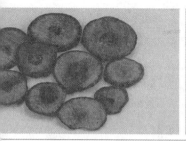
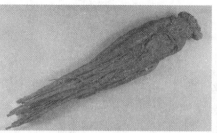
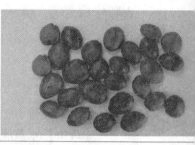

第二十七章
放射性肠炎

　　放射性肠炎是指腹腔内恶性肿瘤放疗时对肠道产生的炎症性损伤，主要表现为腹痛、大便干结、或血样便，甚至梗阻等症状。本病最常见于宫颈癌、膀胱癌、晚期大肠癌经钴、镭锭放射治疗后，发生率为10%～60%。

　　临床上，放射性肠炎属难治性疾病，为肿瘤后期的常见并发症之一，也是严重影响患者生存质量的并发症。该治疗目前无特殊方法，只能对症治疗。

　　本病属中医学"腹痛"、"便秘"等范畴。辨证属阴虚血少、气滞血瘀为主。治疗亦较难。

🪷 白秦汤

　　白头翁 15g　秦皮 10g　槐花 10g　木香 10g　延胡索 10g　黄连 10g　黄柏 10g　甘草 6g

【用法】水煎服，每日 1 剂，早晚 2 次服完，连服 3～5 剂。

【功效】清利湿热，解毒。

【适应证】**放射性肠炎（湿热下注型）**。症见：腹痛而泻、里急后重，肛门灼热，黏液血便，小便黄赤，舌质红、苔薄黄，脉滑细。

【疗效】治疗本病 48 例，显效 32 例（67%），有效 12 例（25%），无效 4 例（8%），总有效率为 92%。

【来源】苏德庆，温尊北，张坤强. 白秦汤加减治疗放射性肠炎的研究［J］. 现代中西医结合杂志，2006，15（7）：899.

🪷 扶正止泻汤

　　仙鹤草 30g　蚕沙 30g　人参 10g　白术 10g　薏苡仁 30g　车前子^{包煎}15g　白花蛇舌草 30g　败酱草 15g　白芍 15g　白及 15g　枳壳 10g　乌梅 15g　甘草 6g

【用法】水煎服，每日 1 剂，早晚 2 次温服。

【功效】益气扶正，清肠化湿。

【适应证】**放射性肠炎（脾虚湿阻证）**。症见：腹部闷痛，腹泻不爽，白色黏液便，伴里急后重，神疲乏力，舌质淡、苔薄白，脉无力而滑。

【临证加减】恶心呕吐加半夏 10g、生姜 10g；腹痛较重加延胡索 20g、乌药 15g；白色黏液便明显加苍术 15g、桔梗 10g；黄色黏液便明显加黄连 6g、白头翁 15g；便血明显加阿胶^{烊化,冲服}10g、槐花 15g；大便滑泻加赤石脂 30g，禹余粮 10g。

【疗效】治疗本病 68 例，治愈 50 例，显效 10 例，有效 5 例，无效 3 例，总有效率为 95.59%。

【来源】翟瑞庆，翟红运. 扶正止泻汤治疗放射性肠炎 68 例［J］. 上海中医药杂志，2008，42（11）：43～44.

🪷 加味缪氏止泻方

　　茯苓 20g　白术 15g　炙甘草 6g　车前子 30g　陈皮 9g　升麻 15g　葛根 30g　砂仁^{后下}10g　黄连 10g　黄芩 10g　仙鹤草 30g　白芍 15g

三七粉^{冲服}6g

三七粉^{冲服}6g

【用法】水煎服，每日 1 剂，早晚 2 次温服。连续治疗 14 天。

【功效】燥湿健脾，升阳止泻，止血。

【适应证】**急性放射性直肠炎（湿阻中焦证）**。症见：腹部闷痛，腹泻不爽，白色黏液便，伴里急后重，舌质淡、苔薄白，脉无力而滑。

【疗效】治疗本病 33 例，其中治愈 19 例（57.6%），有效 12 例（36.4%），无效 2 例（6.1%），总有效率为 93.9%。

【来源】于礼建，吴迪，梁昆，等. 加味缪氏止泻方治疗急性放射性直肠炎 33 例 [J]. 西部中医药，2015，28（6）：91～93.

补中益气汤

黄芪30g　白术12g　陈皮10g　升麻10g　白芍10g　麦冬10g
鱼腥草20g　鸡内金15g　山药20g　黄柏10g　枸杞子15g

【用法】水煎服，每日 1 剂，早晚各 1 次。

【功效】益气健脾，清热解毒。

【适应证】**放射性肠炎（脾虚湿热证）**。症见：下腹疼痛或黏液血便，里急后重，纳少便溏，肛门灼热，舌质红、苔薄黄，脉细数。

【临证加减】伴里急后重者加槟榔9g、木香9g；出血多者加三七粉^{冲服}3g；黏液多者加赤芍9g、牡丹皮9g。

【疗效】治疗本病 33 例，其中显效 20 例，有效 11 例，无效 2 例，总有效率为 93.9%。

【来源】孔嘉欣，苏旭春，韦维，等. 补中益气汤治疗放射性肠炎疗效观察 [J]. 临床合理用药，2012，（7）：74～75.

肠和煎液

太子参30g　葛根30g　鱼腥草30g　白芍10g　赤芍10g　木香10g　白术10g　黄芩10g　地榆10g　山药20g　五味子15g　甘草5g

【用法】水煎服，每日 1 剂，分 2 次温服。7 天为 1 个疗程。

【功效】清热祛湿，益气养阴。

【适应证】**急性放射性肠炎（气阴两虚、热毒未清型）**。症见：腹痛腹泻，里急后重，黏液便或血便，舌质红、苔薄黄，脉细数。

【疗效】治疗本病 32 例，其中痊愈 10 例，显效 11 例，有效 9 例，无效 2 例，总有效率为 93.75%。

【来源】苏旭春, 孔嘉欣, 梁傍顺, 等. 肠和煎液治疗急性放射性肠炎临床观察 [J]. 新中医, 2014, (1): 124～126.

肠运合剂

白术 15g 煨葛根 15g 白及 15g 酸枣仁 15g 合欢花 15g 白芍 12g 煅龙骨 30g 茯苓 18g 陈皮 9g 桔梗 6g 防风 6g 大黄炭 6g 甘草 6g 木香 3g

【用法】水煎至 200ml, 分早晚 2 次温服, 每日 1 剂, 3 周为 1 个疗程。

【功效】泻肝实脾, 安神解郁。

【适应证】**放射性肠炎 (脾虚肝旺证)**。症见: 腹痛, 腹胀, 腹泻, 黏液血便, 伴双胁不适、心烦不寐, 舌质淡、苔薄, 脉弦。

【疗效】治疗本病 42 例中, 痊愈 32 例, 显效 6 例, 有效 2 例, 无效 2 例, 总有效率为 95.24%。

【来源】吕文增. 肠运合剂治疗放射性肠炎 42 例疗效观察 [J]. 新中医, 2007, (2): 20～21.

复方黄藤合剂

大黄 10g 黄柏 10g 黄连 10g 红藤 30g 白头翁 30g 延胡索 20g 木香 10g 赤石脂 15g 茯苓 20g 白术 10g

【用法】水煎服, 早晚各 1 次, 自放疗第一天起开始服用, 持续至放疗结束, 每日 1 剂。

【功效】解毒除湿, 健脾止泻。

【适应证】**急性放射性肠炎 (湿热蕴结夹瘀证)**。症见: 腹痛, 腹泻, 里急后重, 黏液血便, 纳呆, 面色少华, 舌红、苔黄腻, 脉沉滑弱。

【疗效】在放疗同时配合口服复方黄藤合剂 29 例中, 急性放射性肠炎的发生率为 61.29%。

【来源】柳雯, 周兰, 崔珍, 等. 复方黄藤合剂对急性放射性肠炎的预防作用 [J]. 中成药, 2016, (1): 226～228.

健脾肠宁汤

党参 20g 茯苓 15g 白术 15g 白芍 15g 白头翁 15g 防风 10g 厚朴 10g 佩兰 10g 白及 10g 当归 10g 延胡索 10g 陈皮 5g 甘草各 5g

【用法】每日 1 剂，加水煎煮 2 次，混合后分 2 次服用。连续治疗 14 天为 1 个疗程。

【功效】理肠止泻，健脾行气。

【适应证】**急性放射性肠炎（脾虚夹湿热毒证）**。症见：腹痛，腹泻，里急后重，黏液脓血便，肠鸣，乏力，纳差，食少，舌质淡、苔白腻，脉细弱。

【临证加减】脾胃虚弱者加用黄芪；脾虚肝郁者加用柴胡、川楝子；脾肾阳虚者加用肉豆蔻；便血者加用地榆。

【疗效】治疗本病 76 例，痊愈 17 例，显效 39 例，好转 14 例，无效 6 例，总有效率为 92.11%。

【来源】杨文娟，王良花，戴安伟. 健脾肠宁汤加减防治急性放射性肠炎的临床研究［J］. 中国中医急症，2014，12：2277～2279.

三草汤灌肠

仙鹤草 30g　败酱草 30g　鱼腥草 30g　白及 30g　苦参 30g　马齿苋 30g　赤石脂 30g　地榆炭 20g　青黛 3g　枯矾 6g

【用法】水煎取 100ml，每晚 21 点灌肠，每日 1 剂。

【功效】清热排脓，凉血止痢，涩肠止泻。

【适应证】**放射性肠炎（热毒炽盛证）**。症见：腹部剧痛，不能安睡，时欲如厕，黏液血便，口干苦，舌质红、苔薄白，脉滑偏数。

【疗效】治疗本病 58 例，治愈 43 例，好转 13 例，未愈 2 例，总有效率为 96.55%。

【来源】邓文阔. 三草汤灌肠治疗放射性肠炎 58 例［J］. 河南中医，2014，34（12）：2406～2407.

灌肠液灌肠

紫草 15g　仙鹤草 20g　白花蛇舌草 30g　蒲公英 15g　大黄 15g　马齿苋 30g　地榆 20g　土茯苓 15g

【用法】根据患者情况药量上下浮动 10%～20%。水煎至 150ml，装袋备用。灌肠前加温至 37℃～43℃，嘱患者排便后取侧卧位，用双腔尿管插入肛门内 20～30mm，用 50ml 注射器抽取药液自尿管注入行保留灌肠，每日 1 次，15 天为 1 个疗程。

【功效】清热解毒，渗湿，凉血化瘀。

【适应证】**放射性肠炎（热毒内结证）**。症见：腹部灼痛，腹泻不爽，便血色红，伴里急后重，神疲乏力，舌质红、苔薄黄，脉滑。

【疗效】治疗本病 280 例，结果显示本方灌肠对放射性肠炎引起的腹痛、腹泻、大便带血、腹胀、纳差等症状均有显著疗效，总有效率达 97.2%。

【来源】张俊华. 自拟灌肠液治疗放射性肠炎 280 例疗效观察 [J]. 中国现代药物应用，2009，3（3）：113~114.

🪷 肠炎灵煎剂灌肠

槐花 30g　三七 20g　红藤 20g　金银花 30g　秦皮 10g　黄芩 10g　白及 20g　炮姜炭 10g　鸡血藤 30g

【用法】将白及切碎先煎成胶状，其他中药温水浸泡 2 小时后煎汁，取药汁与白及胶合并后再浓煎至 150ml，分 2 次用，每日 1 剂。患者取侧卧位，局部 0.1% 新洁尔灭消毒后，将蘸石蜡油的灌肠管从肛门插入 10~15cm，然后在 10 分钟内注入 37℃~40℃药液 75ml。注药后嘱患者变换体位，保留灌肠 2 小时以上。每日 2 次，10 天为 1 个疗程。

【功效】清热祛湿，活血化瘀。

【适应证】**放射性直肠炎（热毒内结证）**。症见：腹部灼痛，腹泻不爽，便血色红，伴里急后重，神疲乏力，舌质红、苔薄黄，脉滑。

【临证加减】风毒湿热较重时加大秦皮、金银花用量，并加用黄连；便血较多者，加大三七、炮姜炭用量，并加用地榆炭；有血瘀者，加大鸡血藤、红藤用量，并加用红花、丹参；大便次数较多者加用诃子、五味子收涩止泄；以疼痛为主者加用延胡索、郁金、杭白芍。

【疗效】26 例放射性直肠炎经过 1~2 个疗程治疗后，痊愈 22 例，占 84.6%；好转 3 例，占 11.5%；无效 1 例，占 3.8%，总有效率为 96.2%。

【来源】闫辉. 自拟"中药肠炎灵煎剂"保留灌肠治疗放射性直肠炎 [J]. 实用医药杂志，2002，19（8）：617.

🪷 安肠方灌肠

生地榆 30g　白头翁 15g　黄连 5g　白术 15g　茯苓 15g　仙鹤草 30g　木香 9g　炒白芍 12g　甘草 6g

【用法】水煎，每日 1 剂，过滤浓缩至约 100ml，嘱患者排空大便，取膝胸位，将灌肠液置于灌肠袋中予保留灌肠。灌肠结束后，嘱患者变换体位使药物与肠黏膜充分接触，每日 2 次，14 天为 1 个疗程。

【功效】清热解毒，健脾化湿，收敛止血。

【适应证】**急性放射性肠炎（脾虚热结、血溢络外型）**。症见：腹部灼痛，腹泻不爽，便血色红，伴里急后重，神疲乏力，舌质红、苔薄黄，脉滑。

【临证加减】黏液多者加薏苡仁、枳壳；血多者加三七粉、五倍子；腹痛明显者加乌药、延胡索。

【疗效】治疗本病 35 例，治愈 15 例，好转 16 例，无效 5 例，总有效率为 86.1%。

【来源】何新颖，孙云川，袁香坤，等. 安肠方保留灌肠治疗急性放射性肠炎的临床疗效观察 ［J］. 中国中西医结合消化杂志，2015，23（1）：31～33.

大黄蜂房饮灌肠

大黄 20g　露蜂房 100g　生甘草 100g　白及 30g

【用法】每日 1 剂，以上药物泡水浓煎 3 次取汁，混匀过滤后共 200ml，分 3 次灌肠，加温至 37℃～38℃。灌肠前，嘱患者排尽大小便，取膝胸位，肛管插入 10～15cm 灌入药液，灌后卧床，臀部垫高，右侧卧 15 分钟，后转平卧 15 分钟，再右侧卧 15 分钟，重复 2 次，最后平卧入睡。7 天为 1 个疗程。

【功效】解毒祛瘀，凉血止血，缓急止痛。

【适应证】**放射性直肠炎（热结血溢证）**。症见：腹部灼痛，便血色红，里急后重，舌质红、苔薄黄，脉滑。

【疗效】31 例放射性直肠炎经治疗 3 个疗程，好转 24 例，无效 7 例，总有效率为 77.4%。

【来源】段岳琛，熊乙霓，姚德蛟. 大黄蜂房饮保留灌肠治疗放射性直肠炎 31 例 ［J］. 中医临床研究，2015，7（11）：75～76.

十灰散灌肠

大蓟炭 15g　小蓟炭 15g　荷叶炭 15g　侧柏叶炭 15g　白茅根炭 15g　茜草根炭 15g　栀子炭 15g　大黄炭 15g　牡丹皮炭 15g　棕榈皮炭 15g

【用法】以水调取药液 50～100ml，保留灌肠治疗，每日 2 次。灌肠至泄泻缓解后 48 小时，如 2 周后仍有泄泻，则加用西医对症处理。

【功效】凉血止血。

【适应证】**急性放射性肠炎（热结血溢证）**。症见：腹部灼痛，便血色红，里急后重，舌质红、苔薄黄，脉滑。

【疗效】治疗本病 30 例，其中显效 18 例（60%），有效 6 例（20%），改善 4 例（13.33%），无效 2 例（6.67%），总有效率为 93.33%。

【来源】张东伟，祝永福，王曙光，等. 十灰散保留灌肠治疗急性放射性肠炎的临床研究 [J]. 光明中医，2014，29（7）：1410～1412.

白头翁汤加味灌肠

白头翁 15g　黄柏 12g　黄连 6g　秦皮 12g　地榆 15g　防风 12g

【用法】水煎，每日 1 剂，睡前保留灌肠，15 天为 1 个疗程。

【功效】清热解毒止泻。

【适应证】**慢性放射性肠炎（热毒血痢证）**。症见：腹痛、腹泻、里急后重，下痢脓血，赤多白少，舌红、苔黄，脉弦数。

【临证加减】便血重时加云南白药适量。

【疗效】治疗本病 32 例，临床治愈 18 例（56.3%），好转 11 例（34.4%），无效 3 例（9.4%）。

【来源】李海强. 白头翁汤加味保留灌肠治疗慢性放射性肠炎 32 例 [J]. 河南中医，2008，28（9）：28～29.

扶正解毒汤灌肠

蒲公英 10g　野菊花 10g　马齿苋 10g　苦参 10g　黄连 10g　丹参 10g　五味子 10g　地榆 10g　槐花 20g　西洋参 10g　黄芪 10g　女贞子 10g　枸杞子 10g　八味锡类散[后下]1g

【用法】水煎，每日 1 剂，灌肠。1 周为 1 个疗程，连续 2～4 周，症状较偏重者可再巩固 2～4 周。

【功效】清热解毒，补益肝肾。

【适应证】**放射性肠炎（肝肾阴虚证）**。症见：腹痛不适，伴形体消瘦，夜寐不安，口干不饮，头晕耳鸣，舌质红瘦，脉弦细。

【临证加减】合并血便、脓血便、黏液便者加三七粉[冲服]6g；贫血者另加阿胶[烊化另兑]10g。

【疗效】治疗本病 90 例，以 3 周后治疗效果更加明显，治愈 86 例，好转 3 例，无效 1 例，总有效率为 98.9%。

【来源】李春耕，李淑娟，丛坤，等. 扶正解毒汤灌肠治疗放射性肠炎 90 例 [J]. 河南中医，2013，（6）：918～919.

双黄合剂灌肠

大黄 15g　黄柏 15g　芒硝 15g　苦参 15g　五倍子 15g　白及 15g

赤芍 15g　苍术 15g　当归 10g　地榆 10g　防风 10g　甘草 6g

【用法】水煎，每日 1 剂，灌肠。

【功效】清热解毒，活血化瘀，消肿止痛。

【适应证】**放射性肠炎（热结血瘀证）**。症见：腹痛呈刺痛，伴大便不畅，形体消瘦，夜寐不安，舌质红、苔少，脉细等。

【临证加减】大便带有黏液者，加白头翁 15g、槐花 12g、黄芩 12g；便血多者加血竭 10g、地榆炭 12g、防风炭 12g。

【疗效】治疗时间最短为 15 天，最长为 60 天。32 例中临床治愈 18 例，好转 11 例，无效 3 例，总有效率为 90.63%。

【来源】史中州. 双黄合剂保留灌肠治疗放射性肠炎 32 例［J］. 中医药临床杂志，2008，(5)：453 ~ 454.

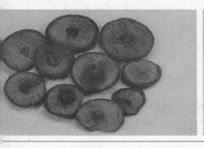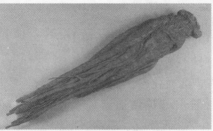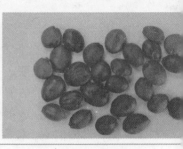

第二十八章
肠道寄生虫病

寄生虫在人体肠道内寄生而引起的疾病统称为肠道寄生虫病。常见的致病寄生虫有原虫类和蠕虫类。本病多见于儿童，多为蛔虫、绦虫、血吸虫等感染。临床表现为腹痛、嗜食异物、腹胀、消瘦、贫血等。

临床上，根据病原不同，使用相对应的驱虫药治疗，并适当对症治疗。中医药治疗该病有一定优势，可与西医联合治疗以增强疗效。

安蛔驱蛔汤

乌梅9g　川椒5g　细辛3g　槟榔9g　使君子9g　大黄[后下]5g　黄柏5g　白芍10g　甘草5g　木香[后下]3g　川楝子9g

【用法】水煎，每日1剂，早晚空腹服或少量频服。如服药后吐出可休息后再补服。服药困难者可将药液30~50ml保留灌肠，一日2~3次。治疗中，酌情给予液体、抗生素及对症处理。

【功效】安蛔驱虫。

【适应证】**小儿蛔虫病（寒热错杂证）**。症见：上腹至脐周疼痛，反复发作，唇内可见粟粒大小灰白点，大便可见蛔虫排出，面黄体瘦，舌质淡、苔薄，脉弦。

【临证加减】呕吐甚加陈皮、半夏；纳差加神曲、山楂；体虚气弱加黄芪。

【疗效】治疗本病15例，患儿均迅速明显好转，多在12~48小时内腹痛完全消失，无其他症状，大便排出蛔虫。少者2条，多者20余条。疗程最长4天，最短2天，平均治愈时间3天。

【来源】郭景梅. 安蛔驱蛔汤治疗小儿蛔虫病［J］. 内蒙古中医药，2006，6（15）：15~16.

安蛔调胃方

槟榔6~15g　木香4~10g　白芍8~12g　吴茱萸3~6g

【用法】水煎，每日1剂，早中晚分服。

【功效】安蛔调胃。

【适应证】**小儿蛔虫性腹痛（脾虚气滞证）**。症见：肚脐周游走性疼痛、时作时止，面黄肌瘦，口流清涎，口馋贪食，食不解肌，睡中龄齿，或嗜食泥土、生米、纸屑等。

【临证加减】腹痛缓解不明显者加乌梅8~10g、椒目5~10g；食纳不佳者加鸡内金5~10g、焦白术8~12g；大便干结加黄芩5~10g、冬瓜子10~15g；夹风寒外邪加防风8~10g、白芷8~12g；风热加金银花8~12g、连翘5~10g。

【疗效】治疗本病48例，其中痊愈39例（81.25%），有效6例（12.5%），无效3例（6.25%），总有效率达93.75%。

【来源】刘建华，廖丽君. 安蛔调胃法治疗小儿蛔虫性腹痛48例［J］. 中国中医急症，2006，15（6）：603.

加减三仁汤

杏仁6g　薏苡仁15g　冬瓜仁9g　滑石9g　京半夏6g　厚朴9g
砂仁6g　黄连3g　乌梅2枚　雷丸[研末冲服]12g　川椒2g　甘草6g

【用法】水煎服，每日1剂，分5次服完。

【功效】安虫驱虫止痛。

【适应证】**小儿蛔虫病（湿热证）**。症见：肚脐周游走性疼痛、时作时止，面黄肌瘦，口流清涎，口馋贪食，食不解肌，睡中龂齿，或嗜食泥土、生米、纸屑，舌质淡、苔薄，脉滑。

【疗效】治疗小儿蛔虫病32例，疗效满意。

【来源】杨卫平. 加减三仁汤治疗小儿蛔虫病 [J]. 云南中医杂志, 1988, (3): 17.

❀ 清热安蛔方

藿香10g　乌梅15g　黄连5g　川楝子6g　白矾1.5g

【用法】水煎服，每日1剂。

【功效】清热安蛔。

【适应证】**胆道蛔虫症（热证）**。症见：肚脐周游走性疼痛、时作时止，面黄肌瘦，食不解肌，睡中龂齿，大便干结，口臭，舌质红、苔黄厚。

【临证加减】感染发热，白细胞升高者加柴胡、黄芩、金银花、连翘、白芍；呕吐者加旋覆花、代赭石；痛甚者加延胡索、七叶莲；便结者加大黄、芒硝。

【疗效】治疗本病778例，治愈774例（占99.5%），无效4例。

【来源】王子信, 吴福成. 冶疗胆道蛔虫症778例临床总结. 湖北中医杂志, 1982, 5: 37.

❀ 清热利胆排瘀方

茵陈30g　栀子20g　大黄15g　木香15g

【用法】水煎服，每日1剂，第一日加巴豆仁（不去油），每次150～200mg，可服3～4次；次日酌予1次。

【功效】清热利胆，排瘀通便。

【适应证】**胆道蛔虫（湿热瘀滞肝胆证）**。症见：腹痛灼热，便蛔而臭，喜食异物，舌质淡、苔薄，脉弦。

【疗效】治疗本病276例，治愈200例，显效72例，无效4例，总有效率为98.55%。

【来源】刘武荣. 以巴豆为主治疗胆道蛔虫症276例 [J]. 中西医结合杂志, 1988, (8): 502.

❀ 当归龙荟汤

芦荟12g　黄芩12g　大黄12g　当归15g　龙胆草15g　栀子15g

丹参 15g　木香 15g　槟榔 15g　川楝子 15g　柴胡 15g　青皮 15g　厚朴 15g　青黛 9g　延胡索 9g　猪牙皂 6g　乌梅 18g

【用法】水煎得 600ml，每次 150ml，3~6 小时服 1 次。

【功效】泻火通便。

【适应证】**胆道蛔虫症（肝胆实热证）**。症见：腹痛，恶心呕吐，口干口苦，可伴寒战、发热，舌质红、苔薄黄，脉弦数或弦滑。

【疗效】治疗本病 225 例，全部获愈。

【来源】高文武，彭继昌，谭婷婷. 当归龙荟汤加减治疗胆道蛔虫病［J］. 陕西中医，1980，(6)：30~31.

茵梅汤

茵陈 30g　乌梅 30g　苦楝根皮 30g　槟榔 15g

【用法】水煎，每日 1 剂，分 3 次服。

【功效】祛蛔杀虫。

【适应证】**胆道蛔虫症（寒热错杂证）**。症见：腹痛，食则呕吐，可伴恶寒发热，便蛔，喜食异物，舌质红、苔薄黄，脉弦滑。

【临证加减】发热加柴胡 9g、黄芩 15g、金银花 30g；呕吐加半夏 9g、竹茹 6g；便结加大黄 10g；痛甚者加延胡索 6g。

【疗效】治疗 127 例，均获临床治愈。

【来源】尹风儒. 茵梅汤治疗胆道蛔虫症 127 例小结［J］. 湖北中医杂志，1980，(4)：23.

胆道蛔虫汤

乌梅 12g　广木香 12g　槟榔 15g　延胡索 9g　川楝子 9g　厚朴 9g　大黄 9g　使君子 10 枚

【用法】水煎服，每日 1 剂。

【功效】祛蛔杀虫。

【适应证】**胆道蛔虫症（气滞证）**。症见：腹痛，恶心或呕吐，恶寒发热，可伴便蛔、吐蛔，喜食异物，舌质淡、苔薄，脉弦。

【疗效】治疗本病 147 例，配合驱虫、抗生素、补液、止痛等对症西医治疗，全部治愈，排虫者 135 例，腹痛消失时间为 0.5~3 天。

【来源】吴剑云. 中西医结合治疗胆道蛔虫症 147 例［J］. 江西中医药，1982，(4)：18.

金茵汤

金钱草 25g　茵陈 20g　白芍 15g　川楝子 15g　槟榔 12g　乌梅 12g

【用法】每日 1 剂，水煎服。

【功效】祛蛔杀虫。

【适应证】**胆道蛔虫症（肝胆湿热证）**。症见：腹痛，恶心呕吐，寒战发热，口苦，可伴便蛔、吐蛔，舌质红、苔黄腻，脉弦滑。

【疗效】治疗本病 107 例，寒热往来、腹痛及呕吐等症消失者 105 例，好转 2 例，治愈率为 98.13%。

【来源】周应征，仇志轩. 自拟金茵汤治疗胆道蛔虫病 107 例 ［J］. 湖南中医学院学报，1988，(3)：29.

❁ 乌梅胶囊

乌梅肉 40g　川楝子 40g　川椒 20g　黄连 20g　生大黄 10g

【用法】共研细末，装入胶囊，每粒 0.5g，每次 10～20 粒，每日 3 次。

【功效】祛蛔杀虫。

【适应证】**胆道蛔虫症（热证）**。症见：阵发性腹痛，恶心呕吐，寒战发热，可伴便蛔、吐蛔，舌质红、苔黄，脉弦数。

【疗效】治疗本病 102 例，1～7 天症状全部缓解，疼痛消失时间在 2～72 小时，其中 36 例排出蛔虫。

【来源】徐伯伦. "乌梅胶囊"治疗胆道蛔虫症 102 例 ［J］. 上海中医药杂志，1985，(8)：28～29.

❁ 胆道驱蛔定痛汤

使君子 10g　乌梅 12g　川椒 3g　雷丸^{研粉服}5g　槟榔 15g　川楝子 10g　白芍 15g　枳壳 10g　青皮 8g　延胡索 15g　甘草 6g

【用法】每日 1 剂，水煎服。

【功效】驱蛔杀虫定痛。

【适应证】**胆道蛔虫症（气滞证）**。症见：右上腹钻顶样剧痛或绞痛，呈阵发性，痛向右胁及肩背部放射，大汗淋沥，辗转不安，食后痛甚，伴有恶心呕吐、流涎或吐蛔，舌苔白润，脉浮洪。

【疗效】治疗本病 100 例，服 1～3 剂全部治愈。

【来源】孙克良. 中医治疗胆道蛔虫病 100 例 ［J］. 浙江中医学院学报，1985，(1)：22.

❁ 加味温脾汤

人参 10g　附子 10g　干姜 10g　甘草 10g　芒硝 10g　当归 15g

大黄 15g　槟榔 15g　乌梅 25g

【用法】水煎至 200ml，分 2 次服，每日 3 次。

【功效】温中安蛔。

【适应证】**胆道蛔虫症（脾胃虚寒证）**。症见：腹痛喜按，吐蛔肢冷，便溏溲清，舌淡面滑，脉虚而弱。

【疗效】治疗本病 63 例，结果：服药 1 次疼痛缓解者 59 例，连服 3 天缓解者 4 例。

【来源】李桂云. 加味温脾汤治疗胆道蛔虫症 63 例介绍［J］. 辽宁中医杂志，1982，(6)：8.

四逆散合金铃子散

柴胡 10g　枳壳 10g　川楝子 10g　使君子 10g　槟榔 10g　白芍 18g　甘草 6g　延胡索 12g　乌梅 15g　川椒 5g　黄连 5g　苏叶 3g

【用法】水煎服，每日 1 剂，每日 2 次。

【功效】泻热清里，止痛驱蛔。

【适应证】**胆道蛔虫症（湿热蕴积实热型）**。症见：上腹突然剧烈绞痛，伴呕吐，甚者吐出蛔虫，右上腹阵发性剧烈绞痛，剑突下压痛不可忍，呕吐胆汁，汁清形瘦，精神萎靡，面色萎黄，大便秘结，舌质红、苔黄粗而燥，脉弦数。

【疗效】治疗本病 40 例，全部治愈。

【来源】封德源. 四逆散合金铃子散加减治疗胆道蛔虫症 40 例［J］. 广西中医药，1985，(1)：14 ~ 15.

苦酒承气汤

厚朴 15g　枳实 12g　生大黄 25g　茵陈 30g　芒硝 30g

【用法】水煎得 300ml，分 3 次服，先饮苦酒（米醋）按体重 0.5 ~ 0.7ml/kg，再服中药 1 次。

【功效】攻里通下安蛔。

【适应证】**胆道蛔虫症（湿热蕴积实热型）**。症见：右上腹疼痛，阵发性加剧，痛引右肩，甚时四肢厥冷，痛休止时如常人，口渴欲饮，厌食，呕蛔虫，大便秘结。

【疗效】治疗本病 20 例，配合驱虫、针刺，必要时补液纠酸等，结果：19 例次日即疼痛缓解，1 例中转手术治疗。

【来源】朱新星. 苦酒承气汤治疗胆道蛔虫症 20 例［J］. 辽宁中医杂志，1988，

(6)：17～18.

利胆驱虫汤合氧气灌注

金钱草 50g　柴胡 25g　黄芩 25g　杭白芍 15g　木香 15g　芒硝 15g　大黄 20g

【用法】上药煎汤取汁备用。先用胃管抽空胃内容物后，注入氧气 1500～2000ml，20 分钟后，注入药汤 100ml，如 12 小时不排便，再服 100ml。

【功效】清热安蛔。

【适应证】**胆道蛔虫症（肝郁脾热证）**。症见：腹痛、吐蛔，面赤心热，口渴喜饮，身热肢厥，脉数。

【疗效】治疗本病 100 例，全部病例均在注氧后腹痛立即缓解，或从难以忍受的胆绞痛变为钝痛，12～24 小时后疼痛全部消失，并在用中药后 4～12 小时开始排出死蛔虫，单纯胆道蛔虫病住院 1～2 天即可，合并胆道感染住院 3～4 天就可出院。

【来源】韩守义，金长友，李贵明，等. 氧气中药攻下法治疗胆道蛔虫病 [J]. 辽宁中级医刊，1980，(4)：1～2.

清胆涤异汤

生大黄 [后下] 30～50g　蜣螂牛 1 对（研末分 2 次冲服）　郁金 10g
木香 15g　槟榔 15g　枳实 15g　白芍 15g　甘草 15g

【用法】水煎服，每日 1 剂，10 天为 1 个疗程。

【功效】攻里通下安蛔。

【适应证】**肝胆管死蛔（热结气滞证）**。症见：右上腹部阵发性剧痛转为持续性隐痛，无明显钻顶感，胆囊区压痛明显，墨菲征阳性，B 超检查见肝胆管内有条索状物或导管象征，排除上消化道溃疡病及急腹症。右上腹持续性胀痛向右肩部放射，胸闷，泛恶，厌食呕吐，口苦溲黄，大便秘结，舌苔黄腻，脉弦滑数。

【疗效】治疗本病 35 例，临床治愈 27 例，显效 7 例，无效 1 例，疗程 6～52 天。

【来源】杨林. 清胆涤异汤治疗肝胆管死蛔 35 例 [J]. 辽宁中医杂志，1986，(6)：20～21.

苦楝根白皮煎

苦楝根白皮 3～9g

【用法】用苦楝根白皮（干品）3~9g，长时间（不少于4小时）慢火煎取浓汁约50ml，加白糖调味，于晚饭后一次顿服，连服2天。

【功效】驱蛔杀虫。

【适应证】**小儿蛔虫病**。症见：脐周疼痛，时作时止，有吐虫或大便排虫史。

【疗效】治疗本病49例，腹痛消失率达95.92%，大便虫卵转阴率为83.67%。

【来源】谢雍宁. 苦楝根白皮治疗小儿蛔虫49例的临床观察 ［J］. 求医问药（下半月），2011，12：287~288.

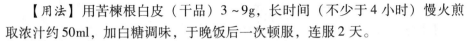

大蒜纳肛

大蒜若干

【用法】选用紫皮蒜或白皮蒜，大蒜剥去皮，切成长条，于晚间幼儿入睡前放入肛门内1~2条，次日随大便排出。重症者可重复应用2~3次。治疗期间不用其他驱虫药物。

【功效】抑菌杀虫。

【适应证】**小儿蛲虫病**。症见：肛周瘙痒，睡眠不安，食欲不振，消瘦，常伴腹痛，舌质淡、苔薄白，脉滑数。

【疗效】治疗本病1次治愈20例（55.6%），2次治愈14例（38.9%），3次治愈2例（5.6%）。共治愈36例，治愈率为100%。

【来源】张衍平，苑维珍. 大蒜治疗小儿蛲虫病36例 ［J］. 中国乡村医药杂志，2003，10：39.

驱蛲液灌肠

百部30g 苦楝皮10g 川椒6g

【用法】浓煎取汁30~50ml（1~3岁取汁30ml，4~6岁取汁40ml，6岁以上取汁50ml），于夜间睡前保留灌肠，每日1剂，1个疗程为5天。

【功效】杀虫止痛。

【适应证】**小儿蛲虫病**。症见：肛周瘙痒，而致睡眠不安，食欲不振，消瘦，常伴腹痛、腹泻、恶心或呕吐，舌质淡、苔薄白，脉滑。

【临证加减】若腹痛明显，加乌梅、延胡索、木香各8g；恶心、呕吐者加半夏、藿香各8g。

【疗效】治疗本病80例，其中痊愈（症状消失，未找到虫卵或成虫）74例，有效（症状好转，偶可发现虫卵或成虫）5例，无效（症状无改善，仍可发现虫卵或成虫）1 例，总有效率达 98.75%。

【来源】杨蓉，任蔚莉，陈秀荣. 驱蛲液治疗小儿蛲虫病 80 例［J］. 中医外治杂志，1999，8（5）：7.

🪷 百楝汤灌肠

生百部 30g　苦楝皮 30g　白鲜皮 30g　蛇床子 30g　苦参 30g

【用法】上药加入 500ml 冷水浸泡 30 分钟后，文火煎煮取汁 200ml，待凉，每晚睡前保留灌肠。<3 岁，每次 10ml；3～5 岁，每次 15ml；6～7 岁，每次 20ml；>7 岁，每次 25ml。对于肛周感染糜烂渗液呈湿疹样表现者，用棉质毛巾浸药液湿敷肛周 30～60 分钟，每日 2 次，至肛周干燥无渗液。5～10 天为 1 个疗程。

【功效】杀虫，燥湿，止痒。

【适应证】**小儿蛲虫病**。症见：肛周瘙痒，腹痛、腹泻，恶心呕吐，睡眠不宁，食纳不佳，舌质淡、苔薄白，脉滑数。

【疗效】治疗本病 130 例，其中痊愈 108 例（占 83%），显效 18 例（14%），无效 4 例（3%），总有效率为 97%。

【来源】孙守信，石淑慧. 百楝汤保留灌肠治疗小儿蛲虫病 130 例［J］. 中医儿科杂志，2013，（3）：29～30.

🪷 儿茶冰片外敷方

儿茶 10g　冰片 10g

【用法】共研成细末，用香油调成糊状备用。每晚睡前洗净肛门，用无菌棉签蘸药糊涂于肛周，用无菌纱布覆盖在药糊上面，用胶布固定，次晨揭掉。连用 1 周。

【功效】清热止痛，杀虫止痒。

【适应证】**小儿蛲虫病**。症见：肛周瘙痒，腹痛，食纳不振，睡眠不宁，消瘦，舌淡、苔薄，脉数。

【疗效】治疗本病 78 例，治愈（症状消失，大便镜检虫卵阴性）71 例，有效（症状减轻，大便镜检虫卵阴性）7 例，无效（治疗前后症状体征无改善）0 例，总有效率为 100%。

【来源】吕秀霞，慈秀红. 儿茶冰片外敷治疗小儿蛲虫 78 例［J］. 陕西中医，1997，18（11）：508.

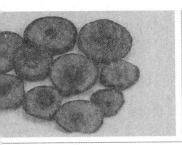 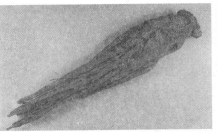 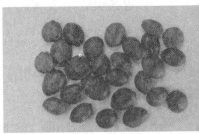

第二十九章

肠结核

　　肠结核是由肠道感染结核分枝杆菌引起的，以腹痛、腹泻或便秘、腹部肿块，伴有低热盗汗、消瘦、贫血等为临床表现的病症。

　　肠结核的病因主要有胃肠道感染、血行播散、邻近结核病灶播散，其中胃肠道感染为肠结核的主要感染方式。

　　患者均有结核感染病史或结核病菌密切接触史。

　　临床上，肠结核主要通过规范的抗结核药物进行治疗。同时要注意休息与营养。

　　本病属于中医学"肠痨病"的范畴。病因为脾胃虚弱，痨虫入侵，致脾胃升降失调。治疗当补虚培元、杀虫为主。

五味异功散加味

党参 15g　山药 15g　焦白术 10g　陈皮 10g　三棱 10g　莪术 10g　扁豆 10g　炙甘草 5g　生姜 5g　广木香 6g　生黄芪 30g　茯苓 12g　大枣 3 枚

【用法】水煎服，每日 1 剂，每日 2 次。

【功效】益气健脾，活血散结。

【适应证】**肠结核证（脾胃虚弱，气滞血瘀证）**。症见：身体消瘦，纳差，乏力声怯，大便每日四五次，为糊状，无黏液，舌淡红、苔薄白，脉缓无力。

【来源】孙德龄，常秀兰. 五味异功散加味治肠结核 [J]. 四川中医，1990，1：32.

真人养脏汤加减

人参^另煎5g　甘草 5g　附片 15g　白术 15g　肉桂 6g　当归 12g　木香 12g　白芍 20g　大黄 20g

【用法】水煎服，每日 1 剂，早晚 2 次口服。

【功效】补虚温中，涩肠固脱。

【适应证】**肠结核（中虚脏寒证）**。症见：形体消瘦，精神萎靡，少腹硬，腰腹酸冷，拒按欲便，大便不爽，泻下稀便，舌苔白，脉沉细。

【来源】周安卓. 真人养脏汤加减治愈肠结核 [J]. 四川中医，1991，2：23~24.

肠结散汤

黄芪 30g　当归 30g　黄精 30g　黄柏 15g　败酱草 15g　地榆 15g　木香 12g　陈皮　吴茱萸 12g　厚朴 12g　丹参 10g　白花蛇舌草 10g　赤芍 10g　穿心莲 10g　白及 10g　延胡索 10g　白薇 10g　地骨皮 10g　甘草 6g

【用法】水煎服，每日 1 剂，早晚 2 次服用。3 个月为 1 个疗程。同时予西医常规治疗，病情稳定后改用散剂服之。

【功效】清热解毒，行气活血祛瘀。

【适应证】**混合型肠结核（虚实兼夹证）**。症见：腹痛腹泻，形体消瘦，低热不寐，纳少神疲，舌质红、苔薄，脉弦细无力。

【疗效】治疗本病 36 例，痊愈 11 例，显效 15 例，有效 8 例，无效 2 例，总有效率为 94.44%。

【来源】胡永峰. 中西医结合治疗混合型肠结核 36 例临床观察［J］. 四川中医，2012，10：90～91.

清肠饮

当归 10g　地榆 10g　薏苡仁 20g　黄芩 10g　金银花 15g　玄参 15g　麦冬 15g　生地黄 15g　牡丹皮 10g　白芍 15g　甘草 6g　银柴胡 8g　地骨皮 10g

【用法】水煎服，每日 1 剂，早晚分 2 次服。

【功效】滋阴降火。

【适应证】**肠结核（阴虚火旺证）**。症见：腹痛时作，大便溏薄，手足心热，盗汗遗精，形体消瘦，两颧妆红，咽干口燥，舌红、少苔，脉细数。

【疗效】治疗本病 15 例，痊愈 13 例，好转 1 例，无效 1 例，总有效率为 93.33%。

【来源】肖幼林. 中西医结合治疗肠结核 15 例［J］. 湖南中医杂志，2000（2）：40.

单味大蒜

紫皮蒜若干

【用法】第 1 疗程 10 天，每日 3 次，每次 25g，吃饭时一起服用（下同）；第 2 个疗程 20 天，每日 3 次，每次 20g；第 3 个疗程 30 天，每日 3 次，每次 15g；第 4 个疗程 12 个月，维持量每日 2 次，每次 10g。若改用白皮蒜，用量加倍，用法不变。

【功效】解毒杀虫。

【适应证】**肠结核（适宜各种证型）**。症见：腹痛、腹泻或便秘、潮热盗汗、神疲乏力、消瘦等。

【效果】治疗本病 30 例，有效率达 100%，且多数病例远期疗效巩固。

【来源】任贞女. 大蒜治疗肠结核 30 例［J］. 黑龙江中医药，1989，4：47.

加味少腹逐瘀汤

小茴香 3g　干姜 6g　延胡索 15g　五灵脂 10g　没药 8g　川芎 10g

当归 10g　蒲黄^{包煎}10g　肉桂^{后下}3g　赤芍 15g　鳖甲 15g　龟板 15g

【用法】每日 1 剂，水煎，分早晚 2 次温服。

【功效】活血祛瘀，温经止痛。

【适应证】**增生型肠结核（血瘀证）**。症见：腹痛，便秘，潮热盗汗，神疲乏力、消瘦，舌质暗红、苔薄黄，脉涩。

【效果】治疗本病 76 例，其中治愈 70 例，好转 5 例，无效 1 例，总有效率为 98.7%。疗程最长者 1 年，最短者 3 个月。

【来源】谭定全. 加味少腹逐瘀汤治疗增生型肠结核 76 例临床观察 [J]. 湖南中医杂志，1989，6：4～5.

❀ 祛风杀虫止泻汤

柴胡 10g　独活 6g　升麻 8g　荆芥 10g　全蝎 3g　秦艽 10g　蜈蚣 1 条

【用法】每日 1 剂，水煎服。5 个月为 1 个疗程。

【功效】祛风杀虫，升阳止泻。

【适应证】**肠结核（肠风飧泄证）**。症见：腹痛，肠鸣腹泻，潮热盗汗，消瘦，舌质红、苔薄白，脉细数。

【效果】治疗本病 40 例，其中治愈 34 例，好转 4 例，无效 2 例，总有效率为 95%。

【来源】周建伟. 中西医结合治疗肠结核 40 例 [J]. 湖南中医杂志，2004，6（20）：41～42.

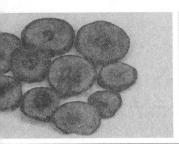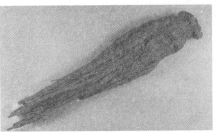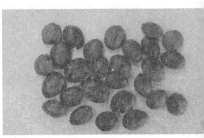

第三十章

结核性腹膜炎

结核性腹膜炎是指腹膜感染结核杆菌所致的腹痛、腹腔肿块、低热盗汗等病症。本病多继发于腹腔内结核病，如肠结核、肠系膜淋巴结核、输卵管结核等，少数病例由血行播散引起。可发生于任何年龄，但以 20~40 岁人群最多见。

临床上，应采用规律全程的抗结核治疗。同时根据腹水、营养情况，进行对症治疗，并且注意休息。

本病属中医学"痨病"范畴，为本虚和痨虫感染所致。治疗当以补虚培元和杀虫为主。

膈下逐瘀汤

当归 15g　川芎 10g　赤芍 10g　桃仁 10g　红花 10g　延胡索 10g
乌药 10g　枳壳 15g　香附 6g　牡丹皮 10g　炙百部 15g　炙百合 15g

【用法】水煎服，每日 1 剂，分早晚 2 次服。15 天为 1 个疗程，疗程间歇
1 周（重者可无间歇）。

【功效】活血养血，行气化瘀。

【适应证】**结核性腹膜炎（气滞血瘀证）**。症见：腹痛固定，腹部包块，
面色暗黑，形体消瘦，低热盗汗，舌质红、苔薄，脉弦细。

【临证加减】烦热盗汗加女贞子、旱莲草、地骨皮、秦艽、生地黄；腹痛
胀硬加蒲黄、五灵脂、醋煅牡蛎、鳖甲、大腹皮；大便干结加大黄、莱菔子、
火麻仁、瓜蒌仁；便溏加炒山药、炒扁豆、茯苓；闭经加三棱、莪术、益母
草、生水蛭、山楂、菟丝子；腹水征加马鞭草、桑皮、茯苓皮、大腹皮。

【疗效】治疗本病 38 例，临床治愈 19 例（占 50%），显效 15 例（占
39.5%），好转 4 例（占 10.5%）。

【来源】秘淑坤. 膈下逐瘀汤治疗结核性腹膜炎 38 例观察 [J]. 张家口医学院学
报，1998，2 (15)：87～88.

结腹汤

桃仁 15g　鳖甲 15g　青皮 15g　香附 15g　红花 12g　赤芍 30g
生地黄 30g　延胡索 30g

【用法】水煎服，每日 1 剂，分早晚 2 次服。疗程为 2 个月，与抗结核药
同用。

【功效】理气止痛，活血化瘀。

【适应证】**结核性腹膜炎（气滞血瘀证）**。症见：腹痛如刺，固定不
移，面色晦暗，形体消瘦，低热盗汗，食欲不振，舌质暗红、苔薄白，脉
弦细。

【临证加减】有腹水者，加陈皮、泽泻各 15g，大腹皮、茯苓各 30g；无
腹水者，加三棱、莪术各 10g。

【疗效】治疗本病 35 例，治愈 33 例（占 94%），好转 2 例（占 6%）。

【来源】史菀萍. 中西医结合治疗结核性腹膜炎 35 例 [J]. 四川中医，1999，17
(3)：30～31.

消结除胀汤

桃仁 15g　桂枝 6g　大黄 10g　牡丹皮 12g　茯苓 15g　槟榔 12g
土鳖虫 5g　海藻 12g　赤芍 15g

【用法】水煎服，每日 1 剂，分 2 次服。1 个月为 1 个疗程。

【功效】活血祛瘀，通便导滞，软坚散结。

【适应证】**结核性腹膜炎（瘀血阻滞证）**。症见：腹痛如刺，固定不移，面色晦暗，形体消瘦，低热盗汗，食欲不振，舌质暗红、苔薄白，脉弦细。

【临证加减】发热者加柴胡、黄芩、知母；腹痛重者选加香附、木香、乳香、延胡索；呕吐者加姜半夏；若心下至腹硬满而痛不可近，按之硬（大结胸证）者加芒硝；若腹胀以上腹为主（腹皮拘急）者去土鳖虫、海藻，加柴胡、黄芩、枳壳；腹泻者去大黄，加厚朴；腹水重者加泽泻，海藻（一般不同用甘草）；腹部有硬块（如干酪型或包裹性积液）选加莪术、鳖甲、水蛭；病程长或体虚腹力弱者加黄芪 10～30g。

【疗效】治疗本病 36 例，治愈 36 例，总有效率为 100%。

【来源】何立荣，何刚. 中西医结合治疗结核性腹膜炎 36 例临床观察 [J]. 现代中西医结合杂志，2003，12（10）：1036～1037.

大黄莱菔子汤

大黄 6～9g　莱菔子 15g　木香 10g　枳壳 10g　桃仁 10g　红花 10g　延胡索 10g　白芍 10g　甘草 6g

【用法】水煎服，每日 1 剂，分早晚 2 次服。1 个疗程为 20 天，休息 5 天再进行下一疗程。

【功效】攻里通下，活血化瘀。

【适应证】**结核性腹膜炎（瘀血阻滞证）**。症见：腹痛如刺，固定不移，大便不畅，面色晦暗，形体消瘦，低热盗汗，食欲不振，舌质暗红、苔薄白，脉弦细。

【疗效】治疗本病 32 例，显效 18 例，有效 12 例，无效 2 例。显效率为 56.3%，有效率为 93.8%。

【来源】宋国信，郭英俊. 中西医结合治疗结核性腹膜炎 64 例 [J]. 河北中医，1996，5（18）：30～31.

利水通下理气方

炒茯苓 15g　泽泻 10g　枳实 15g　厚朴 15g　木香 15g　赤芍 15g

丹参 10g　炒山药 15g　炒槟榔 10g　炒莱菔子 15g　甘草 6g　大黄 4g
车前子^{包煎}10g

【用法】水煎服，每日 1 剂，分早晚 2 次。保持每日大便 1～2 次，稀便
或软便，如仍便秘或大便干燥，大黄可加至 6～7g。

【功效】利水通下，理气活血。

【适应证】**结核性腹膜炎（水瘀互阻证）**。症见：腹痛如刺，固定不移，
腹部膨满，面色晦暗，形体消瘦，低热盗汗，食欲不振，舌质暗红、苔薄白，
脉弦细。

【疗效】治疗结核性腹膜炎伴有腹水患者 40 例，显效 30 例（占 75%），
有效 9 例（占 22.5%），效差 1 例（占 2.5%）。

【来源】刘美玲. 中西医结合治疗结核性腹膜炎［J］. 内蒙古中医药，2006，
1：21.

增液承气汤

玄参 30g　麦冬 24g　生地黄 24g　大黄^{后下}9g　芒硝^{冲服}5g

【用法】每日 1 剂，水煎分次服，以大便通畅排气、每日大便 1～3 次为
宜，1 周为 1 个疗程，有效可继第 2 个疗程。

【功效】滋阴通便，理气化瘀。

【适应证】**粘连型结核性腹膜炎（气阴两虚证）**。症见：腹胀隐痛，气短
声低，乏力倦怠，面色晦暗，形体消瘦，低热盗汗，食欲不振，舌质暗红、
无苔，脉细弱。

【疗效】治疗本病 36 例，治愈 31 例，有效 3 例，无效 2 例，治愈率为
86.1%，总有效率为 94.4%。

【来源】杨春. 增液承气汤加减配合西药治疗粘连型结核性腹膜炎 36 例［J］. 中国
社区医师（医学专业半月刊），2009，11：103.

复方大承气汤

大黄^{后下}10g　芒硝^{冲服}10g　炒莱菔子 25g　枳实 15g　厚朴 20g　桃
仁 30g　代赭石 25g　赤芍 15g

【用法】水煎服，每日 1 剂，分 2 次服。

【功效】活血祛瘀，顺气宽肠。

【适应证】**结核性腹膜炎并肠梗阻（气滞血瘀腑实证）**。症见：腹痛如
刺，固定不移，腹部膨满，面色晦暗，形体消瘦，低热盗汗，食欲不振，大

便秘结，舌质暗红、苔薄白，脉弦细。

【疗效】治疗本病 16 例，总有效率为 87.5%。

【来源】李超，郭迎喜. 中西医结合治疗结核性腹膜炎并肠梗阻 16 例［J］. 中医药信息，1998，（1）：34.

腹水散结汤

　　白术 12g　枳壳 15g　黄连 3g　百部 10g　水蛭 6g　猪苓 12g　大腹皮 12g　炒白芍 15g　炙甘草 9g

【用法】每日 1 剂，水煎 3 次混匀后分 3 次口服。15 天为 1 个疗程，共治疗 4 个疗程。

【功效】利水通下，理气活血。

【适应证】**结核性渗出性腹膜炎（水瘀互阻证）**。症见：腹痛如刺，固定不移，腹部膨满，面色晦暗，形体消瘦，低热盗汗，食欲不振，大便秘结，舌质暗红、苔薄白，脉弦细。

【疗效】治疗本病 46 例，治愈 44 例（95.7%），好转 2 例（4.3%），总有效率为 100%。

【来源】罗时琴，田茂琼. 中西医结合治疗结核性渗出性腹膜炎疗效观察［J］. 辽宁中医杂志，2007，（4）：488～489.

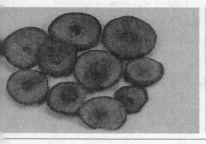
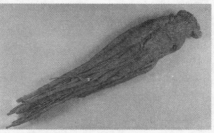
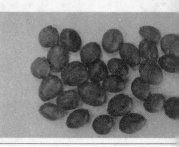

第三十一章

痔 疮

　　痔疮是一种位于肛门处静脉丛病理性移位、扩张、血栓形成等引起凸出肛管腔内的赘生物。根据发病部位可分为内痔、外痔、混合痔。内痔是肛垫的支持结构、静脉丛及动静脉吻合支发生病理改变或移位；外痔是齿状线远侧皮下静脉丛的病理性扩张或血栓形成；内痔通过静脉丛吻合支与相应部位的外痔相互融合为混合痔。

　　本病属于中医学"痔"的范围，为阴阳失调，脏腑气血虚损，再加湿、热、风、燥等邪之作用和情志内伤、饮食起居及职业等影响，致使气血失调、络脉阻滞、瘀血浊气下注而成。病位在脾胃，属实证为主。治疗当以祛风、清热、活血等为主。

凉血地黄汤加减

生地黄15g 当归尾12g 地榆15g 槐角15g 黄连6g 天花粉12g 生甘草6g 升麻10g 赤芍15g 枳壳12g 黄芩12g 荆芥10g

【用法】水煎服，每日1剂，分2次服。

【功效】清热凉血祛风。

【适应证】**痔疮（风伤肠络证）**。症见：便血色鲜红，滴血或射血，或有肛门瘙痒，口燥咽干，舌质红、苔薄白或薄黄，脉浮数。

【来源】罗湛滨，王建春，袁汉雄. 痔病的中医中药治疗［J］. 大肠肛门病外科杂志，2000，6（3）：47～57.

脏连丸合萆薢渗湿汤加减

脏连丸：黄连（研净末）24g 公猪大肠33～66cm

萆薢渗湿汤：萆薢10g 薏苡仁15g 黄柏10g 赤茯苓10g 牡丹皮10g 泽泻10g 滑石15g 通草10g

【用法】脏连丸：以酒适量共煎，制成梧桐子大丸剂，内服每服3～9g，一日3次。萆薢渗湿汤：水煎服，每日1剂，分2次服。

【功效】清热渗湿止血。

【适应证】**痔疮（湿热下注证）**。症见：便血色鲜红、量较多，肛内肿物外脱，可自行回缩，或脱出物分泌物较多，黏膜糜烂，或伴大便黏滞不爽，肛门灼热，潮湿不适，舌质红、苔黄腻，脉濡数或滑数。

【来源】罗湛滨，王建春，袁汉雄. 痔病的中医中药治疗［J］. 大肠肛门病外科杂志，2000，6（3）：47～57.

止痛如神汤加减

皂角刺12g 秦艽9g 苍术9g 防风10g 黄柏9g 当归尾12g 泽泻10g 槟榔9g 熟大黄10g 枳实12g

【用法】水煎服，每日1剂，分2次服。

【功效】行气化瘀，消肿解毒止痛。

【适应证】**痔疮（气滞血瘀证）**。症见：肛缘肿胀，隐见紫瘀，内痔脱出嵌顿，表面紫暗糜烂，疼痛剧烈，肛管紧缩，便秘溲黄，舌质紫暗或有瘀斑、苔白或黄，脉弦或涩。

【来源】罗湛滨，王建春，袁汉雄. 痔病的中医中药治疗［J］. 大肠肛门病外科杂志，2000，（3）：47～57.

补中益气汤加减

黄芪 30g 党参 15g 白术 9g 陈皮 6g 炙甘草 5g 当归 6g 升麻 10g 柴胡 9g 赤石脂 15g

【用法】水煎服，每日 1 剂，分 2 次服。

【功效】补中益气，固脱止血。

【适应证】**痔疮（脾虚气陷证）**。症见：痔核脱出，不易复位，肛门下坠感，便血色淡，伴气短懒言，纳呆便溏，神疲乏力，面色无华，舌质淡、苔薄白，脉细弱或芤。

【来源】罗湛滨，王建春，袁汉雄. 痔病的中医中药治疗［J］. 大肠肛门病外科杂志，2000，6（3）：47～57.

增液承气汤合润肠汤加减

玄参 30g 麦冬 25g 细生地黄 25g 大黄^{后下} 9g 芒硝^{冲服} 5g 火麻仁 20g 当归 8g 甘草 6g 桃仁 12g

【用法】水煎服，每日 1 剂，分 2 次服。

【功效】滋阴清热润肠。

【适应证】**痔疮（阴虚肠燥证）**。症见：便血色鲜红、量少，大便干结难解，形体瘦弱或伴口咽干燥，潮热盗汗，舌质红、苔薄，脉细数。

【来源】罗湛滨，王建春，袁汉雄. 痔病的中医中药治疗［J］. 大肠肛门病外科杂志，2000，6（3）：47～57.

秦艽苍术汤加减合外洗方

内服方：秦艽 10g 苍术 12g 桃仁 10g 皂角仁 10g 防风 10g 槟榔 10g 泽泻 10g 当归 12g 大黄 6g 黄柏 10g

外洗方：苦参 30g 川乌 10g 草乌 10g 羌活 10g 马齿苋 30g 蒲公英 15g 紫花地丁 15g

【用法】内服方：水煎服，每日 1 剂，分 2 次。外洗方：水煎取 1000～2000ml，先熏蒸后坐浴，每日 1 次，每次 20～30 分钟。

【功效】清热利湿，消肿止痛。

【适应证】**痔疮（湿热下注证）**。症见：便血鲜红，量多，肿物脱出肛外，肛门胀痛，常伴有肛门灼热、潮湿，舌质红、苔黄腻，脉滑数。

【来源】王明轩. 中药口服加外洗治疗痔疮［J］. 内蒙古中医药，2004，23（2）：2.

桃红四物汤加减合外洗方

桃红四物汤加减：桃仁10g　红花15g　川芎10g　当归12g　生地黄24g　白芍15g　丹参30g　柴胡10g　陈皮10g

外洗方：乳香30g　没药30g　三棱15g　莪术15g　血竭20g

【用法】内服方：水煎服，每日1剂，早晚分2次。外洗方：水煎取1000～2000ml，先熏蒸后坐浴，每日1次，每次20～30分钟。

【功效】行气活血，化瘀止痛。

【适应证】**痔疮（气滞血瘀证）**。症见：肿物脱出肛外，不能还纳，甚至发生嵌顿，肛门紧缩，胀疼或坠疼，局部肛缘可有水肿、触痛、血栓形成，舌质紫暗或有瘀点、苔黄，脉弦涩。

【来源】王明轩. 中药口服加外洗治疗痔疮［J］. 内蒙古中医药，2004，23（2）：2.

连仙消痔汤

刺黄连10g　仙鹤草20g　马尾黄连15g　小马齿苋20g　金银花15g　大乌泡20g　龙胆草5g　蒲公英20g　陈皮5g　小夜关门20g

【用法】每两日1剂，水煎服，每日3次。服药期间忌生冷、腥、酸、辣食物及酒。7天为1个疗程，服药2个疗程后判断疗效。

【功效】清热燥湿，凉血止血。

【适应证】**内痔（湿热实证）**。症见：大便带血，或滴血、射血，或便后肛门内有包块脱出，或肛门瘙痒及胀坠疼痛，舌红、苔黄腻，脉弦滑。

【疗效】治疗本病19例，显效10例，好转7例，无效2例。服药期间无毒性反应发生。

【来源】李思芳. 自拟连仙消痔汤治疗内痔19例小结［J］. 贵阳中医学院学报，2000（3）：26.

参赭升降消痔汤

吉林参15g　黄芪15g　升麻15g　代赭石24g　枳实10g　赤芍

10g　炮山甲 10g　蒲黄^{包煎}10g　炙甘草 10g

【用法】每日 1 剂，水煎 2 次合液分早晚服，10 天为 1 个疗程。

【功效】升阳缩肛，降浊通幽，散结消痔。

【适应证】**内痔（脾虚气陷、浊阴不降证）**。症见：肛门坠胀，肛内肿物外脱，需平卧或手法复位，便血或射血色鲜红或淡红，面色少华，少气懒言，腹胀便秘。

【疗效】治疗本病 60 例，经 2 个疗程后评定疗效，治愈 31 例，好转 23 例，无效 6 例，总有效率为 90%。

【来源】谢国良. 自拟参赭升降消痔汤治疗内痔 60 例 [J]. 陕西中医，2001，(9)：538～539.

当归连翘赤小豆汤加减合熏洗

当归 15g　连翘 15g　赤小豆 10g　薏苡仁 15g　甘草 6g　牡丹皮 15g　金银花 15g　赤芍 10g　黄连 6g　土茯苓 15g　槐花 10g

【用法】每日 1 剂，水煎分 3 次服，同时药渣熏蒸坐浴，每次 10～15 分钟。

【功效】清热利湿，活血化瘀。

【适应证】**痔疮（风湿热毒下注证）**。症见：肛门处灼热疼痛，渗液较多，大便干结，先血后便，血色鲜红，纳差，心烦，舌红、苔黄，脉弦数。

【疗效】治疗本病 100 例，痊愈 67 例，显效 25 例，好转 8 例，总有效率为 100%。

【来源】刘军平，王念莲. 当归连翘赤小豆汤治肠痔 [J]. 现代中西医结合杂志，2007，28：4165.

止血化痔方

生地榆 20g　槐花 12g　生地黄 15g　当归 15g　火麻仁 12g　生大黄^{后下}8g　怀牛膝 8g　黄柏 12g

【用法】水煎服，每日 1 剂，分 2 次温服。7 天为 1 个疗程，治疗 1～2 个疗程。

【功效】凉血止血，润肠通便。

【适应证】**痔疮（风热肠燥证）**。症见：便血，色鲜红，或伴有便秘，或伴有肿物脱出肛外，便后可自行复位，舌质红、苔黄，脉弦数。

【疗效】治疗本病 98 例，痊愈 83 例，显效 9 例，有效 4 例，无效 2 例，总有效率为 97.96%。

【来源】廖振华，刘行稳. 止血化痔方治疗内痔的临床观察［J］. 湖北中医杂志，2010，（6）：50～51.

清热解毒治痔熏洗方

大黄 50g　黄柏 50g　艾叶 20g　白矾 30g　川椒 30g　苦参 50g　芒硝 40g　五味子 30g

【用法】上药加水 3000ml，武火煎沸后改用文火煎煮 10 分钟，早晚各熏洗 1 次，时间约 15 分钟。

【功效】清热解毒燥湿。

【适应证】**痔疮（风湿热毒下注证）**。症见：肛门处灼热疼痛，渗液较多，大便干结，先血后便，血色鲜红，纳差，心烦，舌红、苔黄，脉弦数。

【来源】赵玉华. 中西医结合治痔病概述［A］. 中国肛肠病研究心得集，2011.

维药肛门熏洗剂

洋甘菊 30g　菾菜 30g　石榴皮 30g　洋菾菜 30g　莨菪子 30g　罂粟子 30g　黄连 30g

【用法】将药物置入盆内，加水以武火煮沸后再用文火煮沸 5 分钟。先熏洗后坐浴，每次 15～20 分钟。熏洗坐浴后将麝香 0.1g 涂抹于患处，孕妇禁用，每日 1 剂，早晚各 1 次。连续 7 天为 1 个疗程。

【功效】解毒燥湿。

【适应证】**痔疮（风湿热毒下注证）**。症见：肛门处肿物，伴灼热疼痛，纳差，心烦，舌红、苔黄，脉弦数。

【来源】阿布都艾尼，阿布力米提. 维药肛门熏洗剂治疗痔 360 例［A］. 中国肛肠病研究心得集，2011.

解毒燥湿坐浴方合微波治疗

黄柏 30g　黄芩 30g　五倍子 30g　苦参 40g　朴硝 30g　红花 10g　冰片 5g

【用法】文火煎煮 20～30 分钟，去渣取汁 1000ml 备用。治疗步骤：取坐浴液 1000ml 约 40℃，先熏后洗，每日 1 次，每次 20 分钟。坐浴后，患者取侧卧位，充分暴露肛门，采用南京启亚科技有限公司生产的多功能微波治疗仪，将腔外辐射器置于距肛门 10cm 处，使用电流为 40～50mA，每日 1 次，每次照射 20 分钟，连用 7 天为 1 个疗程。

【功效】解毒燥湿。

【适应证】**痔疮（风湿热毒下注证）**。症见：肛门处阻塞感，伴灼热疼痛，纳差，心烦，舌红、苔黄，脉弦数。

【疗效】治疗血栓性外痔 44 例，痊愈 44 例；炎性外痔 43 例，痊愈 26 例，显效 17 例；嵌顿痔 41 例，痊愈 14 例，显效 16 例，好转 11 例；其中回纳者 25 例，脱出好转者 12 例。1 年后随访 86 例，复发 3 例。

【来源】张象俐. 中药熏洗配合微波治疗痔疮疼痛 128 例 [J]. 中医外治杂志，2003，(2)：27.

🪷 消痔洗剂

黄柏 20g　黄芩 20g　大黄 20g　白芷 20g　枳壳 20g　苦参 30g
五倍子 30g　土茯苓 30g　忍冬藤 30g　花椒 30g　冰片 5g

【用法】上药加水 3000ml，武火煎沸后改用文火煎煮 10 分钟，早晚各熏洗 1 次，时间约 15 分钟。

【功效】解毒燥湿。

【适应证】**痔疮（风湿热毒下注证）**。症见：肛门处灼热疼痛，纳差，心烦，舌红、苔黄，脉弦数。

【疗效】治疗本病 200 例，临床治愈 88 例，显效 96 例，有效 12 例，无效 6 例，总有效率为 97%。

【来源】黄卫平，肖秋平，潘海燕，等. 消痔洗剂治疗痔疮 300 例 [J]. 光明中医，2010，11：2003～2005.

🪷 五倍子洗剂

五倍子　地榆　生大黄　栀子　虎杖　鱼腥草　徐长卿　荆芥
防风　苍术　升麻　芒硝　冰片

【用法】将以上草药等份（五倍子倍量），加水煎汁浓缩；30 分钟后加入皮硝、冰片搅拌溶解后滤出，装瓶备用。用时取药液 200ml 加热开水配成 1500ml 左右，患者趁着热气熏蒸肛门约 5 分钟，再坐浴患处 7 分钟（每次 12 分钟左右），每日 2 次。浴后擦干水分，用京万红膏涂敷患处，则效果更佳。

【功效】解毒燥湿。

【适应证】**痔疮（风湿热毒下注证）**。症见：肛门处灼热疼痛，纳差，心烦，舌红、苔黄，脉弦数。

【来源】谢锦生. 五倍子洗剂治疗痔疮［J］. 河南中医，2003，(5)：10.

三味汤熏洗方

忍冬藤 250　艾叶 100g　明矾 100g

【用法】三药放入锅内，加入清水 2000ml，文火煮沸，煎 10 分钟后倒入盆内，熏洗肛门 30 分钟，待药液略凉后可用其冲洗肛门四周，每日 2 次。重症患者每晚睡前应用高锰酸钾水冲洗肛门，每日涂搽少量消炎软膏以免肛门干燥疼痛。1 剂药物可重复使用 2～3 次。治疗同时嘱患者禁食辛辣食物，多吃清淡富含纤维素食物，少行房事，少从事高强度劳动，适当休息。7 天为 1 个疗程，一般 3 个疗程可愈。

【功效】解毒燥湿。

【适应证】**痔疮（风湿热毒下注证）**。症见：肛门肿物，伴肛门处灼热疼痛，纳差，心烦，舌红、苔黄，脉弦数。

【疗效】治疗 196 例，治愈 114 例，好转 75 例，无效 7 例，总有效率为 96.4%。

【来源】董善鼎. 三味汤熏洗治疗痔疮 196 例［J］. 中国民间疗法，2001，(6)：28.

硝军熏洗方

皮硝 100g　大黄 50g　苦参 30g　五倍子 30g　黄芩 30g　黄柏 30g
土茯苓 50g　连翘 30g

【用法】加水 3000ml，用武火煎沸 15 分钟后，将药汁倒入面盆中，先利用药热气熏蒸患病部位，再用毛巾浸汁热敷局部，最后将肛门坐浴盆中，每次 15～20 分钟为宜，每日 2 次，晨起大便后及晚上睡前用，用药过程中以不烫伤皮肤为准。如果血栓过大，病程长，则应手术剥离出血栓，再用中药熏洗。

【功效】解毒燥湿。

【适应证】**痔疮（风湿热毒下注证）**。症见：肛门肿物，伴肛门处灼热疼痛，纳差，心烦，舌红、苔黄，脉弦数。

【临证加减】伴有血栓加赤芍 20g、红花 10g；伴有肛裂加地榆 50g。

【疗效】治疗本病 1002 例，治愈 890 例，有效 106 例，无效 6 例，总有效率为 99.4%。

【来源】魏亚明. 中药熏洗疗法治疗痔疮 1002 例 [J]. 中医外治杂志, 2007, (2): 23.

🪷 苓柏解毒膏外敷

黄芩200g　黄柏200g　大黄200g　地榆200g　侧柏叶200g

【用法】用万能粉碎机（80目）磨粉，再用蒸馏水（浸过药面）煎至水半量，过滤去渣，将药汁煎熬浓缩，盛在消毒器皿内，加入田七粉50g及凡士林充分搅拌制成膏状外敷，每日1次，5天为1个疗程，连续治疗2个疗程。

【功效】解毒燥湿。

【适应证】**孕产妇痔疮（风湿热毒下注证）**。症见：肛门处灼热疼痛，纳差，心烦，舌红、苔黄，脉弦数。

【疗效】治疗本病80例，治愈51例，显效20例，有效6例，无效3例，总有效率为96.25%。

【来源】周敏. 自拟中药膏治疗孕产妇痔疮80例疗效观察 [J]. 长春中医药大学学报, 2011, (6): 1023～1024.

🪷 消痔膏外敷

冰片10g　芒硝15g　栀子30g　大黄30g　苍术30g　金银花30g
地榆炭60g　槐角炭60g　白芷30g　黄柏30g　五倍子15g

【用法】将上药共研细末，过80目筛，装袋备用将患处洗净、擦干，取自制中药20g，用茶水及少量凡士林调成膏状，涂于患者肛门周围，纱布覆盖，胶布固定。早、晚各换药1次，10天为1个疗程。

【功效】解毒燥湿。

【适应证】**痔疮（风湿热毒下注证）**。症见：肛门处灼热疼痛，伴便脓血，纳差，心烦，舌红、苔黄，脉弦数。

【疗效】本组43例中经1个疗程治疗痊愈9例，显效23例，有效8例，无效3例，总有效率为93.02%。

【来源】陈晓君，宗丙华. 消痔膏外敷治疗痔疮43例 [J]. 中医外治杂志, 2000, (3): 17.

🪷 痔血散熏洗

五倍子15g　明矾15g　大黄10g　黄柏10g　艾叶10g　苦参10g

白芷 10g　当归 10g　冰片 6g

【用法】先将除冰片外诸药用纱布包好，放于砂锅内，加水约 1500ml，浸泡半小时后煮沸约 30 分钟，取药汁约 1000ml。再将冰片放入少量酒精中常温熔化后，倒入砂锅内，继续加热约 5 分钟，待冰片清凉味大出后，停止加热，使其药液温度降至 50℃～70℃，倒入干净盆中。开始时将臀部放在盆上约 10cm 处熏蒸，待药液温度接近体温时，将臀部全部放入盆内泡洗 15 分钟左右，泡洗时一定要将伤面浸入药液内。坐浴后拭干即可，不要用清水冲洗。每日早上大便后、晚上临睡前各 1 次，7 天为 1 个疗程。

【功效】解毒燥湿。

【适应证】**痔疮（风湿热毒下注证）**。症见：肛门处灼热疼痛，伴渗液，纳差，心烦，舌红、苔黄，脉弦数。

【疗效】治疗本病 913 例，显效 629 例，有效 241 例，未愈 43 例（改行手术治疗后治愈），总有效率为 95.29%。

【来源】韩柯. 自拟中药痔血散坐浴治疗内痔出血 913 例［J］. 光明中医，2008，(6)：780～781.

苦参汤坐浴合马应龙麝香痔疮膏

苦参 40g　桃仁 40g　败酱草 40g　蒲公英 40g　大黄 30g　当归 30g　紫花地丁 30g　白芷 30g　赤芍 30g　白矾 30g　川花椒 30g　红花 30g　芒硝 30g

【用法】除芒硝、白矾外，余药用凉水浸泡 30 分钟，水煎，将芒硝、白矾加入到煎药液中，待温度适宜后坐浴 10～16 分钟。坐浴时，肛门部要放松。坐浴后肛门外涂马应龙痔疮膏，连续治疗 2 周。

【功效】祛风活血，清热利湿，消肿止痛。

【适应证】**痔疮（湿热下证、气血凝滞证）**。症见：肛门潮湿、疼痛、出血、脱出为主，舌质淡、苔薄，脉滑。

【疗效】治疗本病 45 例，显效 24 例，有效 17 例，无效 4 例，总有效率为 91.1%。

【来源】王爱华. 中药外洗治疗炎性痔疮 45 例［J］. 河南中医，2013，(6)：928～929.

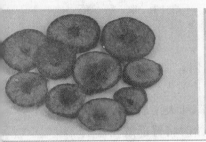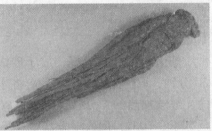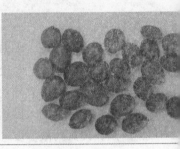

第三十二章
直 肠 炎

直肠炎是指直肠黏膜层、黏膜下层或肌层的炎症，以下腹痛、便意频繁、里急后重、黏液脓血便、肛门及直肠坠胀不适感为主要表现。直肠炎很容易被忽视。其诊断与鉴别主要是依赖直肠镜检查，可见直肠黏膜充血、水肿、糜烂，很多小溃疡位于弥散性炎症黏膜的背景中，黏膜炎症多呈连续性。

本病属中医学"泄泻"、"肠风"、"肠澼"、"休息痢"、"久痢"范畴，多由饮食不节、外感或情志所伤，导致脾胃运化失常，脾虚不能运化水湿，湿热内生，久病及肾，导致脾肾两虚。治疗当以脾论治，兼清湿热为主。

直肠炎 1 号方

黄芩 12g　石莲子 12g　黄连 10g　黄柏 10g　秦皮 10g　陈皮 10g　厚朴 10g　白头翁 15g　马齿苋 30g　白花蛇舌草 30g　白芍 20g

【用法】水煎服，每日 1 剂，分 2 次服。

【功效】清热解毒，利湿化瘀。

【适应证】**放射性直肠炎（湿热证）**。症见：大便黏液多，肛门灼痛，里急后重，小便短赤，舌红、苔腻，脉数。

【来源】陈志明，杨德明. 辨证治疗放射性直肠炎 58 例［J］. 浙江中医杂志，1999，（10）：426.

直肠炎 2 号方

山药 30g　葛根 30g　血余炭 30g　薏苡仁 30g　茯苓 30g　党参 20g　扁豆 15g　白蔻仁 15g　白术 12g　枳壳 12g　陈皮 10g　罂粟壳 10g　升麻 10g

【用法】水煎服，每日 1 剂，分 2 次服。

【功效】祛湿健脾，兼清余热。

【适应证】**放射性直肠炎（脾虚湿困证）**。症见：血便且黏液多，肛门坠痛，纳呆，乏力，面色萎黄，舌淡胖、苔白，脉细缓。

【来源】陈志明，杨德明. 辨证治疗放射性直肠炎 58 例［J］. 浙江中医杂志，1999，（10）：426.

直肠炎 3 号方

党参 30g　黄芪 30g　生地黄炭 30g　葛根 30g　升麻 10g　罂粟壳 10g　甘草 10g　乌梅 15g　阿胶^{烊化} 15g　当归 12g　白术 12g

【用法】水煎服，每日 1 剂，分 2 次服。

【功效】培补脾肾，养血祛邪。

【适应证】**放射性直肠炎（气血两虚证）**。症见：肛门严重坠痛，排便不畅，血便量多，食少乏力，消瘦贫血，咽干，舌红、无苔，脉沉细无力。

【来源】陈志明，杨德明. 辨证治疗放射性直肠炎 58 例［J］. 浙江中医杂志，1999，（10）：426.

葛根芩连汤加减 1

葛根 20g　黄连 6g　黄芩 8g　秦皮 8g　薏苡仁 15g　甘草 3g

【用法】水煎服，每日1剂，分2次服。

【功效】清热利湿。

【适应证】**慢性结肠炎、直肠炎（湿热证）**。症见：腹痛，里急后重，大便稀或干或夹有红色黏液，舌质红、苔黄腻，脉滑数。

【来源】彭清玲. 中西医结合治疗慢性结肠炎、直肠炎150例 [J]. 河北中医，2002，24（10）：772～773.

❁ 痛泻要方加减

陈皮10g　柴胡8g　白芍10g　防风7g　白术8g　薏苡仁12g　甘草3g

【用法】水煎服，每日1剂，分2次服。

【功效】抑肝扶脾。

【适应证】**慢性结肠炎、直肠炎（肝郁证）**。症见：腹中雷鸣，攻窜作痛，泻后则舒，嗳气食少，舌边红、苔薄白或淡黄，脉弦。

【来源】彭清玲. 中西医结合治疗慢性结肠炎、直肠炎150例 [J]. 河北中医，2002，24（10）：772～773.

❁ 小建中汤加减

白芍10g　肉桂8g　干姜6g　大枣6枚　党参10g　炒白术10g　苍术10g　甘草3g

【用法】水煎服，每日1剂，分2次服。

【功效】温中健脾。

【适应证】**慢性结肠炎、直肠炎（脾虚证）**。症见：腹部隐痛，大便稀夹有黏液，食少神疲，舌质淡或胖、苔白湿润，脉濡细。

【来源】彭清玲. 中西医结合治疗慢性结肠炎、直肠炎150例 [J]. 河北中医，2002，24（10）：772～773.

❁ 真人养脏汤合四神丸加减

肉桂10g　木香10g　肉豆蔻10g　诃子10g　补骨脂8g　附子8g　党参10g　山楂10g　神曲10g

【用法】水煎服，每日1剂，分2次服。

【功效】温补肾阳，固涩止泻。

【适应证】**慢性结肠炎、直肠炎（肾阳虚证）**。症见：黎明前脐周腹痛，肠鸣即泻，大便中夹有完谷，形寒肢冷，舌质淡、苔薄白，脉沉。

【来源】彭清玲. 中西医结合治疗慢性结肠炎、直肠炎150例 [J]. 河北中医，

益阴养血方

熟地黄 20g　白芍 15g　石斛 15g　玉竹 15g　葛根 20g　党参 15g
山药 15g　五味子 10g　鸡血藤 20g　陈皮 5g

【用法】水煎服，每日 1 剂，分 2 次服。

【功效】补气养血益阴。

【适应证】**慢性直肠炎（阴血亏虚证）**。症见：下腹隐痛，肛门灼热、下坠感，大便溏或硬，口干纳差，头晕目眩，心烦失眠，舌红、少苔，脉细数。

【来源】林友彬，杨中权. 中医药治疗慢性直肠炎 68 例 ［J］. 江西中医药，2004，35（12）：25.

补脾益肾止泻方

补骨脂 10g　肉豆蔻 10g　五味子 10g　党参 15g　炒白术 12g　砂仁 10g　木香 8g

【用法】水煎服，每日 1 剂，分 2 次服。

【功效】补脾益肾，固涩止泻。

【适应证】**慢性直肠炎（脾肾阳虚证）**。症见：下腹隐痛，肛门下坠感，大便烂，完谷不化或黏液便，形寒肢冷，食少纳差，舌淡、苔白，脉沉细。

【来源】林友彬，杨中权. 中医药治疗慢性直肠炎 68 例 ［J］. 江西中医药，2004，35（12）：25.

六君子汤加减

党参 15g　白术 12g　炒山药 15g　茯苓 12g　扁豆 12g　陈皮 6g
谷芽 12g　炙甘草 3g

【用法】水煎服，每日 1 剂，分 2 次服。

【功效】补益脾胃。

【适应证】**慢性直肠炎（脾胃虚弱证）**。症见：腹部隐痛，腹胀肠鸣，肛门下坠伴虚急感，便软夹黏液或血丝，食少神疲，舌淡或胖、苔白湿润，脉濡缓。

【临证加减】脾胃虚弱夹湿者加苍术 10g、厚朴 12g、薏苡仁 20g；脾胃虚弱兼肝气郁结者加白芍 15g、佛手 10g、柴胡 10g。

【来源】林友彬，杨中权. 中医药治疗慢性直肠炎 68 例 ［J］. 江西中医药，2004，35（12）：25.

葛根芩连汤加减 2

葛根 20g　黄芩 12g　黄连 10g　秦皮 10g　白头翁 20g　木香 10g
槟榔 15g　地榆 15g

【用法】水煎服，每日 1 剂，分 2 次服。

【功效】清热利湿。

【适应证】**慢性直肠炎（湿热下注证）**。症见：大便频或腹泻，带黏液或血丝，下腹坠痛或灼痛，肛门灼热感、坠胀或里急后重，舌红、苔黄腻，脉滑数。

【来源】林友彬，杨中权. 中医药治疗慢性直肠炎 68 例 [J]. 江西中医药，2004，35（12）：25.

参苓白术散方加减

人参 6g　茯苓 30g　炒白术 30g　炙甘草 12g　炒山药 30g　白扁豆 15g　薏苡仁 30g　桔梗 12g　杭白芍 15g　黄柏 10g　败酱草 20g
地榆炭 20g

【用法】每日 1 剂，加水 2000ml，煎至 300ml 滤出，再加水 1000ml，煎至 300ml 滤出，将两次药液混匀，早、晚餐后 30 分钟温服。

【功效】清热祛湿，健脾益气。

【适应证】**直肠炎（脾虚湿热证）**。症见：腹痛，大便频数，黏液血便，食少腹胀，里急后重，舌质红、舌体胖大、苔黄腻，脉滑数或濡数伴无力者。

【临证加减】腹胀甚者加枳壳 15g，行气除胀；腹泻腹痛甚者加诃子肉 15g、罂粟壳 3g，涩肠止泻止痛；便血色鲜红量多者加仙鹤草 30g、白及 10g；喜按喜温、形寒肢冷者加肉桂 6g、炮姜 6g。

【疗效】治疗本病 30 例，治愈 13 例，显效 9 例，有效 5 例，无效 3 例，总有效率为 90%。

【来源】史忠波. 参苓白术散加减治疗直肠炎的临床疗效观察 [D]. 山东中医药大学，2011.

扶正止泻汤

仙鹤草 30g　蚕沙 30g　人参 10g　白及 10g　薏苡仁 30g　车前子[包煎] 15g　白花蛇舌草 30g　败酱草 15g　白芍 15g　枳壳 10g　乌梅 15g　甘草 6g

【用法】水煎服，每日 1 剂，分 2 次服。连续治疗 14 天为 1 个疗程。

【功效】补气扶正，清肠化湿，敛疮生肌，除泻止痢。

【适应证】**放射性肠炎（气血亏虚、湿热内结证）**。症见：腹泻、腹痛，大便带血或黏液或为脓血便，里急后重、乏力，舌质红、苔黄，脉滑。

【临证加减】恶心呕吐加半夏10g、生姜10g；腹痛较重加延胡索20g、乌药15g；白色黏液便明显加苍术15g、桔梗10g；黄色黏液便明显加黄连6g、白头翁15g；便血明显加阿胶^{烊化,冲服}10g、槐花15g；大便滑泻加赤石脂30g、禹余粮10g。

【疗效】治疗本病68例，治愈50例，显效10例，有效5例，无效3例，总有效率为95.59%。

【来源】翟瑞庆，翟红运. 扶正止泻汤治疗放射性肠炎68例 [J]. 上海中医药杂志，2008，11：43～45.

白头翁汤灌肠

白头翁30g 苦参30g 黄连10g 侧柏叶10g 地榆炭10g 秦皮20g 当归15g 枳壳15g 陈皮12g

【用法】每日1剂，水煎至100ml，用肛管和注射器保留灌肠，灌肠后变换体位，以使药液与肠黏膜充分接触。

【功效】清热解毒，理气导滞。

【适应证】**溃疡性直肠炎（大肠湿热证）**。症见：腹痛，大便频数，黏液血便，食少腹胀，里急后重，舌质红、舌体胖大、苔黄腻，脉滑数或濡数伴无力。

【临证加减】湿热重加黄柏10g；腹胀甚加川厚朴20g；腹痛明显加白芍15g；久泻加五倍子20g。

【疗效】治疗本病101例，治愈63例，显效22例，有效10例，无效6例，总有效率为94.06%。

【来源】梁红. 白头翁汤加减灌肠治疗溃疡性直肠炎101例 [J]. 陕西中医，2005，(9)：912～914.

清肠护膜汤灌肠

黄连3g 明矾2g 马勃5g 鸡子黄1枚

【用法】水煎2次，取汁约100ml，以甘油灌肠器保留灌肠。灌肠后卧床休息约2小时，卧床体位视溃疡面位置而定，一般以药液尽可能浸润创面为好，便后给药最佳。

【功效】清热解毒。

【适应证】**非特异性溃疡性直肠炎（热毒结肠证）**。症见：肛门不适红肿，里急后重，便意频繁，舌质红、苔黄，脉滑。

【疗效】治疗本病 20 例，痊愈 18 例，好转 2 例。痊愈病例疗程在 10～20 天者 14 例，21～30 天者 4 例，平均治愈天数为 14.5 天。

【来源】贾美华. 清肠护膜汤保留灌肠治疗非特异性溃疡性直肠炎 20 例 [J]. 江苏中医，1988，(5)：11.

🪷 肠炎 I 号方灌肠

黄柏 6g　苦参 6g　白及 10g　仙鹤草 15g　锡类散 1g

【用法】先将前四位中药加水 200ml，煎药汁至 50ml，待冷却至 38℃左右时，加入锡类散，混合均匀，保留灌肠，每晚 1 次。灌肠方法：患者排空大便后取左侧卧位，垫高臀部 10cm，用一次性导尿管经医用石蜡油润滑后插入肛门 10～15cm，用 100ml 注射器吸取药液缓慢注入，药物保留时间不少于 2 小时。

【功效】清热利湿，止血。

【适应证】**溃疡性直肠炎（湿热内蕴证）**。症见：肛门红肿，出血鲜红，口干渴，舌红、苔黄，脉滑。

【疗效】治疗 30 例，完全缓解 8 例，有效 20 例，无效 2 例，总有效率为 93.33%。

【来源】唐冉，唐昆，李明，等. 肠炎 I 号方保留灌肠治疗湿热内蕴型溃疡性直肠炎临床研究 [J]. 中医药临床杂志，2015，(4)：521～523.

🪷 白头翁加甘草阿胶汤灌肠

白头翁 20g　败酱草 20g　薏苡仁 20g　黄柏 15g　秦皮 12g　黄连 10g　阿胶[烊化]10g　槐花 10g　生地榆 10g　知母 9g　炙甘草 6g

【用法】上药加水浓煎，每剂取汁 100ml，兑入烊化阿胶，保留灌肠，每日 1 次，每次 1～2 小时，1 周为 1 个疗程。

【功效】清热利湿，止血。

【适应证】**放射性直肠炎（湿热血溢证）**。症见：肛门红肿，出血鲜红，口干渴，舌红、苔黄，脉滑。

【临证加减】若血虚加白芍 10g；出血多加云南白药 5g；气虚加黄芪 20g；腹痛甚加川楝子 9g；每日大便 8 次以上加罂粟壳 3g。

【疗效】59 例病例用上法经 1 个疗程治疗后，22 例临床痊愈（腹泻、腹痛消失，大便转正常，粪常规检查无脓球及红细胞），35 例好转（自觉症状明显改善，粪常规检查见少量脓球及红细胞），2 例无效（症状及体征无改善）。总有效率为 96.6%。

【来源】蔡永，古红莉，陈姣红. 白头翁加甘草阿胶汤灌肠治疗放射性直肠炎 59 例 [J]. 浙江中医杂志，2001，（11）：490.

清热利湿祛风方灌肠

黄芩 15g　白术 15g　山楂 15g　葛根 20g　五倍子 20g　黄芪 18g　防风 25g

【用法】水煎，每日 1 剂，浓缩成 150ml，每晚睡前排便后保留灌肠 1 次，10 天为 1 个疗程，休息 3 天后可进行第 2 个疗程治疗。

【功效】清热利湿，祛风升阳。

【适应证】**溃疡性直肠炎（脾虚湿热证）**。症见：肛门红肿、湿痒，口干不渴，大便频且不畅，舌红、苔黄，脉滑。

【临证加减】阴虚者加乌梅 15g；阳虚者加附片 5～9g；热毒炽盛者加大黄 10g。

【疗效】治疗本病 32 例全部获效，其中治愈 26 例，好转 6 例。

【来源】徐耀. 中药保留灌肠治疗溃疡性直肠炎 32 例 [J]. 中国民间疗法，2000，11：37.

肠炎灵煎剂灌肠

槐花 30g　三七 20g　红藤 20g　金银花 30g　秦皮 10g　黄芩 10g　白及 20g　炮姜炭 10g　鸡血藤 30g

【用法】将白及切碎先煎汁成胶状，其他中药温水浸泡 2 小时后煎汁，取药汁与白及胶合并后再浓煎至 150ml，1 剂/天，分 2 次用。每天保留灌肠 2 次，每次 2 小时，10 天为 1 个疗程。

【功效】清热解毒，活血祛瘀。

【适应证】**放射性直肠炎属（湿热血瘀证）**。症见：肛门红肿、湿痒，大便频不畅或次数增多，舌质暗红、苔黄腻，脉滑涩。

【临证加减】风毒湿热较重时加大秦皮、金银花用量，并加用黄连；便血较多者，加大三七、炮姜炭用量，并加用地榆炭；有血瘀者，加大鸡血藤、红藤用量，并加用红花、丹参；大便次数较多者加用诃子、五味子收涩止泄；以疼痛为主者加用延胡索、郁金、杭白芍。

【疗效】26 例经过 1～2 个疗程治疗后，痊愈 22 例，好转 3 例，无效 1 例，总有效率为 96.2%。

【来源】闫辉，贺向无，韩克起，等. 自拟"中药肠炎灵煎剂"保留灌肠治疗放射性直肠炎 [J]. 实用医药杂志，2002，（8）：617.

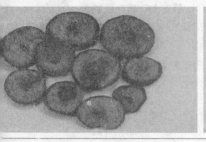
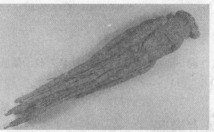
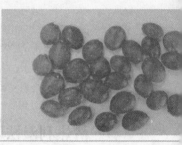

第三十三章
直肠息肉

直肠息肉是指突出于直肠黏膜表面的赘生物，多属增生性良性病变，常因慢性黏膜炎症引起，不包括进展期癌和黏膜下肿瘤。研究表明，息肉形成与基因突变及遗传因素有密切关系，还与机械损伤和粪便刺激有关。

"息肉"一词最早见于《黄帝内经》，如《灵枢·水胀》说："肠覃何如？岐伯曰：'寒气客于肠外，与卫气相搏，气不能荣，因有所系，癖而内着，恶气内起，息肉乃生。'"本病归属于"肠澼"、"便血"、"肠覃"、"息肉痔"、"积聚"等范畴。多因过食辛辣厚味，或久泻久痢，脾胃功能失调，湿热内蕴，下迫大肠以致肠道气机不利、经络阻滞、瘀血浊气凝聚而成；或风客肠中，阻迁汁沫，气血搏结，癖而内著，恶气乃起，息肉乃生。又可因慢性痢疾、溃疡性结直肠炎、血吸虫病等肠道疾病的刺激，以及习惯性便秘，便结粪燥，损伤血络，或因虫积骚扰，刺激直肠黏膜而发病。本病位在脾胃，属本虚标实之证，治疗上当补虚泻实。

清热化湿肠宁汤

　　木槿花 20g　炒白术 15g　白及 20g　芡实 15g　椿根白皮 15g　秦皮 15g　浙贝 15g　五倍子 15g　马齿苋 15g　黄柏 15g

【用法】水煎，每日 1 剂，早、晚分服。连用 3 个月为 1 个疗程。

【功效】清热化湿，健脾止泄。

【适应证】**大肠炎症性息肉（湿热蕴结证）**。症见：可无症状，亦可出现腹痛，里急后重，口干苦，大便黏冻或稍有便血，舌质红、苔黄腻，脉濡数。

【来源】贺进波. 清热化湿肠宁汤治疗大肠炎症性息肉（湿热蕴脾证）的临床观察 [D]. 武汉：湖北中医药大学，2012.

槐角丸

　　槐角 500g　地榆 250g　当归 250g　防风 250g　黄芩 250g　炒枳壳 250g

【用法】共研细末，炼蜜为丸，每丸重 9g，每服 1 丸，吞服或水煎服。

【功效】清热凉血，祛风止血。

【适应证】**直肠息肉（风伤肠络证）**。症见：便血鲜红，滴血或带血，舌质红、苔薄白或薄黄，脉浮数。

【来源】金定国，金纯. 肛肠病中西医治疗学 [M]. 上海：上海科学技术出版社，2014：241.

少腹逐瘀汤

　　炒小茴香 1.5g　炒干姜 3g　延胡索 3g　当归 9g　川芎 3g　官桂 3g　赤芍 6g　蒲黄 9g　五灵脂 6g

【用法】水煎服，每日 1 剂，分 2 次服。

【功效】活血化瘀，软坚散结。

【适应证】**直肠息肉（气滞血瘀证）**。症见：腹部时有刺痛，大便或干，舌紫，脉涩。

【来源】金定国，金纯. 肛肠病中西医治疗学 [M]. 上海：上海科学技术出版社，2014：241.

参苓白术散

　　莲子肉 500g　薏苡仁 500g　缩砂仁 500g　桔梗 500g　白扁豆 750g　白茯苓 1000g　人参 1000g　甘草 1000g　白术 1000g　山药 1000g

【用法】上药为细末，每服6g，枣汤调服；若煎服，按原方比例酌减。

【功效】补益脾胃。

【适应证】**直肠息肉（脾胃虚弱证）**。症见：时有腹痛，大便异常，神疲乏力，纳少，舌质淡、苔白，脉弱。

【来源】金定国，金纯. 肛肠病中西医治疗学［M］. 上海：上海科学技术出版社，2014：241.

❀ 萆薢渗湿汤

萆薢30g　薏苡仁30g　黄柏12g　赤茯苓15g　牡丹皮15g　泽泻15g　滑石30g　通草6g

【用法】水煎，每日1剂，分2次服。

【功效】清热利湿，解毒散结。

【适应证】**直肠息肉（大肠湿热证）**。症见：大便不爽，小腹胀痛，便内有鲜血或黏液，气味臭秽，舌红、苔黄，脉滑数。

【来源】李曰庆. 中医外科学［M］. 北京：中国中医药出版社，2002：238.

❀ 黄连解毒汤加味

黄连6g　黄芩10g　黄柏10g　栀子8g　茯苓12g　地榆炭10g　大蓟10g　小蓟10g　枳壳8g

【用法】水煎服，每日1剂，分2次服。

【功效】清热利湿，理气止血。

【适应证】**直肠息肉（湿热下注证）**。症见：大便黏浊带血，肛门灼热不适、下坠，伴腹痛、腹泻、腹胀，或有肿物脱出肛外，指诊时可触及肿物，舌质红、苔黄或黄白相兼而腻，脉弦滑细。

【临证加减】若便秘加炒决明15g。

【来源】王业皇. 肛肠科疾病中医治疗全书［M］. 广州：广东科技出版社，2000：285～286.

❀ 良附丸加味

高良姜10g　制香附10g　炙黄芪20g　炒枳实8g

【用法】水煎，每日1剂，分2次服。

【功效】温中健脾，理气散瘀。

【适应证】**直肠息肉（脾虚气滞型）**。症见：腹部隐痛，便血时多时少，倦怠懒言，舌淡、苔白，脉细弱无力。

【临证加减】便时带血加煅赤石脂20g、血余炭6g。

【来源】王业皇. 肛肠科疾病中医治疗全书［M］. 广州：广东科技出版社，2000：286.

补阳还五汤加减

生黄芪20g　全当归10g　赤芍15g　地龙6条　川芎10g　桃仁10　红花6g　牛膝10g　穿山甲8g

【用法】水煎，每日1剂，分2次服。

【功效】理气活血，化瘀散结。

【适应证】**直肠息肉（气滞血瘀型）**。症见：大便少而干，形体偏瘦，腹胀，面暗消瘦，舌质暗、苔白，脉弦滑。

【临证加减】腹胀、肛门下坠加枳实10g、木香8g。

【来源】王业皇. 肛肠科疾病中医治疗全书［M］. 广州：广东科技出版社，2000：286.

消蕈汤

太子参15g　黄柏10g　土茯苓30g　夏枯草10g　浙贝母10g　白花蛇舌草15g　半枝莲5g　白芍12g　乌梅30g　生甘草10g

【用法】水煎，每日1剂，分2次服，持续3个月或至临床痊愈后判断疗效。

【功效】清热除湿，调气和血。

【适应证】**直肠息肉（湿热下注、气血失荣型）**。症见：腹痛，腹胀，纳呆，嗳气，口干，腹泻或便秘，黏液便或便血，舌质红、苔薄，脉弦滑。

【来源】李宇栋. 消蕈汤治疗大肠息肉临床观察［D］. 北京：北京中医药大学，2013.

杀虫散结灌肠方

乌梅12g　贯众15g　五倍子9g　夏枯草30g　半枝莲15g　槐角9g

【用法】水煎浓缩至80～100ml，每晚睡时保留灌肠。10天为1个疗程。

【功效】祛风杀虫，化瘀散结。

【适应证】**直肠息肉（虫犯血瘀型）**。症见：腹痛，大便不畅，可见虫排出，舌质淡、苔薄，脉滑。

【来源】金定国，金纯. 肛肠病中西医治疗学［M］. 上海：上海科学技术出版社，2014：241.

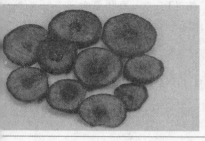 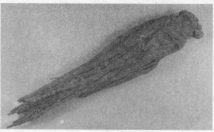 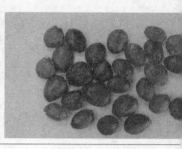

第三十四章
大 肠 癌

　　大肠癌（又称结肠癌）是泛指盲肠、结肠和直肠部位发生的恶性肿瘤，是消化道最常见的恶性肿瘤之一，与社会环境、饮食习惯、遗传等因素有关。对于大肠癌的早期诊断，必须重视直肠指检、直肠镜或结肠镜等相关检查方法的应用。通过镜检可获得病理诊断。

　　本病属于中医学"肠癌"范畴，多为饮食不节，恣食肥甘、燥热或不洁之物，导致脾不健运、湿热蕴毒下迫大肠，热伤肠络，毒邪成痈而逐渐发病。本病的病位在大肠，发病和脾、肾密切相关，脾虚瘀毒为主要发病机制。病机重点在于"虚""毒""湿""瘀""痰"五个方面。治疗当依据病程进行辨证论治。

胃肠安汤

太子参 15g　炒白术 10g　茯苓 15g　青皮 10g　陈皮 10g　红藤 15g　野葡萄藤 10g　生牡蛎^{先煎}15g　天龙^{研末}1g　绿萼梅 6g　白扁豆 10g

【用法】水煎服，每日 1 剂，分 2 次服。

【功效】益气健脾，清热利湿，解毒散结。

【适应证】**大肠癌（脾虚湿盛，瘀毒蕴结证）**。症见：面色萎黄，纳差，消瘦，便脓血，腹痛里急后重，舌质淡、苔薄白，脉细弦或滑数。

【来源】顾缨，韩颖盈，郑坚，等. 胃肠安治疗大肠癌临床疗效分析［J］. 辽宁中医药大学学报，2006，(5)：5~6.

白头翁汤合槐花地榆汤

白头翁 20g　败酱草 30g　半枝莲 30g　炒地榆 15g　槐花 15g　生薏苡仁 30g　厚朴 10g　苦参 10g　广木香 10g　川楝子 10g　苍术 15g　黄柏 10g　红藤 30g

【用法】水煎服，每日 1 剂，分 2 次服。

【功效】清热解毒，祛湿攻积。

【适应证】**大肠癌（湿热蕴毒证）**。症见：腹痛腹胀，疼痛拒按，下痢赤白，里急后重，胸闷烦渴，恶心纳呆，舌红绛、苔黄腻、有瘀点，脉弦数或弦滑。

【来源】张新，孙华. 孙桂芝治疗大肠癌经验［J］. 山东中医杂志，1998，(4)：173~175.

参苓白术散加味

党参 15g　白术 10g　苍术 10g　茯苓 10g　厚朴 10g　败酱草 20g　白头翁 20g　半枝莲 30g　龙葵 15g　乌药 10g　白英 15g　薏苡仁 30g　白芍 15g　甘草 6g

【用法】水煎服，每日 1 剂，分 2 次服。

【功效】健脾化湿，清热解毒。

【适应证】**大肠癌（脾虚湿热证）**。症见：面色萎黄，气短乏力，食欲不振，腹痛腹胀，大便溏泻，里急后重，便下脓血，舌质淡而暗红、苔黄腻，脉滑数或沉细。

【来源】张新，孙华. 孙桂芝治疗大肠癌经验 [J]. 山东中医杂志，1998，（4）：173～175.

🪷 四君子汤合四神丸加味

党参10g　茯苓10g　白术10g　肉豆蔻10g　五味子15g　吴茱萸10g　补骨脂10g　黄芪30g　薏苡仁30g　老鹳草15g　赤芍10g　诃子肉10g　苍术10g　焦山楂10g　槟榔10g

【用法】水煎服，每日1剂，分2次服。

【功效】温补脾肾，祛湿化浊。

【适应证】**大肠癌（脾肾双亏、寒湿凝滞证）。** 症见：面色苍白，形体消瘦，倦卧懒言，四肢厥冷，腰膝酸软，腹痛喜温，久泻久痢，肛门污浊，频出失禁，五更泄泻，舌暗淡、苔薄白、有齿痕，脉细弱。

【来源】张新，孙华. 孙桂芝治疗大肠癌经验 [J]. 山东中医杂志，1998，（4）：173～175.

🪷 知柏地黄汤加味

知母10g　黄柏10g　生地黄12g　枸杞子30g　女贞子15g　茯苓10g　鳖甲15g　山茱萸12g　山药10g　泽泻15g　天冬15g　金银花30g　马齿苋30g　败酱草30g　红藤15g

【用法】水煎服，每日1剂，分2次服。

【功效】滋补肝肾，养阴清热。

【适应证】**大肠癌（肝肾阴虚证）。** 症见：五心烦热，头晕目眩，口苦咽干，腰酸腿软，遗精阳痿，便秘带血，舌红或光红、无苔或苔薄，脉细弦。

【来源】张新，孙华. 孙桂芝治疗大肠癌经验 [J]. 山东中医杂志，1998，（4）：173～175.

🪷 健脾解毒化瘀方

党参15g　黄芪15g　炒白术15g　茯苓15g　生薏苡仁30g　赤芍10g　白芍10g　丹参15g　红藤15g　炒蒲黄10g　败酱草15g　半枝莲15g　白花蛇舌草20g　枳实10g　砂仁3g

【用法】水煎服，每日1剂，分2次服。

【功效】健脾解毒化瘀。

【适应证】**晚期大肠癌（脾虚瘀毒内蕴证）**。症见：面色晦暗，腹胀腹痛，痛有定处，便下利紫黑脓血，大便细或扁，舌质紫或有瘀点、苔薄黄，脉弦或涩。

【来源】李品仪. 健脾解毒化瘀方对晚期大肠癌患者生存质量影响的临床研究 [D]. 南京：南京中医药大学，2010.

槐角地榆丸合清肠饮

槐角 15g　地榆 15g　黄芩 10g　金银花 10g　生薏苡仁 30g　枳壳 15g　当归尾 15g

【用法】水煎服，每日 1 剂，分 2 次服。

【功效】清热解毒。

【适应证】**中晚期大肠癌（湿热证）**。症见：腹痛，大便不爽，纳少，口干苦，舌质红、苔薄黄，脉滑细。

【临证加减】若腹痛、里急后重者，加木香 15g、黄连 6g 以理气止痛；湿热内阻、便下臭秽者，加败酱草 15g、白头翁 15g、白花蛇舌草 15g、苦参 15g 以助清热利湿之力；下痢赤白者，可加禹余粮 30g、木棉花 15g 以收涩止痢；便血不止者，加仙鹤草 15g、大黄炭 10g、山栀子炭 10g 以凉血止血。

【疗效】本法治疗后 1 年、3 年、5 年生存率分别为 87.2%、79.1%、47.7%。

【来源】曾小粤，韩炳生. 中西医结合治疗中晚期大肠癌 86 例 [J]. 中医研究，2006，(4)：37～38.

孙桂芝经验方

黄芪 30g　黄精 15g　枸杞子 15g　鸡血藤 15g　槐花 15g　败酱草 15g　马齿苋 15g　仙鹤草 15g　白英 15g

【用法】水煎服，每日 1 剂，分 2 次服。

【功效】益气养阴，清热解毒。

【适应证】**Ⅲ期大肠癌（热毒内伤，气阴两虚证）**。症见：大便不爽，腹痛腹胀，纳少，形体消瘦，乏力，舌质淡红、苔光或无，脉弦细无力。

【临证加减】大便秘结加冬瓜仁 10g、火麻仁 10g、番泻叶 6g；大便溏加焦薏苡仁 15g、诃子肉 10g、儿茶 10g；大便黏液或黏液脓血便加地榆 10g、石榴皮 10g、槐花 15g、马齿苋 15g；腹痛而胀者加延胡索 10g、香附 10g、乌药 10g、川楝子 10g。

【疗效】随访92例，治疗1年生存90例，生存率97.83%；治疗3年总例数76例，生存70例，生存率92.11%；治疗5年总例数51例，生存36例，生存率70.59%。

【来源】孙桂芝，宋莉，陈长怀，等. 化疗配合中药治疗Ⅲ期大肠癌疗效观察［J］. 中西医结合杂志，1988，（5）：289~289.

清肠消肿汤合灌肠

八月札15g　木香9g　红藤15g　白花蛇舌草30　菝葜30g　野葡萄藤30g　苦参15g　薏苡仁30g　丹参15g　蟅虫9g　乌梅9g　瓜蒌仁30g　白毛藤30g　凤尾草15g　贯众炭30g　半枝莲30g　壁虎4.5g（研末分3次服）

【用法】每日1剂，水煎服。并将本方煎剂1/3（约200ml）保留灌肠，每日1~2次。

【功效】行气破血，化痰散结，清热解毒，抗癌。

【适应证】**大肠癌（热毒瘀结证）**。症见：腹痛，便血，形体偏瘦，纳少，舌质淡、苔薄白、脉弦细。

【临证加减】气虚加黄芪30g、党参30g、白术10g、白扁豆15g；伴有脾肾阳虚者，加补骨脂30g、菟丝子15g、薜荔果15g、益智仁30g、附子6g；血虚加当归15g、白芍20g、阿胶15g；阴虚加北沙参15g、麦冬15g、石斛15g、生地黄15g、乌蔹梅15g、黄柏15g；便血次多加诃子15g、升麻15g、白扁豆15g、补骨脂30g、赤石脂30g、禹余粮15g、御米壳30g；便秘加生大黄10g、枳实15g、元明粉15g；体虚者加柏子仁15g、郁李仁9g、火麻仁15g；腹部肿块加夏枯草10g、海藻15g、昆布15g、生牡蛎30g、木鳖子15g。

【疗效】治疗50例患者，1、2、3年生存率分别为80%、43.5%、31.7%。

【来源】刘嘉湘. 中医中药治疗大肠癌50例疗效观察［J］. 中医杂志，1981，12：33.

裴正学经验方1

党参10g　白术10g　茯苓12g　甘草6g　干姜6g　附片[先煎]6g　黄连3g　黄芩10g　黄柏10g　白术10g　阿胶[烊化]10g　虎杖10g　蒲公英20g　生薏苡仁25g　大枣4枚　木香10g

【用法】水煎服，每日1剂，分2次服。

【功效】健脾益气，温中止血。

【适应证】**大肠癌（肠风虚寒证）**。症见：颜面萎黄，食欲不振，体乏无力，大便下血，少腹时有隐痛，大便时干时稀，次数时多时少，脉沉细，舌质胖淡、苔薄白。

【临证加减】伴恶心呕吐者，加代赭石30g；伴明显腹痛者，加延胡索10g、川楝子10g。

【来源】黄邦荣. 裴正学教授治疗大肠癌经验［J］. 中医研究，2013，(5)：56～58.

裴正学经验方 2

当归10g　苍术9g　枳壳10g　黄芩10g　黄连6g　厚朴10g　槟榔10g　生黄芪30g　木香6g　川芎6g　生薏苡仁30g　陈皮10g　防风12g　甘草6g

【用法】水煎服，每日1剂，分2次服。

【功效】清热燥湿，行气止痛。

【适应证】**大肠癌（肠风夹热证）**。症见：极度消瘦，贫血，发热身困，脐周及少腹阵阵作痛，大便每日三四次，里急后重，黏液血便或下血，排便不畅，舌质红、苔黄腻，脉滑数而无力。

【临证加减】纳呆，加焦三仙各9g；腹痛著，加延胡索10g、川楝子10g；乏力甚者，加太子参30g。

【来源】黄邦荣. 裴正学教授治疗大肠癌经验［J］. 中医研究，2013，(5)：56～58.

裴正学经验方 3

白花蛇舌草30g　半枝莲30g　草河车15g　冬瓜子15g　槐花15g　山慈菇15g　白术20g　莪术10g　女贞子15g　旱莲草15g　生薏苡仁60g　丹参15g　蒲公英15g　败酱草15g　紫花地丁15g　乌药10g　水蛭3g

【用法】水煎服，每日1剂，分2次服。

【功效】清热泻火，解毒逐瘀。

【适应证】**大肠癌（脏毒积聚证）**。症见：腹满肛门重坠，腹部可触及明显之包块，患者已呈恶液质，行动困难，腹痛腹泻，黏液血便或便血，舌质红、苔光，脉细弱。

【来源】黄邦荣. 裴正学教授治疗大肠癌经验［J］. 中医研究，2013，(5)：56～58.

🪷 肠积消方

马齿苋15g　藤梨根15g　红藤15g　败酱草15g　薏苡仁30g　蒲公英15g　土茯苓25g　半枝莲15g　白花蛇舌草15g

【用法】水煎服，每日1剂，分3次服，3个月为1个疗程。

【功效】解毒抗癌。

【适应证】**晚期大肠癌（虚实夹杂证）**。症见：腹满肛门重坠，腹部可触及明显的包块，患者已呈恶液质，行动困难，腹痛腹泻，黏液血便或便血，舌质红、苔光，脉细弱。

【临证加减】若便血者加槐角15g、槐花15g、地榆15g、白及15g、仙鹤草15g、侧柏炭15g以清热解毒、凉血止血，并可收敛生肌；腹痛者加白芍15g、生甘草10g以养血敛阴、缓急止痛；排便困难者加火麻仁30g、郁李仁9g、肉苁蓉3g以养血益精、润肠通便；乏力者加党参30g、生黄芪15g、女贞子15g、枸杞子15g以补中益气、滋养肝肾；食少者加扁豆15g、鸡内金10g、炒麦芽15g以强健脾胃、化湿消食；便次增多者加诃子10g、补骨脂30g、石榴皮15g以温脾涩肠止泄。

【疗效】治疗24例，其中腹痛症状改善率为79.1%，便血症状改善率为70.8%，排便异常症状改善率为45.7%，乏力食少症状改善率为65.7%。生存期2例存活3年以上，6例存活2年以上，10例存活1年以上。

【来源】冯晓飞. 胡志敏教授中药治疗晚期大肠癌24例经验［J］. 实用中医内科杂志，2007，(7)：19~20.

🪷 膈下逐瘀汤

桃仁10g　红花10g　当归15g　川芎15g　赤芍15g　生地黄15g　牡丹皮15g　五灵脂15g　延胡索15g　枳壳15g　乌药10g

【用法】水煎服，每日1剂，分2次服。

【功效】行气活血，祛瘀止痛。

【适应证】**中晚期大肠癌（瘀毒证）**。症见：腹满肛门重坠，腹部可触及明显之包块，患者已呈恶液质，行动困难，腹痛腹泻，便血色黑，舌质红暗、苔光，脉细弱。

【临证加减】湿热甚者，加白花蛇舌草、土茯苓以利湿解毒；腹部包块可及者，加三棱、莪术、半枝莲、土鳖虫以活血消癥；合并有肠梗阻者，加大黄、川厚朴、枳实、槟榔以通腑泄热。

【疗效】本法治疗后1年、3年、5年生存率分别为87.2%、

79.1%、47.7%。

【来源】曾小粤，韩炳生. 中西医结合治疗中晚期大肠癌 86 例［J］. 中医研究，2006，(4)：37 ~ 38.

周维顺经验方

广木香 5g　香茶菜 15g　佛手片 15g　绿萼梅 12g　丹参 30g　延胡索 15g　红藤 30g　赤芍 15g　金刚刺 20g

【用法】水煎服，每日 1 剂，分 2 次服。

【功效】理气活血，消瘤散结。

【适应证】**大肠癌（气滞血瘀证）**。症见：腹部刺痛，痛处固定不移，下利紫黑脓血，舌质紫暗有瘀斑，脉涩。

【来源】唐娟，钱钧，黄芳芳. 周维顺教授治疗大肠癌的经验［J］. 云南中医中药杂志，2007，(7)：1 ~ 2.

白头翁汤加减

白头翁 15g　黄连 12g　黄柏 12g　秦皮 12g　半枝莲 20g　白花蛇舌草 30g　红藤 15g　白术 15g　茯苓 30g　猪苓 30g　败酱草 30g　生薏苡仁 30g

【用法】水煎服，每日 1 剂，分 2 次服。

【功效】清热利湿，解毒散结。

【适应证】**大肠癌（大肠湿热证）**。症见：腹痛腹胀，大便滞下，里急后重，大便黏液或便下脓血，肛门灼热，口干口苦，或伴发热、恶心、纳差，小便短赤，舌质红、苔黄腻，脉滑数。

【来源】邬晓东，管艳. 周岱翰治疗大肠癌的中医临证思路［J］. 广州中医药大学学报，2015，(2)：366 ~ 368.

黄土汤加减

灶心土^{先煎取汁}50g　熟地黄 10g　白术 10g　制附片 10g　黄芩 10g　阿胶^{烊化}12g　陈皮 10g　甘草 5g　蚤休 20g　夏枯草 30g

【用法】水煎服，每日 1 剂，分 2 次服。

【功效】温阳健脾，止血散结。

【适应证】**大肠癌（脾胃虚寒证）**。症见：腹胀隐痛，大便夹血，血色暗淡，四肢不温，舌质淡、苔薄白，脉沉细无力。

【来源】王业皇. 肛肠科疾病中医治疗全书［M］. 广州：广东科技出版社，2000：299.

攻下热结方

大黄^{后下}20g　芒硝20g　川厚朴10g　枳实10g　桃仁10g　桂枝10g　甘草6g　红参10g

【用法】水煎服，每日1剂，分2次温服。另用莱菔子500g，煮汁代水煎药，头煎取汁60ml，顿服。

【功效】攻下热结。

【适应证】**结肠癌（阳明腑实证）**。症见：腹痛，便次增多，混有脓血，里急后重，大便变细、扁平、秘结、量极少，面色苍暗，形体消瘦，腹胀如鼓，疼痛拒按，舌暗红、苔黄厚，脉沉有力、两尺有根。

【来源】孙秀峰. 乙状结肠癌一例治验［J］. 辽宁中医杂志，1982，（8）：27～28.

解毒方

白花蛇舌草30g　半枝莲15g　黄芪10g　生地黄15g　仙鹤草10g　藕节10g　枳壳20g　牡蛎20g　莪术10g　厚朴10g　升麻10g　延胡索20g　乌药15g　白芍10g　甘草5g

【用法】水煎服，每日1剂，分2次温服。

【功效】解毒益气养阴。

【适应证】**结肠癌（气阴两虚证）**。症见：大便带血、色鲜红、量不多，伴腹部隐痛，形体消瘦，舌质红、苔薄白，脉细。

【来源】赵玉刚. 解毒法在结肠癌治疗中的运用［J］. 黑龙江中医药，1998，（1）：32.

癌零九-1合癌零九-2

癌零九-1：藤梨根60g　野葡萄根30g　水杨梅根30g　凤尾草30g　蚤休15g　半枝莲30g　半边莲30g　山豆根30g　白术15g　白茅根30g

癌零九-2：藤梨根12g　瞿麦12g　瘦猪肉12g

【用法】癌零九-1：前九味加水500ml，煎30分钟，后入他药，水加至

1000～1500ml，煎至500ml，每日1剂，早晚分服。癌零九－2：加水2500～3000ml，煎至500ml，早晚分服。两药交替服用。

【功效】解毒抗癌。

【适应证】**结肠癌（热毒内蕴证）**。症见：肛门下坠明显减轻，排便习惯性改变，黏液样或脓血样便，恶臭，假性腹泻，里急后重，腹痛，舌质暗、苔薄，脉滑无力。

【临证加减】脓血严重加白头翁15g、秦皮12g、赤芍15g、白芍15g；腹痛加延胡索12g、川楝子12g、丹参30g、炙甘草9g；便秘者加蓖麻仁9g、火麻仁12g、郁李仁12g、杏仁30g；贫血加熟地黄15g、鸡血藤30g、党参15g、黄芪30g。

【疗效】治疗本病30例，治愈5例，有效15例，无效10例，总有效率为66.67%。

【来源】陕西中医学院附院肿瘤科. 中草药治疗大肠癌30例分析［J］. 陕西中医学院学报，1978，（3）：25～27.

🪷 大肠癌1号方

苦参9g 草河车9g 红藤15g 白头翁9g 半枝莲30g 白槿花9g

【用法】水煎服，每日1剂，分2次温服。

【功效】清热解毒。

【适应证】**结肠癌（邪毒内蕴证）**。症见：大便次数增多，带黏液及血，随着癌瘤的发展，排便呈下痢样，次数增多、不分昼夜，以致常有里急后重感。

【临证加减】大便次数多，伴有黏液或脓血者，应选加椿根白皮9g、侧柏叶9g、荠菜花9～15g、无花果9～15g、诃子9g、马齿苋9～15g、凤尾草9g～30g、血见愁（海蚌含珠）9～15g；便血多者，选加茜草根9g、仙鹤草15g、地榆9g、炙刺猬皮9g、凤尾草9～30g；腹胀不适者，选加广木香9g、川厚朴6g、枳壳6g、台乌9g、大腹皮9g、益欢散（又名蟾砂散，由干蟾皮、砂仁组成）6g^{分吞}；大便涩滞，体实者可选加大黄9g、桃仁9g；体虚者选用麻仁丸^{吞服}9g；白细胞低者选加鸡血藤15g、虎杖根15g、薏苡仁15g、赤小豆15g、当归9g、炙黄芪9g；气血虚者，选加党参9g、太子参15～30g、炙黄芪9g、当归9g、熟地黄15g、黄精15g；脾胃虚弱（脾气虚、胃气虚）选加党参9g、苍术9g、白术9g、茯苓9g、山药9g、薏苡仁15g、陈皮6g、木香6g、砂仁3g、草豆蔻3g、炙甘草6g；肾阴虚，选加生熟地黄各15g、枸杞子9g、女贞子9g、山萸肉9g、炙鳖甲15~24g；胃阴不足，选加玉竹15g、麦冬9g、天花粉9g、石斛9g、生地黄15g。

【疗效】所治疗的30例中，生存5年以上3例，其中1例已有9年半以上，生存2年以上9例，生存1年以上12例，生存1年以下6例。

【来源】裘钦豪. 大肠癌1号方加减治疗30例大肠癌临床观察［J］. 浙江肿瘤通讯，1978（4）：169~172.

刘氏健脾补肾方

太子参24g　当归9g　白芍9g　白术12g　生黄芪21g　焦麦芽27g　焦山楂27g　焦六神曲27g　茯苓12g　甘草6g　广陈皮9g　厚朴12g　何首乌9g

【用法】水煎服，每日1剂，分2次温服。

【功效】补肾健脾利湿。

【适应证】**结肠癌（脾肾两虚、湿浊凝聚证）**。症见：腹部不适，隐隐作痛，大便时干时稀，伴有黏液；全身乏力，精神倦怠，声音微弱，形体消瘦，面色萎黄，纳差，舌淡、苔白腻，脉沉细。

【来源】刘如秀，展慧慧，魏军平，等. 刘志明治疗结肠癌验案1则［J］. 上海中医药杂志，2009（6）：15~16.

秦香连当槟汤

秦皮10g　广木香6g　黄连10g　当归10g　焦槟榔10g　凌霄花15g　藤梨根15g　金荞麦15g　九香虫10g　鼠黏子6g　槐角15g　杭白芍15g　石斛15g　石韦15g　半枝莲15g　生地榆12g　白花蛇舌草15g　生甘草6g　大枣5枚

【用法】水煎服，每日1剂，分2次温服。

【功效】清热燥湿，泻火解毒，破癥消积。

【适应证】**结肠癌（大肠湿热、蕴结不解证）**。症见：大便频数，有黏液，下坠感明显，纳可，寐安，口干，舌质红、苔薄黄，脉沉细。

【来源】王振华，孙桂芝. 孙桂芝运用经验方治疗肿瘤经验掇英［J］. 上海中医药杂志，2008，12：4~6.

四君子合二黄鸡枸汤

太子参30g　白术15g　茯苓15g　陈皮10g　黄芪30g　黄精10g

鸡血藤 15g 枸杞子 10g 红藤 10g 败酱草 10g 儿茶 10g 蚕沙 10g 皂角刺 10g 九香虫 6g 炮穿山甲 6g 水红花子 10g 木香 10g 三七 5g 鸡内金 30g 代赭石 15g 麦芽 30g 草河车 15g 白花蛇舌草 30g 炙甘草 10g

【用法】水煎服，每日 1 剂，分 2 次温服。

【功效】健脾益肾，活血祛湿，调便理肠。

【适应证】**结肠癌（脾肾不足、血瘀湿蕴证）**。症见：间断性排便不规律，时干时稀，肛门下坠感，偶有腹痛、乏力、纳差，小便调，睡眠可，舌暗、苔白略腻，脉细弱。

【来源】王辉，孙桂芝. 孙桂芝治疗肠癌经验［J］. 中医杂志，2012，17：1454 ~ 1456.

🪷 黄芪健中汤

黄芪 30g 当归 12g 太子参 15g 生白术 30g 茯苓 15g 白蔻仁 10g 杏仁 10g 厚朴 10g 生薏苡仁 15g 竹叶 10g 何首乌 15g 凌霄花 15g 炒槐花 10g 红藤 10g 败酱草 10g 鳖甲 15g 阿胶珠 20g 山药 20g 鸡血藤 30g 代赭石 15g 鸡内金 30g 生麦芽 30g 香橼 15g

【用法】水煎服，每两日 1 剂，每日分 2 次服用。

【临证加减】大便干结时，加生白术 30 ~ 40g、生地黄 10g；便溏时，加金樱子 10g、覆盆子 10g；大便先干后溏时，加晚蚕沙 20g、炒皂角 10g；里急后重时，加青皮 10g、儿茶 10g、黄连 10g、秦皮 10g。

【功效】健脾化湿，解毒抗癌。

【适应证】**结肠癌（脾虚蕴湿、毒结大肠证）**。症见：面色晦暗，神疲乏力，气短懒言，眼睑色淡，纳少恶心，腹痛，嗳气，大便成糊状，次数多，舌质暗淡、苔白腻，脉沉细。

【来源】何立丽，孙桂芝. 孙桂芝教授治疗大肠癌经验［J］. 辽宁中医药大学学报，2009，（4）：97 ~ 99.

🪷 清肝胆湿热方

茵陈 15g 生黄芪 30g 白芍 15g 太子参 15g 炒白术 15g 土茯苓 30g 厚朴 10g 凌霄花 15g 藤梨根 15g 炮穿山甲 10g 水红花子 10g 桃仁 10g 地龙 10g 九香虫 8g 鳖甲 15g 代赭石 15g 鸡内金

30g　生麦芽 30g　绿萼梅 10g　金荞麦 15g　白花蛇舌草 30g　炙甘草 10g

【用法】水煎服，每日 1 剂，分 2 次温服。

【功效】清肝胆湿热。

【适应证】**结肠癌（肝胆湿热、痰瘀湿热互结证）**。症见：患者精神萎顿，面色晦暗，纳差、消瘦、乏力，少腹发紧，大便频，舌淡红、苔黄腻，脉虚弱。

【来源】王振华，孙桂芝. 孙桂芝治疗肿瘤经验［J］. 中医杂志，2008，12：1068～1069.

🪷 复方三根汤

藤梨根 30～60g　虎杖根 30～60g　野葡萄根 30～60g　党参 15g
白术 15g　茯苓 15g　八月扎 15g　生薏苡仁 30g　生山楂 12g　甘草 6g

【用法】水煎服，每日 1 剂，分 2 次温服。

【功效】补气扶正。

【适应证】**结肠癌（脾虚湿盛证）**。症见：神疲乏力，纳少恶心，腹痛，嗳气，大便成糊状，次数多，舌暗淡、苔白，脉沉细。

【临证加减】便秘加生大黄[后下]6g、望江南 30g、全瓜蒌 30g；腹胀加广木香 12g、大腹皮 15g；疼痛加延胡索 24g、川椒 9g、全蝎 3g；恶性呕吐加姜半夏 12g、姜竹茹 12g；大便带血加仙鹤草 30g、地榆炭 15g；远端淋巴结转移加山豆根 5g、蜈蚣 3 条；化疗后白细胞偏低加仙茅 15g、仙灵脾 15g、羊蹄根 30g；阴虚明显加北沙参 30g、枸杞子 15g、牡丹皮 12g。

【疗效】1 年生存率为 93.8%，5 年生存率为 14%。

【来源】包素珍，孙在典，王泽时，等. 中药"复方三根汤"结合化疗治疗中晚期大肠癌 120 例［J］. 辽宁中医杂志，1992，(7)：33～34.

🪷 朴氏益气养阴方

白术 15g　山药 15g　枳壳 10g　益智仁 20g　黄芪 30g　防风 10g
煅牡蛎 20g　白英 15g　金荞麦 20g　僵蚕 15g　陈皮 10g　炒山楂 10g
炒神曲 10g　炒麦芽 10g　太子参 15g　枸杞子 15g　山萸肉 15g　甘草 6g

【用法】水煎服，每日 1 剂，分 2 次温服。同时配以消癌平片和软坚消瘤片隔日交替口服。

【功效】益气养阴，祛湿清热。

【适应证】**结肠癌（气阴两虚、湿热互结证）**。症见：乏力，胃脘痞闷，纳差，口干，大便干燥，眠可，小便调，舌淡红、苔黄，脉沉缓。

【来源】乔路敏，江保中，张培彤. 朴炳奎治疗结直肠癌经验［J］. 中医杂志，2014，11：908～911.

健脾益肾攻毒方合灌肠

健脾益肾攻毒方：党参10g　炒白术10g　清半夏10g　干姜10g
黄连10g　肉豆蔻10g　补骨脂10g　五味子10g　芡实10g　白英30g
白花蛇舌草30g　肉桂6g　炙甘草6g

灌肠方：仙鹤草30g　白花蛇舌草30g　败酱草30g

【用法】内服方：每日1剂，水煎服。灌肠方：水煎灌肠，1次/日，保留30分钟以上。

【功效】健脾化湿，温阳益肾，佐以清热攻毒。

【适应证】**结肠癌（脾肾亏虚、湿热内侵证）**。症见：大便溏泄，便血，夹有黏液，腹痛怕冷，精神，饮食均好，舌质淡、苔薄，脉滑。

【来源】肖晓琳，赵尚华，贾颖. 中医内外合治结肠癌验案举隅［J］. 世界中西医结合杂志，2015，11：1603～1604.

扶正化瘀解毒散加减

黄芪30g　薏苡仁30g　白术15g　仙鹤草15g　白花蛇舌草15g
鸡血藤15g　白芥子10g　莪术10g　墓头回10g　葛根10g

【用法】水煎2次，取汁约500ml，早晚服用各1次，每日1剂，1个月为1个疗程，连续服用3个疗程。

【功效】扶正化瘀解毒。

【适应证】**结肠癌（气滞血瘀证）**。症见：乏力纳差，形体消瘦，面色暗黑，腹痛便秘，舌质暗淡、苔薄黄，脉无力且涩。

【来源】廖大忠. 辨证论治配合化疗治疗中晚期结肠癌疗效观察［J］. 陕西中医，2014，（8）：965～966.

加味升血汤

黄芪30g　太子参30g　鸡血藤20g　茯苓15g　菟丝子15g　补骨

脂15g　枸杞子15g　女贞子15g　赤芍15g　白术10g　水蛭3g

【用法】水煎2次，取汁约500ml，早晚服用各1次，每日1剂，1个月为1个疗程，连续服用3个疗程。

【功效】补脾益肾。

【适应证】**结肠癌（脾肾两虚证）**。症见：形体消瘦，纳少便秘，腹胀肠鸣，腰酸腿软，舌质淡红、苔薄，脉细弱无力。

【来源】廖大忠. 辨证论治配合化疗治疗中晚期结肠癌疗效观察［J］. 陕西中医，2014，(8)：965～966.

健脾消积汤

薏苡仁30g　党参20g　白术15g　茯苓15g　白花蛇舌草15g　黄芪15g　枳壳10g　麦芽10g　陈皮10g　甘草3g

【用法】水煎2次，取汁约500ml，早晚服用各1次，每日1剂，1个月为1个疗程，连续服用3个疗程。

【功效】理气健脾。

【适应证】**结肠癌（脾虚气滞证）**。症见：纳少无力，腹胀便溏，量少不畅，腹部隐痛，肠鸣气窜，舌质淡红、苔薄白，脉滑无力。

【来源】廖大忠. 辨证论治配合化疗治疗中晚期结肠癌疗效观察［J］. 陕西中医，2014，(8)：965～966.

槐角地榆丸合清肠饮加减

薏苡仁30g　槐角20g　地榆15g　黄芩10g　金银花10g　枳壳10g　当归尾10g　仙鹤草10g　白花蛇舌草10g

【用法】水煎服，每日1剂，早晚各1次温服，1个月为1个疗程，连续服用3个疗程。

【功效】化湿解毒。

【适应证】**结肠癌（湿热下注证）**。症见：腹胀肠鸣，大便不爽，肛门时有灼热，舌质红、苔薄或黄，脉滑偏数。

【来源】廖大忠. 辨证论治配合化疗治疗中晚期结肠癌疗效观察［J］. 陕西中医，2014，(8)：965～966.

十全大补汤加减

黄芪20g　熟地黄15g　茯苓15g　白术15g　生地黄15g　人参

10g 肉桂 10g 川芎 10g 丁香 10g 甘草 3g。

【用法】水煎 2 次，取汁约 500ml，早晚服用各 1 次，每日 1 剂，1 个月为 1 个疗程，连续服用 3 个疗程。

【功效】气血双补。

【适应证】**结肠癌（气血两虚证）**。症见：形体消瘦，乏力纳呆，腹胀肠鸣，大便不爽，舌质淡、苔少，脉细无力。

【来源】廖大忠. 辨证论治配合化疗治疗中晚期结肠癌疗效观察 [J]. 陕西中医，2014，(8)：965～966.

扶正解毒汤

党参 15g 白术 12g 茯苓 12g 黄芪 30g 白英 20g 白花蛇舌草 15g 半枝莲 15g 黄精 15g 女贞子 15g 仙鹤草 15g 田三七^{冲服}15g 甘草 4g

【用法】水煎服，每日 1 剂，分 2 次温服。

【功效】健脾益气，清热解毒。

【适应证】**大肠癌术后（脾虚湿热）**。症见：乏力纳少，腹胀肠鸣，大便不爽，肛门灼热，口干苦臭，舌质红、苔薄黄，脉滑。

【来源】潘明继，李永辉，刘景荣，等. 中西医结合治疗 260 例中晚期大肠癌的疗效观察 [J]. 中医杂志，1996，37 (4)：218.

扶正抑癌汤

薏苡仁 60g 生晒参 10g 灵芝 10g 三七 10g 黄芪 15g 白术 15g 苦荞头 15g 猪苓 15g 山慈菇 15g 北豆根 15g 丹参 30g 败酱草 30g

【用法】水煎服，每日 1 剂，2 个月为 1 个疗程配合化疗治疗。

【功效】扶正固本，解毒抗癌。

【适应证】**大肠癌术后（正虚邪盛型）**。症见：乏力，稍腹胀，大便尚可，舌质淡、苔薄，脉无力。

【来源】郭志雄. 扶正抑癌汤在大肠癌术后治疗中的作用观察 [J]. 中国中西医结合外科杂志，1999，5 (1)：10.

健脾化生汤

党参 30g 黄芪 30g 白术 20g 云茯苓 20g 陈皮 10g 姜半夏

10g　当归 15g　阿胶^{烊化}15g

【用法】水煎服，每日 1 剂，分 2 次温服。

【功效】健脾益气，补血活血。

【适应证】**结肠癌术后患者配合化疗治疗（气血两虚证）**。症见：乏力，纳差，腹胀，面色萎黄，夜寐不安，二便尚可，舌质淡、苔厚，脉滑无力。

【来源】张福忠，于庆生. 中西医结合治疗结肠癌 106 例 ［J］. 中国中西医结合外科杂志，1997，3（4）：253.

孙氏益气活血方

黄芪 30g　黄精 15g　枸杞子 15g　鸡血藤 15g　槐花 15g　败酱草 15g　马齿苋 15g　仙鹤草 15g　白英 15g

【用法】水煎服，每日 1 剂，分 2 次温服。

【功效】益气活血。

【适应证】**结肠癌，同时配合化疗治疗。**

【临证加减】脾肾两虚型加党参 15g，白术、菟丝子、女贞子各 10g；脾胃不和型加党参 15g，白术、陈皮、茯苓、半夏各 10g；心脾两虚型加党参、酸枣仁各 15g，茯苓、当归各 10g，并随证加减。

【来源】张新，孙华，李亚东. 孙桂芝治疗大肠癌经验 ［J］. 山东中医杂志，1998，17（4）：173～175.

八角山蛇汤

八角金盘 12g　山慈菇 30g　蛇莓 30g　八月扎 30g　石见穿 30g　败酱草 30g　薏苡仁 30g　黄芪 15g　鸡血藤 15g　丹参 15g　大黄 6g　枳壳 10g

【用法】每日 1 剂，水煎服，日服 2 次。3 个月为 1 个疗程。

【功效】清热解毒，活血化瘀，消肿排脓。

【适应证】**直肠癌（热毒血瘀内结证）**。症见：腹痛，大便不爽，肛门灼热，舌质暗、苔黄腻，脉弦滑。

【临证加减】便血加槐花炭、侧柏炭；里急后重，加川黄连、木香、赤芍；腹痛腹胀加白芍、乌药、炒莱菔子、川厚朴；大便不通加瓜蒌仁、皂角子。

【疗效】本组 5 年生存率为 80.77%，其中 Ⅰ 期 5 年生存率为 100%，Ⅱ

期为91.2%，Ⅲ期为75.8%，Ⅳ期为28.5%，死亡率为19.23%。

【来源】马吉福. 中西医结合治疗直肠癌78例疗效分析［J］. 辽宁中医杂志，1986，(1)：14～15.

扶正调气汤

炙黄芪15g 生白芍15g 党参15g 当归12g 延胡索12g 川楝子9g 陈皮9g 炙甘草6g 降香3g

【用法】上药水浸泡30分钟，再煎煮30分钟，每剂煎2次，共煎取450ml，每日1剂，分2次服。

【功效】扶正调气。

【适应证】**结肠癌（气血亏虚证）**。症见：腹部包块，腹痛胀气，大便不畅或带血，形体消瘦，舌质红、苔薄，脉弦细无力。

【来源】吴圣农. 中国现代名医验方荟海［M］. 武汉：湖北科学技术出版社，1998.

消肿散结外敷方

老葱500g 活蟾蜍1只 麝香1g 斑蝥^{研末}10只

【用法】老葱切碎炒热，将活蟾蜍破腹后，纳入麝香、斑蝥外敷关元穴，再将炒热的葱贴敷于上，上置热水袋以保持葱的温度。

【功效】消肿散结，温中止痛。

【适应证】**结肠癌（阳明腑实证）**。症见：腹痛，便次增多，混有脓血，里急后重，大便变细、扁平、秘结、量极少，面色苍暗，形体消瘦，腹胀如鼓，疼痛拒按，舌暗红、苔黄厚，脉沉有力、两尺实滑。

【来源】孙秀峰. 乙状结肠癌一例治验［J］. 辽宁中医杂志，1982，(8)：27～28.

化瘀破癥散

赤芍12g 桃仁12g 生香附12g 乌药12g 乳香6g 红花6g 阿魏4.5g

【用法】诸药共研细末，用醋调成糊状，敷患处与内脏肿瘤相对应的皮肤上，用纱布固定，每日换1次，外敷时皮肤涂上少许凡士林。如皮肤起泡，可暂停数日再敷。

【功效】化瘀破癥。

　　【适应证】**肠癌（血瘀证）**。症见：腹痛腹胀而坚，肠鸣，乏力，舌质红、苔薄，脉弦细。

　　【来源】吴圣农. 中国现代名医验方荟海［M］. 武汉：湖北科学技术出版社，1998.

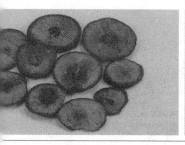
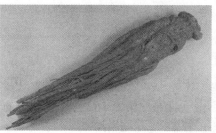
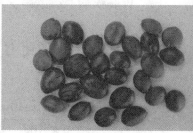

第三十五章

肛　裂

　　肛裂指肛管皮肤裂开并形成感染性溃疡，以肛门周期性疼痛、出血、便秘为主要特点。任何年龄均可发生，但临床多见于青壮年。典型肛裂可有以下 6 种病理变化：肛管纵行溃疡；肛乳头增生、肥大；肛隐窝炎症；肛缘处裂痔；齿线与白线间肛管瘢痕性狭窄；内括约肌痉挛收缩，使肛管存在于紧缩状态。

　　本病属中医学"锁肛痔"、"裂痔"、"脉痔"等。病因多为血热肠燥或阴津亏虚，致大便秘结，排便努挣，肛门围绕折纹破裂，湿毒之邪乘虚而入皮肤筋络，局部气血瘀滞，运行不畅，破溃之处缺乏气血营养，经久不敛而发病。病位在脾，治疗以益气养阴、祛风清利为主。

泻热通便方

生地黄 15g　槐实 10g　泽泻 10g　当归 10g　山栀子 10g　防风 10g　黄芩 10g　黄柏 10g　槟榔 10g　大黄[后下] 10g　白芷 10g　枳实 10g　皂角刺 10g　茜草 10g　生甘草 10g

【用法】水煎服，每日 1 剂，连服 3 剂。

【功效】泻热通便，凉血止痛。

【适应证】**肛裂（热结肠道型）**。症见：排便数日一次，排便干结，疼痛剧烈，伴鲜血流出，时多时少，面赤口干而渴，汗出烦躁，舌红、苔黄燥，脉滑而数。本证发病急，时间短，症状剧烈，当急则治其标。

【来源】丁宇丽. 辨证治疗肛裂 45 例 [J]. 陕西中医，2005 (6)：500～501.

清热燥湿通便方

泽泻 10g　秦艽 10g　桃仁 10g　防风 10g　苍术 10g　黄柏 10g　当归 10g　槐花 10g　地榆 10g　枳实 10g　厚朴 10g　枳壳 10g　山栀 10g　甘草 5g

【用法】水煎服，每日 1 剂，连服 3 剂。

【功效】清热燥湿，通便止痛。

【适应证】**肛裂（湿热下注型）**。症见：排便疼痛，排出不畅，便后带血，量不多，肛门周围潮湿瘙痒，肢体倦怠，舌红、苔黄腻，脉濡数。本证型时间长，症状较缓，可反复发作。

【来源】丁宇丽. 辨证治疗肛裂 45 例 [J]. 陕西中医，2005 (6)：500～501.

滋阴润燥方

生地黄 15g　玄参 10g　火麻仁 10g　槐实 10g　地榆 10g　黄芩 10g　槟榔 10g　枳壳 10g　茜草 10g　仙鹤草 10g　牡丹皮 10g

【用法】水煎服，每日 1 剂，连服 3 剂。

【功效】滋阴润燥，止血止痛。

【适应证】**肛裂（阴虚肠燥证）**。症见：排便先干后软，疼痛不甚，便血鲜红，时多时少，口干咽燥，欲饮不多，或五心烦热，舌红、少苔，脉细数。

【来源】丁宇丽. 辨证治疗肛裂 45 例 [J]. 陕西中医，2005 (6)：500～501.

养血通便方

当归 10g　生地黄 10g　火麻仁 10g　桃仁 10g　槐花 10g　地榆 10g　肉苁蓉 10g　制何首乌 10g　枳壳 10g　白芷 10g　郁李仁 10g　茜草 10g

【用法】水煎服，每日 1 剂，连服 3 剂。

【功效】滋阴养血，通便止痛止血。

【适应证】**肛裂（阴血亏虚证）**。症见：便秘、疼痛、便血，伴有面色不华，头晕目眩，失眠多梦，舌淡脉细弱。

【来源】丁宇丽. 辨证治疗肛裂 45 例 [J]. 陕西中医，2005（6）：500～501.

新加黄龙汤加减

生大黄[后下]9g　芒硝 3g　玄参 15g　生地黄 15g　麦冬 15g　炒地榆 12g　炒槐花 12g　枳壳 12g　生甘草 8g

【用法】水煎服，每日 1 剂，分 2 次服。

【功效】滋阴泻火，润肠通便。

【适应证】**肛裂（燥火便秘证）**。症见：大便秘结，便时鲜血随粪便点滴而下，常因恐惧排便而致心烦意乱，口苦咽干，不敢进食，舌苔黄燥，脉数。

【疗效】7 天为 1 个疗程，结果全部获效，其中服药 1 个疗程而愈者 50 例，服药后临床症状消失，裂口愈合；服药 2 个疗程而愈合者 8 例；余 3 例好较，临床症状减轻，裂口基本愈合。

【来源】杨立成，闫玉印，于强. 新加黄龙汤加减治疗肛裂 61 例 [J]. 中国民间疗法，2001，11：46.

润肠丸加减

生地黄 30g　炒大黄 30g　甘草 30g　熟地黄 30g　当归 30g　升麻 30g　桃仁 30g　火麻仁 30g　红花 10g

【用法】研为细末，炼蜜为丸。每服 6g，每日 3 次。

【功效】补血养阴，润肠通便。

【适应证】**肛裂（阴虚津亏证）**。症见：大便干燥，数日一行，便时疼痛，点滴下血，裂口深红；口干咽燥，五心烦热，欲食不多，或头晕心悸；舌红、苔少或无苔，脉细数。

【来源】金定国，金纯. 肛肠病中西医治疗学 [M]. 上海：上海科学技术出版社，

2014：147.

🪷 六磨汤加减

槟榔　沉香　木香　乌药　大黄　枳壳各等份

【用法】以上六味，用水磨取汁75ml，和匀，温服。

【功效】理气活血，润肠通便。

【适应证】**肛裂（气滞血瘀证）**。症见：肛门刺痛明显，便时便后尤甚，肛门紧缩，裂口色紫暗，肛外有裂痔，便时可有肿物脱出；舌暗、苔薄，脉弦或涩。

【来源】金定国，金纯. 肛肠病中西医治疗学［M］. 上海：上海科学技术出版社，2014：147.

🪷 肛疾康

黄芪20g　苍术15g　白术15g　肉苁蓉12g　白芍12g　枳壳10g　郁金10g　秦艽10g　桃仁10g　甘草6g

【用法】每日1剂，水煎2次，早晚分服。

【功效】益气活血，润肠通便。

【功效】**肛裂（气虚血瘀证）**。症见：大便干燥，便后肛门疼痛，伴粪便带血；神疲乏力，纳少，舌淡、苔薄，脉细涩。本病病程较长，症状反复发作。

【疗效】治疗180例，治愈134例，有效29例，无效17例，总有效率为90.6%。

【来源】龚力. 肛疾康治疗肛裂180例［J］. 湖南中医杂志，2006，(4)：55.

🪷 润肠通便汤

火麻仁10g　肉苁蓉10g　炒白芍15g　白术20g　槐花10g　地榆10g　仙鹤草10g　黄芩10g　延胡索10g　木香9g　生地黄9g　甘草5g

【用法】每日1剂，水煎2次合液，早晚分服。

【功效】养阴润燥，泻热通便，凉血止痛。

【适应证】**肛裂（阴虚津亏证）**。症见：便秘，排便困难，便后出血、疼痛，伴有心烦，口干，舌红、苔薄黄，脉细数。本病病程较长，症状反复发作。

【疗效】经治疗，Ⅰ期肛裂患者81例全部治愈；Ⅱ期患者37例中，治愈30例，好转7例；Ⅲ期患者12例中，好转2例，10例无效。

【来源】庄永强. 润肠通便汤治疗肛裂便秘130例［J］. 福建中医药，2004，(3)：49～50.

止痛如神汤合芍药甘草汤加减

秦艽15g　桃仁15g　皂角刺15g　苍术15g　防风15g　黄柏15g　当归尾15g　泽泻15g　槟榔15g　熟大黄15g　白芍50g　炙甘草10g

【用法】诸药冷水浸泡30分钟，文火煎20～30分钟，每日3次口服，两日1剂，3剂为1个疗程。

【功效】清热泻火，缓急止痛。

【适应证】**肛裂（血热肠燥证）**。症见：病程迁延，反复发作，大便干结，便后肛门胀痛剧烈，伴便血，量不多，色鲜红，舌质红、苔黄腻，脉弦数。

【疗效】治疗161例，痊愈154例，好转7例，治愈率95.6%。

【来源】沈国梁. 止痛如神汤合芍药甘草汤治疗肛裂161例临床观察［J］. 云南中医中药杂志，2007，(5)：22.

解毒活血通便熏洗方

芒硝2kg　月石2kg　明矾1.5kg　荔枝草5kg　生川乌2kg　红花1kg

【用法】将上述各药研碎成粗粉过筛，充分混匀，分别装入无纺布袋200包，每包重量65g。方法：取坐浴椅1把，上面放置一已消毒的坐浴盆。每次取配制好的药袋1包放入此坐浴盆内，往盆内注入开水500ml，让患者坐于椅上，肛门与液面距离约20cm为宜，防止肛门距液面过近而烫伤，也避免肛门与液面距离过远而影响疗效。熏蒸肛门部，待水温渐降至50℃～60℃时用消毒纱布蘸药液轻轻擦洗患处，当水温达40℃时，嘱患者浸坐药液中，直至药水凉为止。每次熏洗15～30分钟，早、晚各1次。

【功效】解毒活血通便。

【适应证】**肛裂（气滞血瘀证）**。症见：肛门刺痛明显，便时便后尤甚，肛门紧缩，裂口色紫暗，肛外有裂痔，便时可有肿物脱出；舌暗、苔薄，脉弦或涩。

【疗效】治疗31例，痊愈23例，显效6例，好转2例，愈显率为 93.5%。

【来源】赵美玉. 中药熏洗治疗肛裂效果观察 [J]. 四川中医, 2005, (6): 66～67.

清热活血熏洗方

黄芩 20g　黄柏 20g　苍术 20g　当归 20g　川芎 20g　丹参 20g
黄芪 20g　白芷 20g　延胡索 20g　制乳香 10g　没药 10g

【用法】上述中药加水 600ml, 煎沸取汁, 坐浴 20 分钟, 每日 2 次, 7 天为 1 个疗程。

【功效】清利湿热, 活血止痛。

【适应证】**单纯性肛裂（湿热内结证）**。症见: 大便干结, 便后肛门胀痛剧烈, 伴便血, 量不多, 色鲜红, 舌质红、苔黄腻, 脉弦数。

【疗效】治疗本病 108 例, 显效 40 例, 有效 67 例, 无效 1 例, 显效率为 37.04%, 总有效率为 99.07%。

【来源】张学军, 裴古亮. 中药外洗治疗单纯性肛裂 108 例临床观察 [J]. 亚太传统医药, 2007, (8): 45～46.

清利湿热熏洗方

黄芪 30g　黄连 3g　黄柏 30g　苦参 10g　苍术 10g　延胡索 20g
川芎 20g　五倍子 20g　土茯苓 20g

【用法】将上药加水浸泡半小时后煎煮滤出药液备用。将煎好的药液放置熏洗盆内, 依靠药液热气熏蒸肛门局部约 10 分钟, 至药液温度降至不烫肌肤时, 坐入熏洗盆浸泡 10～15 分钟。熏洗结束后以干纱布擦干臀部。早晚各 1 次, 每日 1 剂, 5 天为 1 个疗程。

【疗效】清利湿热。

【适应证】**早期肛裂（湿热内蕴证）**。症见: 大便干结, 便后肛门胀痛剧烈, 伴便血, 量不多, 色鲜红, 舌质红、苔黄腻, 脉弦数。

【来源】丁婷, 柳越冬, 叶艳. 浅谈早期肛裂的治疗经验 [J]. 内蒙古中医药, 2014, 11: 20～21.

止痛愈裂汤

赤芍 10g　红花 10g　百部 12g　地榆 10g　苦参 15g　芒硝 30g
丹参 10g　蒲公英 10g　白芷 12g　苍术 10g

【用法】上药加清水约 3000ml，先浸泡 40~90 分钟，先以武火煮沸，然后再用文火煎 30~40 分钟。倒取药液约 2000ml 置于盆中，于便后清洗肛门后用此药液热气熏蒸肛门，根据患者承受能力调整肛门与液面的距离，以患部感觉舒适温热为度，待药液温度下降接近体温时坐入盆中，持续坐浴 15~30 分钟，坐浴完毕肛门纳痔疮膏适量。于晚上睡前复煎，熏洗坐浴纳药如上，5 天为 1 个疗程。

【功效】清热利湿，活血止痛。

【适应证】**肛裂（湿热阻滞证）**。症见：大便干结，便后肛门胀痛剧烈，伴便血，量不多，色鲜红，舌质红、苔黄腻，脉弦数。

【临证加减】伴肛窦炎加连翘 10g、紫花地丁 10g；局部皮肤肿触痛有波动加皂角刺 10g、荆芥 10g；肛门瘙痒加蛇床子 30g、白鲜皮 10g。

【疗效】经过 1~2 个疗程治疗，痊愈 101 例，好转 27 例，Ⅲ期肛裂总有效率 100%。

【来源】张红娟. 中药熏洗坐浴治疗肛裂 128 例分析［J］. 中国误诊学杂志，2012，(4)：912.

祛腐生肌膏

猪身前蹄扇骨^{煅炭研细粉}60g　白芷 15g　象皮^{研细粉}60g　白蜡 60g　当归尾 60g　轻粉 5g（可酌情加减）　延胡索 30g　紫草 6g　血竭 20g　赤芍 50g　香油适量

【用法】首先将猪身前蹄扇骨、延胡索、白芷、当归尾、赤芍、象皮入香油内浸泡 3 天，再倒入锅内熬至焦黄，然后加入紫草煎熬煮沸，待冷却至糊状，最后加入细轻粉，搅匀封藏，置阴凉处备用。使用时首先用 0.1% 新洁尔灭消毒肛裂周围皮肤，再用生理盐水清洗裂口，并敷药膏，外盖无菌敷料，胶布固定，每日换药 1 次。

【功效】祛腐生肌，活血止血。

【适应证】**单纯性肛裂（湿热血瘀证）**。症见：大便干结，便后肛门胀痛剧烈，可伴便血，量不多，色鲜红，舌质红、苔黄腻，脉弦数。

【疗效】治疗本病 87 例，痊愈 49 例，显效 28 例，有效 10 例，无效 0 例，总有效率为 100%。

【来源】张尚华，眭勋华，程进明. 祛腐生肌膏治疗单纯性肛裂 87 例［J］. 湖南中医药导报，2002，(4)：178.

中药熏洗方联合中药外涂

中药熏洗方：五倍子15g　蒲公英30g　苦参15g　芒硝15g　甘草10g　侧柏叶15g　苍术15g　地榆15g　防风15g　赤芍15g　黄柏15g　花椒10g

外涂中药方：黄连15g　大黄10g　乳香10g　没药10g　地榆10g　三七10g　白及10g　枯矾5g　冰片5g

【用法】诸药加清水约2500ml，先用武火煎沸，改文火煎煮20分钟，去渣取汁趁热先熏，待温时坐浴，每次30分钟，每日2次。外涂中药，研细，用凡士林配成20%软膏备用，熏洗后外涂于裂口部位，每日2次。

【功效】清热解毒，活血祛瘀。

【适应证】**急性肛裂（瘀热型）**。症见：肛门胀痛剧烈，便后甚，大便干结，肛门胀痛剧烈，伴便血，量不多，色鲜红，舌质红、苔黄腻，脉弦数。

【临证加减】疼痛重者加秦艽15g、苏木15g；出血多者加重侧柏叶、地榆用量；红肿明显者加马齿苋30g；久不收口者加红花10g、当归15g。

【来源】张晶. 急性肛裂中医药治疗临床探索［J］. 中国中医药现代远程教育，2010，22：10～11.

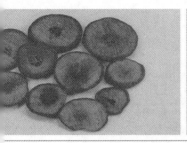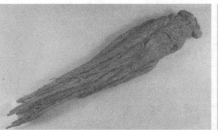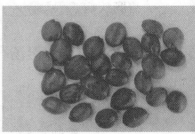

第三十六章

肛瘘

肛瘘是指因肛管周围间隙感染、损伤、异物等病理因素使肛管直肠与肛管周围皮肤相通，形成异常通道的一种疾病。

本病相当于中医学"肛瘘"范畴，古代文献又称之为"痔漏"、"漏疮"、"穿肠漏"等。多为肛痈溃后久不收口，湿热余毒未尽；或痨虫内侵，肺、脾、肾三脏亏损；或因肛裂损伤日久，染毒而成。病位在肛肠，与脾、胃相关，治疗当以清利湿热、祛风去邪、健脾和胃等为主。

🪷 萆薢渗湿汤合五味消毒饮加减

萆薢 30g　薏苡仁 30g　黄柏 12g　赤茯苓 15g　牡丹皮 15g　泽泻 15g　滑石^{包煎}30g　通草 6g　金银花 9g　野菊花 4g　紫花地丁 4g　青天葵 4g　蒲公英 4g

【用法】水煎服，每日 1 剂，早晚 2 次分服。

【功效】清热解毒，除湿消肿。

【适应证】**肛瘘（湿毒内蕴证）**。症见：肛周经常流脓水，脓质稠厚，肛门胀痛，局部红肿灼热，或有呕恶，大便不爽，小便短赤，形体困重，舌红、苔黄腻，脉弦数。

【来源】王业皇. 肛肠科疾病中医治疗全书［M］. 广州：广东科技出版社，2000：135.

🪷 十全大补汤

人参 10g　白术 10g　茯苓 10g　炙甘草 10g　当归 10g　川芎 10g　熟地黄 10g　白芍 10g　黄芪 10g　肉桂 10g

【用法】水煎服，每日 1 剂，早晚 2 次分服。

【功效】补益气血，托里生肌。

【适应证】**肛瘘（正虚邪恋证）**。症见：肛周间断流脓水，脓水稀薄，外口皮色暗淡，瘘口时溃时愈，肛门隐隐疼痛，可伴有神疲乏力，舌淡、苔薄，脉濡。

【来源】王业皇. 肛肠科疾病中医治疗全书［M］. 广州：广东科技出版社，2000：135.

🪷 青蒿鳖甲汤

青蒿 6g　鳖甲 15g　生地黄 12g　知母 6g　牡丹皮 9g

【用法】水煎服，每日 1 剂，早晚 2 次分服。

【功效】养阴托毒，清热利湿。

【适应证】**肛瘘（阴液亏虚证）**。症见：肛瘘周围皮肤颜色晦暗，外口凹陷，脓水清稀如米泔样，形体消瘦，潮热盗汗，心烦不寐，口渴，舌红少津、少苔或无苔，脉细数。

【来源】王业皇. 肛肠科疾病中医治疗全书［M］. 广州：广东科技出版社，2000：135.

解毒散瘀熏洗方

蒲公英 30g　黄柏 30g　赤芍 30g　牡丹皮 30g　桃仁 20g　土茯苓 30g　白芷 15g

【用法】水煎外用，每日 1 剂，先加水 2500 ~ 3500ml，煮沸后过滤去渣，将药液倒入普通盆内，患者趁热先熏后洗，每次 15 ~ 30 分钟，每日 2 ~ 3 次。

【功效】清热解毒，除湿消肿，凉血散瘀。

【适应证】**肛瘘（毒瘀互结证）**。症见：肛周红肿，颜色或紫，舌红、苔黄腻，脉弦数。

【来源】陈白波. 中医对肛瘘的认识和治疗［J］. 医学信息（中旬刊），2011，（3）：1194 ~ 1195.

止血利湿方合熏洗

槐花 10g　地榆 10g　仙鹤草 15g　旱莲草 15g　侧柏叶 15g　枳壳 10g　黄芩 5g　胡麻仁 15g　勒莱苋 30g

【用法】水煎服，每日 1 剂，每日 2 次，另外，可用此药煎液熏洗肛门。

【功效】清肠利湿，止血。

【适应证】**肛瘘（湿毒内蕴证）**。症见：肛周经常流脓水或鲜血，肛门胀痛，局部红肿灼热，或有呕恶，大便不爽，小便短赤，形体困重，舌红、苔黄腻，脉弦数。

【来源】陈白波. 中医对肛瘘的认识和治疗［J］. 医学信息（中旬刊），2011，（3）：1194 ~ 1195.

痔洗液熏洗

苦参 30g　黄柏 15g　金银花 20g　连翘 10g　生大黄 15g　土茯苓 15g　蒲公英 15g　防风 10g　地榆 15g　仙鹤草 30g　玄参 10g　槐角 15g　生甘草 15g

【用法】水煎外用治疗，每日 1 剂，每日 1 ~ 2 次。药剂先加水 2500 ~ 3500ml，煮沸之后将药渣过滤掉，将药液倒入普通盆中，患者趁热先熏后洗，每次治疗时间以 15 ~ 30 分钟为宜。

【功效】解毒燥湿，祛风通便。

【适应证】**肛肠痔瘘**。症见：肛周红肿，时有硬块、脓液，时而便时肛痛，甚至肛裂，舌质淡、苔厚，脉滑无力。

【疗效】67 例经过治疗后，62 例治愈，4 例好转，1 例无效；伤口的愈合时间为 7 ~ 20 天，平均为 14.8 天。

【来源】肖兴勇. 肛肠痔瘘病的中医辨证治疗临床分析 [J]. 内蒙古中医药，2013，20：14 ~ 15.

加味桃红四物汤坐浴

桃仁 10g　红花 10g　当归 15g　熟地黄 15g　川芎 10g　白芍 10g　延胡索 10g　黄芩 9g　黄柏 9g　川楝子 6g

【用法】水煎，去渣取汁，在药液的温度降至 40℃ 左右时进行坐浴，每次坐浴 15 分钟，共治疗 1 周。

【功效】行气止痛，活血化瘀。

【适应证】**复杂性肛瘘术后疼痛**。症见：肛瘘外口流脓、疼痛、瘙痒，舌质淡、苔薄，脉滑。

【疗效】治疗总有效率为 87.5%。

【来源】李洪剑. 用加味桃红四物汤坐浴法治疗低位复杂性肛瘘术后疼痛的效果观察 [J]. 当代医药论丛，2015，12：43 ~ 44.

马硝煎熏洗

马齿苋 15g　芒硝 15g　蒲公英 15g　甘草 10g

【用法】煎汤熏洗患处。

【功效】清热解毒，消肿止痛。

【适应证】**肛瘘（热毒内结证）**。症见：用于瘘管肿痛，脓水淋漓，便时肛痛，舌质淡、苔薄，脉滑。

【来源】王业皇. 肛肠科疾病中医治疗全书 [M]. 广州：广东科技出版社，2000：136.

皮粘散

马齿苋 30g　紫花地丁 15g　大黄 15g　金银花 15g　穿山甲 15g　黄连 9g　赤芍 15g　桃仁 15g　红花 10g　白芷 15g　芒硝 15g

【用法】治疗时将药物放在脸盆内加水 3000ml，煮沸 20 ~ 30 分钟，置盆于坐浴架上，使患部对准盖孔，进行熏洗；待药液不烫时，臀部坐于盆内泡洗，20 ~ 30 分/次。每剂药用 1 ~ 3 天，10 ~ 15 天为 1 个疗程。

【功效】清热解毒，活血化瘀。

【适应证】**肛门脓肿，肛瘘急性发作期**。症见：肛痛而肿，可触及硬块，不能触碰，大便干，舌质红、苔黄腻，脉滑数。

【来源】张学军. 浅议中药外洗法在痔瘘病中的应用 ［J］. 甘肃中医，2008，(2)：30.

五味消毒饮加味保留灌肠

金银花 15g　野菊花 15g　蒲公英 15g　紫花地丁 15g　天葵子 15g　白芷 12g　延胡索 12g　苦参 15g　地龙 6g

【用法】水煎，去渣取汁。每次取灌肠液 30ml，灌入直肠内保留 2 小时。每日 1 次，连续 3 周。

【功效】清热解毒，排脓祛腐，止痛生肌。

【适应证】**肛瘘术后创面愈合**。

【来源】王燕，麻清，丁克，等. 五味消毒饮加味保留灌肠促进肛瘘术后创面愈合的临床观察 ［J］. 世界科学技术－中医药现代化，2015，10：2034～2038.

萆薢渗湿汤合五味消毒饮熏洗

萆薢渗湿汤：萆薢 15g　薏苡仁 30g　赤苓 30g　黄柏 12g　牡丹皮 12g　泽泻 12g　滑石 12g　通草 12g

五味消毒饮组成：金银花 18g　蒲公英 12g　野菊花 10g　紫花地丁 10g　紫背天葵子 9g

【用法】两方均每天 1 剂，分别常规水煎煮 2 次，混匀后进行熏洗，每天 2 次，每次 15 分钟；坐浴温度 30℃～40℃为宜。然后用凡士林油纱条外敷创面，医用敷料覆盖及胶带固定。

【功效】清热解毒，利湿消肿。

【适应证】**高位肛瘘术后（湿热下注证）**。症见：肛周常流脓水，脓质稠，肛门胀痛，局部灼热，肛周有溃口，按压有条索状物通向肛内，舌红、苔黄腻，脉滑或弦。

【来源】韩品香，韩桂花，叶阳花，等. 萆薢渗湿汤合五味消毒饮熏洗治疗高位肛瘘术后临床观察 ［J］. 新中医，2016，(3)：69～71.

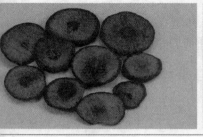
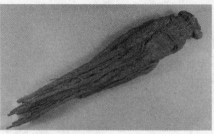
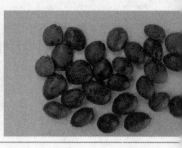

第三十七章
直肠脱垂

直肠壁部分或全层向下移位，称为直肠脱垂。直肠下段黏膜层与肌层之间结缔组织过于疏松，致黏膜层下移，称不完全脱垂；固定直肠的周围结缔组织过于疏松，以致直肠壁全层下移，称完全脱垂。若下移的直肠壁在肛管直肠腔内，称内脱垂；下移到肛门外，称为外脱垂。

中医学称之为"脱肛"或"截肠痔"。我国是世界上最早记述直肠脱垂的国家。1973年长沙马王堆汉墓出土的我国最古老的方书《五十二病方》中就载有："人州出不可入者……以寒水尧其心腹，入矣。"这是世界上最早对直肠脱垂及其还纳方法的记载。本病与脾、胃、肺、肾密切相关，为久痢、久泻、久咳及妇女生育过多，体质虚弱，劳伤耗气，中气不足，以致气虚下陷，固摄失司，而致脱肛。小儿因先天不足，气血未充；老年人多因气血衰退，或者因为滥用苦寒攻伐药物，亦能导致真元不足，关门不固，而致脱肛。治疗当以升托为主。

补中益气汤加减

黄芪 50g　党参 30g　当归 20g　白术 15g　葛根 20g　升麻 20g
柴胡 20g　诃子 15g　枳壳 20g　炙甘草 10g

【用法】水煎服，每日 1 剂，分 3 次服。

【功效】补气升提，收敛固摄。

【适应证】**直肠脱垂（脾虚气陷证）**。症见：排便或努挣时肛内有物脱出，轻重程度不一，色淡红；伴有肛门坠胀，大便带血，神疲乏力，食欲不振，甚则头晕耳鸣，腰膝酸软，舌淡、苔薄白，脉细弱。

【来源】胡占起. 田振国教授治疗直肠脱垂经验初探［D］. 沈阳：辽宁中医药大学，2008.

萆薢渗湿汤加减

萆薢 30g　薏苡仁 20g　黄柏 15g　升麻 30g　柴胡 20g　赤茯苓 15g　牡丹皮 20g　滑石 20g　泽泻 15g

【用法】水煎服，每日 1 剂，分 3 次服。

【功效】清热利湿。

【适应证】**直肠脱垂（湿热下注证）**。症见：排便或努挣时肛内有物脱出，色紫暗或深红，甚则表面糜烂、破溃，肛门坠痛，肛内指检有灼热感，舌红、苔黄腻，脉弦数。

【来源】胡占起. 田振国教授治疗直肠脱垂经验初探［D］. 沈阳：辽宁中医药大学，2008.

润肠丸加味

当归 15g　桃仁 12g　细生地黄 15g　火麻仁 15g　制何首乌 15g
玉竹 15g　知母 15g　枳壳 15g　厚朴 15g

【用法】水煎服，每日 1 剂，分 2 次服。

【功效】养血润燥，滋阴通便。

【适应证】**直肠内脱垂（血虚肠燥证）**。症见：大便干结，临厕努挣难下，心悸气短，失眠健忘；或潮热盗汗、口干耳鸣、腰膝酸软，舌红、苔白或少苔，脉细。

【来源】段琳. 赵宝明教授治疗直肠内脱垂所致便秘经验总结［D］. 北京：北京中医药大学，2013.

🪷 济川煎加味

　　肉苁蓉 15g　　川牛膝 15g　　肉桂 6g　　淫羊藿 10g　　升麻 10g　　泽泻 10g　　油当归 10g　　火麻仁 15g　　何首乌 10g　　炒枳壳 10g　　炙甘草 6g

【用法】水煎服，每日 1 剂，分 2 次服。

【功效】温肾助阳，润肠通便。

【适应证】**直肠内脱垂（肾阳不足证）**。症见：年老体弱，自觉粪便堆积，排出乏力，腰膝酸软，四末不温，喜热畏寒，腹中冷痛，舌淡、苔白，脉沉迟。

【来源】段琳. 赵宝明教授治疗直肠内脱垂所致便秘经验总结［D］. 北京：北京中医药大学，2013.

🪷 四神丸加减

　　肉豆蔻 15g　　补骨脂 20g　　五味子 20g　　吴茱萸 30g

【用法】水煎服，每日 1 剂，分 2 次服。

【功效】健脾益气，补肾固脱。

【适应证】**直肠脱垂（肾气不固证）**。症见：直肠脱垂术后，患者腰膝酸软，平素面白神疲，听力衰退，小便频数、清长，或见夜尿频多，久泻久痢，舌淡、苔白，脉细弱。

【来源】金晓. 补气固摄、润肠通便治疗直肠脱垂［D］. 沈阳：辽宁中医药大学，2011.

🪷 八珍汤加减

　　白术 15g　　甘草 10g　　茯苓 20g　　党参 15g　　当归 20g　　川芎 20g　　熟地黄 20g　　白芍 15g

【用法】水煎服，每日 1 剂，分 2 次服。

【功效】益气养血。

【适应证】**直肠脱垂（气血两虚证）**。症见：直肠脱垂术后，患者面色萎黄，少气懒言，头晕眼花，平素心悸健忘或失眠，舌质淡白，脉细弱。

【来源】金晓. 补气固摄、润肠通便治疗直肠脱垂［D］. 沈阳：辽宁中医药大学，2011.

🪷 葛根芩连汤加减

　　葛根 30g　　甘草 15g　　黄芩 20g　　黄连 20g

【用法】水煎服，每日1剂，分2次服。

【功效】清热利湿，润肠通便。

【适应证】**直肠脱垂（湿热下注证）**。症见：直肠脱垂术后，患者肛门肿痛，面赤身热，口干口臭，腹胀，大便难排，小便短赤，舌红、苔黄腻，脉滑数。

【来源】金晓. 补气固摄、润肠通便治疗直肠脱垂［D］. 沈阳：辽宁中医药大学，2011.

扶脾丸合熏洗

扶脾丸：白术20g 茯苓20g 藿香10g 炙甘草20g 肉桂5g 干姜5g 炮姜6g 陈皮20g 法半夏20g 炒神曲20g 炒麦芽20g 乌梅肉20g 诃子7g

熏洗方：石榴皮15g 五倍子15g 苦参10g 明矾5g 升麻5g

【用法】内服药水煎煮，取煎液450ml，分早、中、晚3次空腹温服，每次150ml。同时，使用中药熏洗肛门，熏洗方加水至1500ml，药物浸泡1小时，煎煮30分钟，取药液1000ml，二煎加水1000ml，煎煮20分钟，取汁500ml。将药液混合倒入浴盆中，熏蒸肛门脱出物10分钟，至水温合适时，再将肛门坐入浴盆中20分钟。1剂/日，2次/日（第二次熏洗前只需将药液加热即可使用）。

【功效】温脾燥湿，涩肠止泻。

【适应证】**直肠脱垂（脾胃虚寒证）**。症见：腹胀纳少，脘腹垂坠作胀，食后益甚，肢体倦怠，少气懒言，四肢欠温，喜温喜按，便意频数，或久经大便溏泄，小便混浊如米泔，舌淡胖、苔滑，脉沉迟。

【来源】张相安，郭梅珍，张双喜，等. 扶脾丸治疗脾胃虚寒型脱肛31例［J］. 中国实验方剂学杂志，2014，(21)：217～220.

黄芪葛根口服液

葛根20g 黄芪30g 麻黄8g 桔梗10g 白芍15g 党参20g 白术15g 升麻10g 柴胡15g 干姜6g 大枣5枚 黄连10g 桂枝10g 甘草10g

【用法】取以上炮制合格的药材，置不锈钢容器内，加水至淹没药面5cm，先浸泡5分钟后，加热蒸汽煎煮，武火至沸，文火微沸，头煎1小时后，滤出药液，再加水复煎药渣1小时，滤出药液，药渣压榨取液。合并各次煎液及压榨液，静止沉淀、滤过，滤液加热浓缩至 500ml，分装于洗净灭菌的 500ml 药瓶内，加盖密封，用蒸汽灭菌即得。用量用法：5 岁以下患儿每次 50ml，3 次/日，5～10 岁患儿每次 100ml，2 次/日；10～13 岁患儿每次 150ml，2 次/日，10 天为一疗程。

【功效】升阳固脱，开宣肺气。

【适应证】**小儿直肠脱垂（清阳不升、肺气不宣证）**。症见：直肠脱出肛门外，可有便秘腹泻，大便失禁，里急后重，排便不畅感，肛门堵塞感，直肠黏液分泌多，出血，肛门部坠胀、酸痛，尿频，腹胀，精神障碍如多伴有智力低下，精神衰弱等。

【疗效】治疗组 96 例中，治愈 86 例，总治愈率为 89.58%，其中Ⅰ度、Ⅱ度直肠脱垂 81 例，治愈 75 例，治愈率为 92.59%。

【来源】刘建萍. 黄芪葛根口服液治疗小儿直肠脱垂 96 例观察［J］. 实用医技杂志，2006，10：1680～1681.

🪷 五倍子汤熏洗合收肛散外喷

五倍子汤：五倍子 30g　苦参 30g　白矾 15g　莲房 15g　升麻 30g　黄芩 15g　黄连 15g　蒲公英 15g。

收肛散：诃子 15g　赤石脂 15g　煅龙骨 15g

【用法】将五倍子汤加水 1000ml 文火煎煮 30 分钟滤去药渣，趁热先熏，待药降温至 32℃～36℃（防烫伤直肠黏膜）时，让患者下蹲于药内泡洗 15 分钟左右（对于小儿不配合者用纱布浸泡药液，连续数次外敷脱出物）。然后将收肛散（共为粉末）均匀地喷洒于患部，之后用纱布轻轻将脱出直肠黏膜还纳肛内，外用纱布垫加压固定肛门两侧，使肛门紧闭，防止再度脱出。嘱患者卧床休息 20 分钟，做提肛运动 100 次，当日不大便。Ⅰ度脱垂每日 1 次，Ⅱ度、Ⅲ度脱垂每日早晚各 1 次，7 天为 1 个疗程。对于年老体弱者加服补中益气丸。

【功效】升提固脱，清热燥湿。

【适应证】**脱肛（气虚下陷，兼有湿热证）**。症见：直肠脱垂，肛门坠胀，小便困难，纳差，舌质淡、苔腻，脉滑。

【疗效】治疗本病 45 例，1 个疗程治愈 24 例，2～3 个疗程治愈 20 例，未愈 1 例，总治愈率为 97.78%。

【来源】李又耕，刘艳歌. 中药熏敷治疗肛管直肠脱垂 45 例［J］. 中医外治杂志，2002，（4）：39.

🪷 止脱散熏洗加丁字带加压固定

乌梅 10g　五味子 10g　五倍子 10g　白矾 15g　草河车 30g　朴硝 30g　生甘草 6g　薄荷 6g

【用法】水煎熏洗，每日 2 次，每次 20 分钟，连用 1 个月为 1 个疗程。复位法：首先将脱垂复位，将患儿俯卧于术者双膝上，手指轻柔将脱出直肠推入肛内，稍大儿童可采用膝胸位或侧卧位，相同手法复位。若发生急性炎症导致嵌顿而不能复位者，可在麻醉下肛门松弛后手法复位。丁字带加压固定：以纱布卷纵型填压肛门，与臀沟平齐，再以丁字带兜紧肛门，白天使用，晚上松解，长期使用，有治疗和预防的双重作用。

【功效】酸收固涩，收敛止脱。

【适应证】**小儿脱肛**。症见：脱肛，消瘦，厌食，偏食，舌质淡、苔薄白，脉细数。

【临证加减】若有肿痛糜烂，宜加清热解毒之药，马齿苋、蒲公英各 20g，赤芍、苦参各 15g，黄连、荆芥各 10g。

【疗效】治疗本病 37 例，痊愈 30 例，好转 5 例，无效 2 例，总有效率为 94.59%。

【来源】李永奇. 止脱散熏洗加丁字带加压固定治疗小儿脱肛 37 例 [J]. 陕西中医，2003，(6)：498.

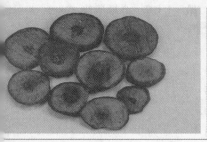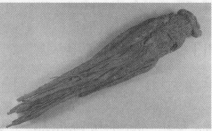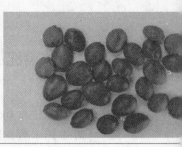

第三十八章
结 肠 炎

结肠炎指各种原因引起的结肠炎症性病变。主要表现为腹泻、腹痛、黏液便及脓血便、里急后重，甚则大便秘结、数日内不通，常伴有消瘦乏力等，多反复发作。临床上常分为4种：缺血性结肠炎、溃疡性结肠炎、乙状结肠炎、新生儿免疫结肠炎。病因有环境因素、遗传因素、感染因素、免疫因素等。

本病属于中医学"肠澼"、"小肠泄"、"下利"、"休息痢"、"滞下"、"泄泻"、"久泻"、"久痢"等范畴。其诱发因素主要是感受外邪，饮食所伤，情志失调，导致脾胃受损，湿热壅滞于大肠而发为此病。病位在大肠及脾、胃，多以本虚标实为主，脾肾阳气虚弱为本，湿热瘀血阻滞等为标。治疗当以调理脾胃、清利湿热为主。

🪷 补脾清肠汤

党参 15g 白术 10g 生黄芪 30g 怀山药 30g 葛根 30g 黄芩 10g 野麻草 15g 山楂炭 30g 藿香 10g 厚朴 5g

【用法】水煎服，每日 1 剂，早晚 2 次温服。

【功效】健脾祛湿。

【适应证】**特发性结肠炎（脾虚湿阻证）**。症见：反复腹泻，呈稀水便，时伴轻微腹痛，纳少，疲乏，舌淡红、苔白腻，脉弦。

【临证加减】兼中寒甚者加附子 9g、干姜 6g；肾虚者加仙灵脾 5g；血虚者加当归 10g、川芎 8g；肠热者加白头翁 15g、秦皮 15g。

【疗效】治疗本病 36 例，治愈 21 例，好转 11 例，无效 4 例，总有效率为 88.9%。

【来源】陈步忠. 补脾清肠汤治疗特发性结肠炎 36 例［J］. 福建中医药，2000，(1)：27.

🪷 葛根芩连汤

葛根 15g 甘草 6g 黄芩 9g 黄连 9g

【用法】水煎服，每日 1 剂，早晚 2 次温服。

【功效】解表清里。

【适应证】**结肠炎（协热下利证）**。症见：泄泻腹痛，泻下急迫，或泻而不爽，粪色黄褐，气味臭秽，肛门灼热，烦热口渴，小便短黄，舌质红、苔黄腻，脉滑数或濡数。

【来源】《伤寒论》

🪷 理中汤

党参 6g 苍术（米泔浸炒）6g 炮干姜 3g 炙甘草 3g 广陈皮 6g 山茵陈 9g 薏苡仁 12g 茯苓 9g 泽泻 3g 肉桂[后下]0.9g

【用法】水煎服，每日 1 剂，早晚 2 次温服，加红糖少许，兑服。

【功效】温中理湿。

【适应证】**结肠炎（正虚邪恋、寒湿夹杂证）**。症见：大便有黏液而不爽，里急后重，下腹按之痛，精神疲倦，体重减轻，小便微黄，舌尖红、质淡、苔秽腻，脉沉。

【来源】中医研究院. 蒲辅周医疗经验［M］. 北京：人民卫生出版社，1976.

🪷 乌梅丸

党参10g　肉桂5g　黄连3g　木香5g　川椒3g　当归9g　白芍9g　炙甘草5g　四神丸^{包煎}18g

【用法】水煎服，每日1剂，早晚2次温服。

【功效】补虚温肾，清热理气。

【适应证】**结肠炎（久泄肾虚、寒湿瘀热阻结证）**。症见：大便溏泻，时发时止，便前肠鸣，腹胀作痛，矢气频，窘迫难忍，便后腹中即舒，脉沉细，舌质淡、苔白滑腻。

【来源】董建华. 中国现代名中医医案精华·秦伯未医案［M］. 北京：北京出版社，1990.

🪷 黄氏肠炎方

党参10g　白术10g　焦神曲10g　大腹皮10g　木香10g　炒扁豆10g　夏枯草10g　失笑散^{包煎}12g　茯苓12g　海藻12g　秦皮12g　柴胡6g

【用法】水煎服，每日1剂，早晚2次温服。

【功效】益气健脾，疏肝理气，化气散结。

【适应证】**慢性结肠炎（脾虚失运、肝气乘脾、血瘀气滞证）**。症见：慢性腹泻，大便溏薄，夹有黏液，有时便秘与腹泻交替出现，纳少，食后腹胀、头晕，疲乏，嗳气，胁肋及少腹部隐痛，进食则肠鸣、泄泻加重，形体消瘦，舌质淡、苔薄黄稍腻，脉细弦稍滑。

【来源】彭义士. 黄文东老中医治疗慢性结肠炎的经验［J］. 新中医，1984（7）：33～34.

🪷 痛泻要方合附子理中丸

防风4.5g　炮姜2g　米谷4.5g　莪术4.5g　青皮6g　陈皮6g　白芍6g　党参6g　炙甘草2g　附片^{先煎}4.5g　六曲9g　谷芽9g

【用法】水煎服，每日1剂，早晚2次温服。

【功效】健脾泄木，温阳助运。

【适应证】**过敏性结肠炎（肝木侮土、脾虚运弱证）**。症见：腹部鸣窜胀痛，便前为显，大便溏泄，解后不尽意，移时腹痛方止。平时饮食稍有不慎，即腹痛便泻多次，泻后腹痛不除，头晕头痛，神倦乏力，纳食不香，形体瘦弱，舌苔薄腻，脉濡。

【来源】濮青宇, 谢昌仁. 过敏性结肠炎中药治疗的点滴经验 [J]. 江苏中医, 1963, 12: 11～13.

黄连阿胶汤

黄连2g　木香2g　白芍10g　阿胶^{烊化, 兑服}10g　当归10g　地榆炭10g　黄芩炭10g　乌梅炭10g　鸡子黄^{冲服}1枚

【用法】水煎服, 每日1剂, 早晚2次温服。

【功效】清热化湿, 养阴止血。

【适应证】**结肠炎（久治不愈、津液大伤、湿热留恋不尽证）。**症见: 下利赤多白少, 色紫暗, 腹痛, 里急后重, 心烦口渴, 舌绛少苔或舌红苔黄, 脉象细数。

【来源】张政. 经方治疗结肠炎验案举隅 [J]. 浙江中医杂志, 1997, (3): 137.

桃花汤

赤石脂20g　粳米20g　黄芪10g　白术10g　茯苓10g　炮姜4g　升麻4g　诃子肉5g

【用法】水煎服, 每日1剂, 早晚2次温服。

【功效】补益脾肾, 涩肠止泻。

【适应证】**慢性结肠炎见滑泄（脾肾阳虚、收摄失职证）。**症见: 面色萎黄, 形体消瘦, 精神疲倦, 大便脓血, 久泻不止, 舌淡白, 脉细弱。

【来源】张政. 经方治疗结肠炎验案举隅 [J]. 浙江中医杂志, 1997, (3): 137.

四逆汤

红参^{另煎, 兑服}10g　制附片12g　炮姜5g　炙甘草5g

【用法】水煎服, 每日1剂, 早晚2次温服。

【功效】温中回阳固脱。

【适应证】**急性结肠炎或久病腹泻不止（脾肾阳虚证）。**症见: 四肢厥逆, 舌淡、苔白, 脉象微弱或脉沉细者。

【来源】张政. 经方治疗结肠炎验案举隅 [J]. 浙江中医杂志, 1997, (3): 137.

补中益气汤

黄芪18g　甘草9g　人参6g　当归3g　橘皮6g　升麻6g　柴胡

6g 白术 9g

【用法】水煎服，每日 1 剂，早晚 2 次温服。

【功效】补中益气，升阳举陷。

【适应证】**结肠炎（脾虚气陷证）**。症见：饮食减少，体倦肢软，少气懒言，面色萎黄，大便稀溏，舌淡，脉虚细濡。

【来源】《内外伤辨惑论》

🪷 乌头桂枝汤

乌头 30g（与白蜜 60g 同煮） 桂枝 10g 杭白芍 12g 炙甘草 10g 白术 15g 茯苓 15g 广木香 6g 公丁香 6g 生姜 5 片 大枣（劈）5 枚

【用法】水煎服，每日 1 剂，早晚 2 次温服。

【功效】温通破寒。

【适应证】**过敏性结肠炎（阳气虚衰、阴寒内结证）**。症见：腹中痛，痛则欲便，自汗出，泄后痛缓，稀便夹黏液，每日三四次，常头晕倦怠，夜寐不安，舌淡红、苔白而润，脉弦缓。

【来源】刘兴志. 乌头桂枝汤治疗过敏性结肠炎一则［J］. 云南中医杂志, 1983, (6)：55.

🪷 三神丸

煨肉豆蔻 10g 补骨脂 10g 五味子 3g 炮姜炭 3g 炙黑胡芦巴 12g 车前草 30g

【用法】水煎服，每日 1 剂，早晚 2 次温服。

【功效】健脾温肾。

【适应证】**慢性结肠炎（肾阳虚衰证）**。症见：腹痛，大便溏薄，或五更泄泻，甚则肛门滑脱不禁，便中夹有黏冻，腹部喜暖，四肢不温，舌淡、苔白，脉沉细。

【来源】沈庆法. 中医对慢性结肠炎的认识和治疗［J］. 赤脚医生杂志, 1980, (3)：19～21.

🪷 温脾理气化湿方

法半夏 12g 白术 12g 茯苓 30g 白芍 15g 白头翁 15g 扭肚藤

15g 救必应 15g 炙甘草 5g 台乌 10g 白蔻仁^{后下}10g 沉香^{后下}6g

【用法】水煎服，每日 1 剂，早晚 2 次温服。

【功效】温脾理气，和胃化湿。

【适应证】**慢性结肠炎（脾胃虚寒、湿郁气滞证）**。症见：每日解黏液稀便多次，里急后重，下腹隐痛，喜温喜按，坠胀不适，伴全身乏力，食欲不振，舌质淡、苔白腻微黄，脉沉濡。

【临证加减】腹痛明显加延胡索 15g、山楂炭 15g；腹胀明显加厚朴^{后下}10g、木香^{后下}10g、陈皮 6g；大便黏液较多者加炒苍术 10g、炒薏苡仁 10g；如手足不温，腹中冷痛加焗肉桂 3g、吴茱萸 6g；伴五更泻时加补骨脂 15g、肉豆蔻 10g、五味子 6g；伴气虚，面色无华者加党参 30g、北黄芪 15g；肛门灼热，泻下急迫，粪质味臭加黄连 5g、槐花 30g。

【来源】刘燕婉. 陈定华治疗慢性结肠炎经验［J］. 实用中医药杂志，2004，12：702～703.

🪷 白头翁汤

白头翁 15g 黄柏 12g 黄连 6g 秦皮 12g

【用法】水煎服，每日 1 剂，早晚 2 次温服。

【功效】清热解毒，凉血止痢。

【适应证】**结肠炎（热毒痢疾证）**。症见：腹痛里急后重，肛门灼热，下痢脓血，赤多白少，渴欲饮水，舌红、苔黄，脉弦数。

【来源】《伤寒论》

🪷 芍药汤

白芍 30g 黄芩 15g 黄连 15g 大黄 9g 当归 15g 黄芩 15g 木香 6g 槟榔 6g 甘草 6g 官桂 15g

【用法】水煎服，每日 1 剂，早晚 2 次温服。

【功效】清热燥湿，调气和血。

【适应证】**结肠炎（湿热痢疾证）**。症见：腹痛，便脓血，赤白相兼，里急后重，肛门灼热，小便短赤，舌苔黄腻，脉弦数。

【来源】《素问病机气宜保命集》

🪷 参苓白术散

莲子肉 500g 薏苡仁 500g 缩砂仁 500g 桔梗 500g 白扁豆

750g　茯苓1000g　人参1000g　甘草1000g　白术1000g　山药1000g

【用法】上为细末，每服6g，枣汤调下。

【功效】益气健脾，渗湿止泻。

【适应证】**结肠炎（脾虚湿盛证）**。症见：饮食不化，胸脘痞闷，肠鸣泄泻，四肢乏力，形体消瘦，面色萎黄，舌淡、苔白腻，脉虚缓。

【来源】《太平惠民和剂局方》

四神丸

补骨脂120g　肉豆蔻60g　五味子60g　吴茱萸30g

【用法】水煎服，每日1剂，早晚2次温服。

【功效】温肾暖脾，固涩止泻。

【适应证】**结肠炎（脾肾阳虚证）**。症见：神疲纳差，下腹部轻度下坠感，每鸡鸣或早餐后腹泻，泻后则安，腹部喜暖，大便溏，舌淡胖、苔白腻，脉沉细。

【来源】《内科摘要》

赤石脂禹余粮汤

赤石脂15g　禹余粮15g　白术10g　白扁豆12g　干姜6g　乌梅炭15g　诃子肉10g　山药30g　莲子肉15g　薏苡仁30g　地榆炭15g　椿根白皮15g　甘草6g

【用法】水煎服，每日1剂，早晚2次温服。

【功效】健脾和胃，涩肠止血。

【适应证】**慢性结肠炎（久利滑脱证）**。症见：久泻久痢，泻下黏液较多，常兼脓血，腹痛较甚，神疲食少，舌淡、苔白，脉细。

【来源】彭勃，吕宏生．吕承全教授治疗慢性结肠炎经验［J］．河南中医药学刊，1995，（4）：19～20．

燮理中宫汤

黄芪15～20g　黄精10～20g　党参10～15g　炒白术10～15g　山药10～15g　芡实10～15g　莲子10～15g　炒扁豆10～15g　白茯苓15～20g　陈皮5～10g　柴胡5～10g　黄芩5～10g　炒麦芽10～15g　炒鸡内金10～15g

【用法】水煎服，每日 1 剂，早晚 2 次温服。

【功效】调理脾胃，升降气机。

【适应证】**慢性结肠炎（脾胃虚弱证）**。症见：经常大便溏泻，时轻时重，时作时休，发则腹痛欲泻，泻后痛减，大便溏薄，夹有黏液，腰酸足冷，舌质淡、苔薄白，脉弦细。

【临证加减】肝肾不调加防风 5 ~ 10g、白芍 10 ~ 15g、香附 10 ~ 15g、枳壳 10g；肾阳虚弱加补骨脂 10 ~ 15g、吴茱萸 5 ~ 10g、肉豆蔻 10 ~ 15g、五味子 10 ~ 20g；兼见脓血者，宜上方加秦皮 10 ~ 15g、白头翁 15 ~ 20g、侧柏炭 10g 等以清热凉血；泄泻无度不止者，宜加米壳 5 ~ 10g、五味子 15 ~ 20g、赤石脂 10g、乌梅 10 ~ 15g 以收敛固涩；久病入络，日久病多夹瘀，久泻久治不愈者，加丹参 10 ~ 15g、川芎 5 ~ 10g、红花 5 ~ 10g。

【来源】夏永良. 李德新教授治疗慢性结肠炎经验［J］. 北京中医药大学学报（中医临床版），2003，（2）：35 ~ 36.

香砂六君子汤合平胃散

党参 15g 白术 10g 苍术 6g 川厚朴 6g 茯苓 42g 砂仁 6g 广藿香 10g 马齿苋 30g 川黄连 6g 生地榆 12g 木香 6g 槟榔 6g

【用法】水煎服，每日 1 剂，早晚 2 次温服。

【功效】健脾补虚。

【适应证】**慢性结肠炎（脾虚失运证）**。症见：长期腹胀腹痛，肠鸣音亢进，泻下不爽，便夹脓样黏液，纳食量少，舌质紫、苔薄腻，脉弦数。

【疗效】治疗本病 63 例，显效 23 例，好转 32 例，无效 8 例，总有效率为 87.3%。

【来源】刘导民. 李浚川治疗慢性结肠炎的经验及临床分析［J］. 新疆中医药，1993，（2）：47 ~ 48.

香连丸

木香 6g 黄连 6g

【用法】水煎服，每日 1 剂，早晚 2 次温服。

【功效】清热化湿，行气化滞。

【适应证】**结肠炎（湿热痢疾证）**。症见：下痢赤白相兼，腹痛，里急后重，舌质红、苔黄腻，脉数。

【来源】《太平惠民和剂局方》

🪷 枳实导滞汤

枳实 12g　厚朴 12g　酒大黄 10g　槟榔 12g　黄芩 12g　连翘 12g
紫草 12g　神曲 12g　生山楂 12g　炒白术 15g　茯苓 15g　白芍 15g
葛根 15g　土茯苓 20g　三七粉^{冲服}6g　生甘草 6g

【用法】水煎服，每日 1 剂，早晚 2 次温服。嘱患者清淡饮食，禁食辛辣刺激之品，保持心情畅达。

【功效】清利湿热，行气通便。

【适应证】**慢性结肠炎（湿热阻滞肠胃证）**。症见：大便黏腻不爽，呈赤白样，血多脓少，有里急后重感，排便肛门有灼热感，腹痛时轻时重；饮食、睡眠可，小便正常；舌红、苔黄腻，脉滑。

【来源】张伟，牛阳. 牛阳教授运用枳实导滞汤治疗慢性结肠炎经验［J］. 光明中医，2011，（9）：1775～1776.

🪷 痛泻要方

炒白术 15g　白芍 25g　陈皮 10g　防风 10g

【用法】水煎服，每日 1 剂，早晚 2 次温服。

【功效】补脾柔肝，祛湿止泻。

【适应证】**结肠炎（肝脾不和证）**。症见：肠鸣腹痛，大便泄泻，泻必腹痛，泻后痛缓，舌苔薄白，脉两关不调，左弦而右缓。

【来源】《丹溪心法》

🪷 仙桔汤

仙鹤草 30g　桔梗 8g　木槿花 9g　炒白术 9g　炒白芍 9g　秦艽 10g　炒槟榔 12g　广木香 5g　乌梅炭 4.5g　甘草 4.5g

【用法】水煎服，每日 1 剂，早晚 2 次温服。

【功效】升清降浊，通塞互用，气营兼调，补脾敛阴，清化止泻。

【适应证】**慢性结肠炎、过敏性结肠炎及慢性痢疾证（脾虚湿热证）**。症见：便溏，夹有黏冻，纳呆肠鸣，腹胀乏力，舌尖红、苔白腻，脉濡细。

【临证加减】肝郁脾滞、湿热蕴结者加柴胡 5g；有失禁不固者加诃子肉 12g 或石榴皮 10g。

【来源】邱志济，朱建平，马璇卿. 朱良春治疗慢性结肠炎临床经验和特色——著名老中医学家朱良春临床经验系列之十九［J］. 辽宁中医杂志，2001，（7）：399～400.

藿香正气散

大腹皮 30g　白芷 30g　紫苏 30g　茯苓 30g　半夏曲 60g　白术 60g　陈皮 60g　厚朴 60g　苦桔梗 60g　藿香 90g　甘草 75g

【用法】散剂，每服 9g，生姜、大枣煎汤送服；或作汤剂，加生姜、大枣，水煎服，每日 1 剂，分 2 次服。

【功效】解表化湿，理气和中。

【适应证】**结肠炎（外感风寒，内伤湿滞证）**。症见：恶寒发热，头痛，胸膈满闷，脘腹疼痛，恶心呕吐，肠鸣泄泻，甚则如水样，腹痛，舌苔白腻，脉濡缓。

【来源】《太平惠民和剂局方》

保和丸

山楂 180g　神曲 60g　半夏 90g　茯苓 90g　陈皮 30g　连翘 30g　莱菔子 30g

【用法】水煎服，每日 1 剂，早晚 2 次温服。

【功效】消食和胃。

【适应证】**结肠炎（食滞胃脘证）**。症见：脘腹痞满胀痛，嗳腐吞酸，腹痛肠鸣，泻下粪便如败卵，泻后痛减，不思饮食，舌苔垢浊或厚腻，脉滑。

【来源】《丹溪心法》

败酱草合剂灌肠

败酱草 24g　延胡索 12g　蒲公英 12g　黄柏 12g　薏苡仁 24g　川楝子 12g

【用法】将上述药物加水煎至 200ml，令药温降至 30℃～40℃，保留灌肠。每日 1 次，10 次为 1 个疗程，1 个疗程后休息 2～3 天再作第 2 个疗程。

【功效】清热解毒，去湿疏肝。

【适应证】**慢性非特异性结肠炎（湿热证）**。症见：里急后重，大便黏液，时有腹痛，纳食一般，舌质淡、苔薄，脉滑。

【疗效】治疗本病 20 例，显著进步 3 例（15%），进步 15 例（75%），无效 2 例（10%），总有效率为 90%。

【来源】败酱草合剂保留灌肠治疗慢性非特异性结肠炎 20 例临床观察［J］. 新医学，1974，(6)：268～269.

三黄汤灌肠

大黄 15～30g　黄芩 15～30g　黄柏 15～30g

【用法】将上述药液 200ml 加藕粉 1 汤匙，使成稀糊状，微温后作保留灌肠。每晚睡前灌肠 1 次，灌完后嘱病人将臀部垫高，尽量使药液在结肠内停留不少于 4 小时。

【功效】清利湿热。

【适应证】**慢性结肠炎（湿热下注证）**。症见：腹部隐痛，或里急后重感，腹泻，大便频，粪质为黏液性或血便，舌质淡、苔腻，脉滑。

【疗效】治疗本病 15 例，临床治愈 6 例，好转 8 例，无效 1 例，总有效率为 93.3%。

【来源】广州市第一人民医院内科消化系病区. 中药三黄汤灌肠治疗慢性结肠炎 15 例小结 [J]. 新医药通讯，1976，(6)：15～16.

鲜萆草洗脚

鲜萆草 500g

【用法】用清水洗净，然后加水 200ml，煎至 150ml 待温，洗脚。每天早晚各洗 1 次，15 天为 1 个疗程。休息 5 天，再进行第 2 个疗程。

【功效】清热解毒。

【适应证】**慢性结肠炎（热证）**。症见：全身乏力，食欲减退，时有腹痛、腹泻及黏液血便，消瘦。

【疗效】治疗本病 50 例，治愈 43 例，好转 6 例，无效 1 例，总有效率为 98%。

【来源】范长通，湛景山. 鲜萆草洗脚治疗慢性结肠炎 50 例疗效观察 [J]. 中医杂志，1986，(2)：29.

白花蛇舌草汤灌肠

白花蛇舌草 30g　红藤 30g　金银花 30g　木香 10g

【用法】将上药煎液去渣取汁 150ml 左右，于每晚睡前灌肠，保留时间以7～8 小时为宜，7 天为 1 个疗程。

【功效】清热解毒，祛湿化瘀。

【适应证】**慢性结肠炎（湿热留恋大肠证）**。症见：腹痛即泻，泻后痛止，里急后重，大便夹有黏液，次数频，伴精神差，口干但不思饮，舌红、苔薄黄，脉弦滑。

【疗效】治疗本病 47 例，治愈 18 例，好转 23 例，无效 6 例，总有效率为 87.2%。

【来源】刘蕴智. 白花蛇舌草汤治疗慢性结肠炎 47 例 [J]. 北京中医，1989，6：24~25.

董氏温阳健脾祛湿方合灌肠方

内服方：补骨脂 15g　益智仁 15g　人参 10g　山药 20g　白术 15g　泽泻 15g　茯苓 15g　蒲黄 10g　五灵脂 10g　白芍 10g　延胡索 12g　小茴香 10g　苍术 10g　干姜 15g　肉桂[后下] 8g　制附片[先煎] 10g　炙甘草 5g

灌肠方：仙鹤草 50g　败酱草 30g　青黛 10g　藿香 10g　黄芩 12g　白及 15g

【用法】内服方：水煎服，每日 1 剂，早晚 2 次温服。灌肠方：水煎后滤取药液 150ml，令其自然冷却至 35℃~37℃后行保留灌肠，保留药液 4 小时以上，每日 2 次，2 周为 1 个疗程。

【功效】补肾健脾，温阳祛湿。

【适应证】**慢性结肠炎（脾肾阳虚、寒湿中阻证）**。症见：反复发作左下腹疼痛，大便时稀，黏滞不爽，便后腹痛稍有好转，因劳累或饮食不慎时发作，平素腰酸畏寒，易倦不思饮食，食后脘腹胀闷不适，舌淡、苔白腻，脉濡缓。

【来源】肖岚. 董克礼教授治疗慢性结肠炎临床经验总结 [J]. 内蒙古中医药，2014，29：112.

刘氏清补方合灌肠方

内服方：党参 18g　黄芪 12g　白花蛇舌草 15g　云茯苓 20g　黄连 9g　白术 10g　苦参 10g　枳壳 10g　秦皮 10g　黄芩 12g　地榆 12g　槐花 12g

灌肠方：白花蛇舌草 30g　苦参 30g　火炭母 30g　青皮 20g

【用法】内服方：水煎服，每日 2 剂，清水 4 碗煎至 2 碗半，早晚 2 次温服。连服 7 剂为 1 个疗程，一般治疗 3~4 个疗程。灌肠方：加水 600~800ml，浓煎取汁 100~150ml，待温（37℃~38℃）保留灌肠，每日 1 次。

【功效】理脾化湿，清补并举。

【适应证】慢性结肠炎（脾虚湿困，邪滞肠道证）。症见：肠鸣泄泻，以餐后及晨起为甚，伴有左下腹胀闷痛，大便后胀闷痛减轻，大便频，质稀烂，间有黏液，纳呆，餐后自觉腹胀、嗳气，口干，舌淡红、苔白略厚，脉弦细、重按无力。

【临证加减】若脾虚肝郁甚者，去党参、白花蛇舌草、苦参，加柴胡10g、白芍20g、延胡索12g；脾虚湿热者，去党参、白术，加太子参15g、金银花15g、车前草15g；脾虚寒湿者，去黄芩、黄连、白花蛇舌草、苦参，加煨生姜10g、吴茱萸12g、砂仁^{后下}9g、陈皮9g。

【来源】林培政. 刘仕昌教授辨治慢性结肠炎经验［J］. 新中医，1995（4）：11～12.

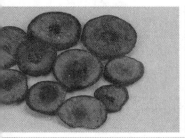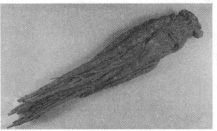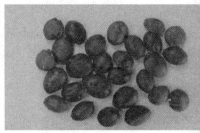

第三十九章

结肠息肉

　　结肠息肉是一种好发于结肠任何部位的上皮赘生物，是结肠黏膜上皮组织过度增生的结果。组织学上将本病分肿瘤性和非肿瘤性。肿瘤性主要分为管状、绒毛状腺瘤；非肿瘤性肿物则习惯称"息肉"，分为增生性、炎症性和错构瘤性。临床上常采用手术治疗。

　　此病可归属于中医学"肠澼"、"肠覃"、"泄泻"、"便血"、"积聚"、"肠瘤"等病证范畴。其产生与情志抑郁、饮食所伤、感受寒湿、脾肾不足有关。其基本病机属脾胃受损，气滞、血瘀、湿盛、痰凝胃肠。病变部位主要在脾胃，涉及肝。治疗当以健脾祛湿、化痰祛瘀为主。

温阳化湿方

淡附片5g　干姜5g　高良姜5g　太子参10g　炒苍术10g　炒枳壳10g　制香附10g　荜澄茄10g　云茯苓10g　桂枝10g　炒白芍10g　当归10g　厚朴5g　炙甘草3g　生薏苡仁15g　青皮6g　陈皮6g

【用法】水煎服，每日1剂，分2次温服。

【功效】温阳化湿，和中理气，调和营卫。

【适应证】**结肠息肉（阳虚气滞证）**。症见：胸闷太息，口苦纳呆，倦怠无力，汗出形寒，大便时有带血，舌苔白而厚腻，脉象缓。

【来源】江克明. 结肠息肉治验［J］. 上海中医药杂志，1987，（4）：29.

四君子汤合失笑散

党参12g　白术12g　茯苓10g　炙甘草10g　生蒲黄[布包煎]12g　五灵脂[布包煎]12g　炙黄芪30g　当归20g　桃仁10g　五味子12g　炒酸枣仁20g　大黄[后下]10g

【用法】水煎服，每日1剂，分2次温服。

【功效】益气健脾，养血通便。

【适应证】**结肠息肉（脾虚血瘀证）**。症见：腹胀纳差，便秘，排便无力，无出血，每当排便时精神紧张，恐惧万分，夜不能寐，舌质暗、体胖、有浅齿痕、苔薄白，脉弦。

【来源】王丹华. 四君子汤合失笑散加味治疗结肠息肉1例［J］. 陕西中医函授，2000，（2）：40～41.

息肉平汤

柴胡6～18g　猫人参30～120g　猫爪草15～30g　生薏苡仁30～120g　守宫2～3条　石见穿15～60g　清炙黄芪15～60g　清炙甘草6～18g

【用法】守宫用米拌炒存性、去米研末，分3次吞服或兑服。余药水煎，每日1剂，煎3次，混合后分早、中、晚饭后1小时半服用。

【功效】祛痰化湿，逐瘀散结。

【适应证】**结肠息肉（湿热下注、痰瘀成积证）**。症见：神疲乏力，口干，咽燥，四肢逆冷，周身筋络拘急不舒，胃脘部胀痛窜及两胁，食后加重，腹胀时隐痛，舌中裂纹、苔薄黄，脉弦涩。

【疗效】治疗本病 15 例，痊愈 13 例，有效 2 例，总有效率为 100%。

【来源】何公达. 息肉平汤加减治疗消化道息肉 15 例［J］. 江苏中医，1996，（3）：16～17.

薏苓汤

薏苡仁 60g　蒲公英 20g　茯苓 20g　败酱草 20g　莪术 15g

【用法】水煎服，每日 1 剂，1 个月为 1 个疗程。

【功效】健脾化湿，清热解毒，消癥散结。

【适应证】**结肠炎性息肉（脾虚湿盛证）**。症见：排便异常，如腹泻，排便困难，极少有便血或腹痛，舌质淡、苔薄，脉涩。

【临证加减】有腹泻症状的，上方加党参 15g、白术 15g；有便血的，上方加地榆炭 20g、仙鹤草 15g。

【疗效】治疗本病 38 例，痊愈 7 例，有效 25 例，无效 6 例，总有效率为 84.2%。

【来源】徐枫，胡欣. 薏苓汤加减治疗大肠息肉 38 例临床观察［J］. 大连医科大学学报，2001，（2）：132.

清热燥湿方

龙胆草 9～12g　黄芩 9g　黄连 3～6g　苍术 6g　陈皮 6g　草豆蔻 9g　草果 6g　白蔻仁 3g　砂仁 6g　焦山楂 6g　焦槟榔 6g　厚朴 3g　枳实 3g　莱菔子 15g

【用法】水煎服，每日 1 剂，分 2 次温服。

【功效】燥湿健脾，清化湿热，通调气机。

【适应证】**结肠息肉（湿浊困脾、气机不畅证）**。症见：面色萎黄，形体消瘦，身倦乏力，食欲不振，口中苦黏，两胁肋时有胀痛，心烦易怒，呕恶嗳气，脘腹胀满，少有矢气，腹部隐隐作痛，脐周围及左下腹部疼痛明显，腹泻，有涩滞不爽感觉，大便表面附有少量鲜血，舌苔黄滑，脉缓。

【临证加减】腹痛显著者加木香 6g；胁肋胀痛加香附 6g；腹胀较甚者加大腹皮 9g。

【来源】薛芳. 燥湿健脾治疗结肠息肉［J］. 辽宁中医杂志，1987，（4）：17～18.

化瘀散结方

炒川黄连 3g　干姜 9g　炒黄芩 9g　乌贼骨 20g　炒白芍 10g　炙

乳香6g　炙没药6g　白及15g　威灵仙15g　生薏苡仁15g　石见穿15g　炙甘草10g

【用法】水煎服，每日1剂，分2次温服。

【功效】清热化湿，化瘀散结。

【适应证】**结肠息肉（湿热内蕴、血脉瘀阻证）**。症见：腹痛，大便不爽，神疲身重，口干不饮，舌质淡、苔薄，脉滑。

【疗效】治疗本病51例，痊愈49例，显效2例，总有效率为100%；3个月后复查23例，痊愈19例，显效3例，无效1例。

【来源】田耀洲，马丽苹，夏军权，等. 中西医结合治疗胃肠道息肉51例临床观察 [J]. 中国中西医结合消化杂志，2002，(1)：44～45.

乌梅汤

乌梅30g　丹参15g　红藤30g　山甲珠10g　蚤休15g

【用法】水煎服，每日1剂，分2次温服。

【功效】消蚀腐肉。

【适应证】**结肠息肉（络脉瘀阻证）**。症见：腹中雷鸣，少腹时作疼痛，神疲体瘦，头痛烦躁，喜热饮，大便溏薄不爽，夹赤白黏液，一日数行，舌质淡红、苔厚黄白相兼，脉弦。

【疗效】治疗本病7例，痊愈6例，无效1例，总有效率为85.7%。

【来源】叶毅，范荣光. 自拟乌梅汤治疗消化道息肉7例 [J]. 江西中医药，1997，(3)：27.

健脾益康汤

生黄芪15g　白花蛇舌草15g　儿茶3g　地肤子10g　五味子3g
白鲜皮15g　炒乌梅15g　三七粉^{冲服}3g　三棱6g　莪术10g　甘草6g

【用法】水煎服，每日1剂，分2次温服。

【功效】补气化瘀，利湿化浊，清肠消结。

【适应证】**结肠息肉（脾虚夹瘀、湿浊凝结、寒凝瘀结型）**。症见：腹痛，大便不畅，时有便血，舌质淡暗、苔薄，脉滑。

【疗效】治疗本病30例，治愈14例，显效6例，好转8例，无效2例，总有效率为93.3%。

【来源】徐复霖，田道华，王庆. 健脾益康汤治疗肠息肉 [J]. 云南中医杂志，1990，(1)：21～22.

五倍子乌梅汤灌肠

灌肠方：乌梅 12g　五倍子 9g　夏枯草 30g　五味子 9g　紫草 16g
煅牡蛎 30g　海浮石 12g　贯众 15g

内服方：当归 12g　丹参 12g　白术 24g　王不留行 30g　穿山甲片
12g　皂角刺 9g　薜荔果 15g　姜黄 12g

【用法】灌肠方：上药煎成 150～200ml 浓汁，保留灌肠，每日 1 次，2 周
为 1 个疗程，间歇 1 周后，重复使用。内服方：水煎服 1 个疗程，间歇 1 周，
重复使用。

【功效】外服方：收涩，止血，平翳；内服方：和营活血，托毒排脓，化
解湿毒。

【适应证】**结肠息肉（湿毒内蕴证）**。症见：腹痛，大便黏滞不爽，肛门
湿痒，舌质淡、苔薄，脉滑。

【疗效】共治疗本病 14 例，痊愈 10 例，有效 1 例，无效 3 例，总有效率
为 78.57%。

【来源】滕松茂，徐富星. 五倍子乌梅汤灌肠为主治疗结肠息肉 14 例 [J]. 上海中
医药杂志，1993，(2)：11.

健脾散结汤灌肠

白术 20g　茯苓 30g　布渣叶 15g　砂仁 6g　青黛 10g　败酱草 20g
蒲黄 15g　五灵脂 15g　川楝子 15g　半夏 12g　陈皮 15g　牡丹皮 12g
延胡索 15g

【用法】诸药混和，加清水 500ml，放入药煲武火煎煮，水开后转为文
火，25 分钟后滤渣取液，澄清，取上清液装入瓶中高温消毒备用。每次灌入
灌肠液 200ml，灌肠后要求患者垫高臀部，卧床休息 2 小时以上。每日 1 次，
15 日为 1 个疗程，每疗程结束后休息 5 日，共治疗 3 个疗程。

【功效】健脾化痰，祛瘀散结。

【适应证】**多发性腺瘤性结肠息肉（气血瘀滞、痰瘀互结证）**。症见：腹
痛，里急后重，伴大便不畅，舌质暗、苔薄，脉弦。

【疗效】治疗本病 76 例，1 年后复发率为 0，2 年后复发率为 2.6%，3 年
后复发率为 3.95%。

【来源】范世平，马晓霖，饶振芳. 中药保留灌肠防治多发性腺瘤性结肠息肉内镜
治疗后再复发 [J]. 北京中医药大学学报，2003，(3)：74～75.

🌸 活血祛瘀方内服合灌肠

内服方：当归尾 20g　桃仁 15g　莪术 15g　三棱 15g　乳香 15g
没药 15g　红花 15g　生薏苡仁 20g　金银花 20g　丹参 20g　黄芩 15g
白芍 15g

灌肠方：云南白药 4g　锡类散 0.6g　2% 普鲁卡因液 10ml

【用法】内服方：水煎服，每日 1 剂，分 2 次温服。灌肠方：将前两药用温水 100ml 溶解，加入 2% 普鲁卡因液行保留灌肠，每晚睡前灌 1 次，留药 30 分钟，2 周为 1 个疗程。

【功效】活血祛瘀，清热散结。

【适应证】**结肠息肉（瘀热阻滞证）**。症见：腹痛，里急后重，肛门灼热刺痛，舌质紫暗、苔黄，脉弦涩。

【来源】李孟. 中药灌肠治愈结肠息肉 2 例［J］. 辽宁中医杂志，1988，(1)：25.

🌸 理中汤合灌肠

内服方：人参 10g　干姜 10g　炙甘草 10g　白术 15g　吴茱萸 10g
白芍 15g　蜀椒 10g　香附 15g　枳壳 15g

灌肠方：云南白药 4g　锡类散 0.6g　2% 普鲁卡因液 10ml

【用法】内服方：水煎服，每日 1 剂。灌肠方：温水 100ml，将上药用温水溶解，加入 2% 普鲁卡因液行保留灌肠，每晚睡前灌 1 次，保留 30 分钟，2 周为 1 个疗程。

【功效】温中散寒，行气止痛。

【适应证】**结肠息肉（寒凝气机证）**。症见：下腹部疼痛，腹泻，食欲减退，舌质淡、苔薄，脉弦细。

【来源】李孟. 中药灌肠治愈结肠息肉 2 例［J］. 辽宁中医杂志，1988，(1)：25.

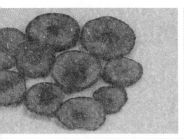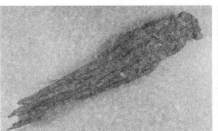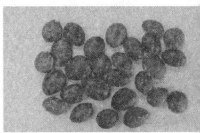

第四十章

结肠出血

　　结肠出血是指发生在结肠的出血，属于下消化道出血。临床上可以分为隐性出血、显性出血及急性大出血。急性大出血表现为鲜血或暗红色血便，少数有黑便或伴有呕血症状，部分患者无腹痛症状，需要与上消化道出血相鉴别。隐性出血可表现为粪便隐血试验阳性或黑便。

　　本病属于中医学"便血"、"血证"、"肠风"范畴，按部位属于"远血"范畴。多因气虚、气逆、血瘀、火热等原因导致出血，其共同的病机可以归结为火热熏灼肠道、迫血妄行及气虚不摄、血溢脉外两类。其病因有寒热虚实之分，其病情有轻重缓急之性。可按血证进行止血、宁血等治疗。

黄土汤

熟地黄 30g　白术 18g　炙甘草 18g　附子 9g　黄芩 6g　阿胶 15g
侧柏叶 9g　黄土 60g

【用法】用开水泡黄土，澄清取水煎药，服 2 剂。

【功效】温阳健脾摄血。

【适应证】**结肠出血（脾胃虚寒证）**。症见：便血紫暗，腹部隐痛，喜热饮，面色不华，神倦懒言，便溏，舌质淡，脉细。

【来源】《金匮要略》

槐花白头翁汤

白头翁 20g　槐花 15g　黄连 6g　黄柏 10g　侧柏叶 15g　秦皮 10g
枳壳 10g

【用法】水煎服，每日 1 剂，分早晚 2 次凉服。

【功效】清热燥湿解毒，凉血止血。

【适应证】**伤寒并肠出血（湿热内盛、热伤血络证）**。症见：大便暗红，甚或大量鲜红色便，伴头晕、心悸，舌质红、苔黄，脉滑数。

【疗效】治疗本病 23 例，治愈 15 例，好转 6 例，无效 2 例，总有效率为 91.3%。

【来源】喻斌，金凌皎. 槐花白头翁汤治疗伤寒并肠出血 23 例临床观察 [J]. 安徽中医临床杂志，2001，(2)：112～113.

槐花汤

槐花（炒）20g　侧柏叶（捣焙）20g　荆芥穗（炒炭）10g　枳壳（麸炒）10g

【用法】水煎服，每日 1 剂，分 2 次服。

【功效】清肠止血，疏风行气。

【适应证】**结肠出血（肠风下血证）**。症见：面色略黄，纳可，大便少，仍可见血，血色鲜红，舌苔薄、略黄，脉弦略数。

【来源】《普济本事方》

加味赤小豆当归散

当归 12g　金银花 12g　槐花 12g　白头翁 12g　赤小豆 15g　薏苡

仁 15g

【用法】水煎服，每日 1 剂，分早晚 2 次服。

【功效】清热凉血，解毒排脓。

【适应证】**结肠出血（热毒内炽、肠络受损证）**。症见：血下污浊，或暗红，或夹有黏液，肛门灼痛，舌红、苔黄，脉数。

【来源】彭述宪. 便血辨治 [J]. 实用医学杂志，1986，(4)：33～34.

补中益气汤

党参 15g 黄芪 15g 白术 9g 葛根 9g 当归 9g 炙甘草 6g 蜜炒升麻 6g 仙鹤草 12g 侧柏炭 12g

【用法】水煎服，每日 1 剂，分 2 次温服。

【功效】补脾升陷，收涩止血。

【适应证】**结肠出血（中气不足、血随气陷证）**。症见：便血淡红，眩晕神疲，食少，面色无华，舌淡胖嫩、苔薄白，脉虚弱。

【来源】彭述宪. 便血辨治 [J]. 实用医学杂志，1986，(4)：33～34.

加减榆槐黄连丸

地榆炭 12g 槐花 12g 旱莲草 12g 当归 12g 生地黄 12g 熟地黄 12g 白芍 12g 黄连 3g 山栀 6g 藕节 9g 侧柏叶 9g 阿胶 9g

【用法】水煎服，每日 1 剂，分 2 次温服。

【功效】滋阴养血，清肠解毒。

【适应证】**结肠出血（便血日久、营阴亏虚证）**。症见：便血鲜红，肛门灼热，咽干口燥，头晕目眩，心烦失眠，舌红少津，脉细数。

【来源】彭述宪. 便血辨治 [J]. 实用医学杂志，1986，(4)：33～34.

椿白皮汤

椿根白皮 15g 白茅根 30g 马齿苋 10g 神曲 15g

【用法】水煎服，每日 1 剂，分 2 次温服。

【功效】清热澡湿，和营止血。

【适应证】**结肠出血（湿热蕴结证）**。症见：面色苍白，四肢无力，舌质紫红、苔白而干，脉虚数。

【来源】梁振山，郭博信. 椿白皮汤治疗便血 [J]. 山西中医，1985，(1)：41.

大黄加味

大黄 10 ~ 35g　黄连 10 ~ 20g　黄芩 5 ~ 20g　升麻 10 ~ 25g　地榆 10 ~ 20g　茜草 10 ~ 20g

【用法】水煎服，每日 1 剂，分早晚 2 次温服。

【功效】泻火解毒，止血升阳。

【适应证】**结肠出血（肠风实证）**。症见：便血鲜红，血流不止，可见腹痛，里急后重，舌质红、苔薄黄，脉弦。

【疗效】治疗本病 51 例，显效 48 例，有效 3 例，总有效率为 100%。

【来源】朱泽，孙富海，李长江. 大黄加味治疗实证便血 51 例 [J]. 吉林中医药，2002（1）：19.

苍术地榆汤合黄连阿胶汤

炒苍术 9g　川黄连 3g　地榆炭 12g　陈阿胶^{烊化冲服}12g　黄芩炭 9g　荆芥炭 9g　防风炭 9g　生地黄 12g　全当归 9g　赤芍 9g　白芍 9g　粉丹皮 9g　广陈皮 4.5g　大蓟炭 12g　小蓟炭 12g　红藤 30g

【用法】水煎服，每日 1 剂，分早晚 2 次温服。

【功效】养血疏风，清热化湿。

【适应证】**结肠出血（湿热夹风、气血两虚证）**。症见：大量便血，血清色鲜，远射四散如筛，面㿠少荣，指甲、眼睑发白，头晕目眩，神疲乏力，气怯懒言，胸痞纳少，右下腹部作痛，按之更甚，舌淡苔腻，脉细弦。

【来源】董漱六. "肠风便血"治验 [J]. 辽宁中医杂志，1985，5：5.

清热止血方

黄连 6g　栀子 6g　知母 6g　木香 6g　柏子仁 6g　生石膏^{先煎}8g　桑椹子 10g　山药 8g　炙甘草 4g

【用法】水煎服，每日 1 剂，煎至每剂 150ml，分 3 次口服。

【功效】清热止血，滋阴通便。

【适应证】**结肠出血（大肠液亏、燥热伤络证）**。症见：大便带血，排便困难，干燥，疼痛，三五日一行，血色鲜红，舌质红、苔黄燥，脉细涩。

【来源】龙昌林. 儿童便血治验三则 [J]. 湖北中医杂志，2010，32（11）：52 ~ 53.

复方槐榆合剂

　　槐花30g　生地黄12g　黄连15g　枳实9g　地榆9g　升麻9g　槟榔9g　泽泻9g　甘草9g

【用法】每剂水煎2次，共煎出150ml，每日3次口服。痔术后少量出血者，每次服用50ml，每日3次。

【功效】滋阴清热，凉血止血。

【适应证】以内痔为主的便血（湿热蕴结兼血热证）。症见：便血，血色鲜红，舌质红、苔黄腻，脉滑。

【疗效】共治疗本病656例，用药3天，痊愈586例，显效64例，无效6例，总有效率99.01%。

【来源】罗清，黄廷荣. 复方槐榆合剂治疗便血［J］. 湖北中医杂志，2010，32（11）：50.

凉血润肠方

　　金银花12g　紫花地丁12g　蒲公英12g　野菊花12g　仙鹤草12g　火麻仁12g　白芍12g　槐花10g　木香10g　千里光10g　地榆10g　甘草8g

【用法】水煎服，每日1剂，冷却后加蜂蜜30g（糖尿病患者忌用），分早晚2次服。

【功效】清热凉血，祛瘀止痛，润肠通便。

【适应证】结肠出血（风热肠燥证）。症见：便血鲜红，小便黄赤，舌苔黄厚，脉弦滑数。

【疗效】共治疗本病120例，治愈29例，显效46例，有效38例，无效7例，总有效率为94.17%。

【来源】邓嘉秋，冯德魁. 清热凉血法治疗实证型内痔便血120例［J］. 新中医，2009，（10）：76.

银翘马勃散合槐花散

　　金银花15g　连翘15g　马勃8g　射干8g　牛蒡子6g　槐花10g　侧柏叶10g　荆芥10g　枳壳10g　当归10g　赤小豆15g　地榆10g　防风10g

【用法】水煎服，每日1剂，分2次服。

【功效】清热凉血，止血通便。

【适应证】**内痔便血（血热证）**。症见：便时带血，舌质红、苔薄黄，脉细数。

【临证加减】大便干结者牛蒡子可加至 10g。

【来源】王军明. 银翘马勃散联合槐花散加味治疗痔便血 361 例疗效 ［J］. 中国肛肠病杂志，2011，31（6）：16.

🌸 养阴止血汤

北沙参 15g　旱莲草 15g　红藤 15g　虎杖 15g　槐角 15g　制何首乌 15g　地榆 12g　黄芪 12g　牡丹皮 9g　枳壳 9g

【用法】每日 1 剂，水煎服，5 天为 1 个疗程，共治疗 1~3 个疗程。

【功效】养阴清热，凉血止血。

【适应证】**便血（阴虚燥热证）**。症见：便时带血，大便干燥难出，小便少，舌质红、苔薄黄，脉细数。

【临证加减】阴虚甚者加熟地黄、女贞子、麦冬；气虚甚者加炒党参、炒白术、山药；血虚者加炒当归、炒白芍、大枣；便血甚者加黄柏炭、仙鹤草、陈棕炭。

【来源】欧春，徐利. 养阴止血汤治疗痔病便血 72 例 ［J］. 浙江中医杂志，2006，41（7）：393.

🌸 益气凉血方

党参 9g　黄芪 9g　白术 6g　槐花炭 12g　地榆炭 12g　侧柏叶 6g　牡丹皮 9g　阿胶 3g　甘草 3g

【用法】水煎服，每日 2 剂，早晚各 1 次。

【功效】益气健脾，凉血止血。

【适应证】**便血（气虚型）**。症见：大便带血，排出无力，平日易感乏力，苔薄白，脉细。

【疗效】治疗 50 例，显效 46 例（占 92%），有效 4 例（占 8%）。

【来源】葛新生，张玲. 益气凉血法治疗痔疮便血 50 例 ［J］. 辽宁中医学院学报、2003，5（1）：30.

🌸 槐花散加减灌肠

苎麻根 30g　槐花 10g　荆芥穗 10g　侧柏叶 15g　地榆炭 10g　炒

枳壳 10g 败酱草 30g 红藤 15g

【用法】上方煎汤 200～300ml，冷至微温后保留灌肠，每日 1～2 次，每次保留 2 小时。

【功效】清肠凉血疏风。

【适应证】**结肠出血（肠风下血证）**。症见：便时带血，色鲜红，血流难止，舌质红、苔薄，脉弦。

【疗效】治疗本病 32 例，临床治愈 19 例，显效 11 例，无效 2 例，总有效率为 93.8%。

【来源】谢孝东，王益谦. 中药灌肠治疗下消化道出血 32 例［J］. 江苏中医，1997，(3)：24～25.

复方五倍子液灌肠

五倍子 15g 诃子 5g 明矾 5g

【用法】先将五倍子、诃子加水 100ml 煎煮至 50ml 左右倾出，再加水 80ml 煎煮，过滤后将两次滤液合在一起浓缩成 30ml，加明矾 5g 加热溶解后过滤。结肠镜下注入药液，平均每例注药 13.5ml（5～30ml）。黏膜下注射及静脉硬化：对由结肠癌和多个息肉引起的出血，可在出血灶黏膜下注射复方五倍子液 2～5ml。灌肠止血：对溃疡性和慢性结肠炎病例，结肠黏膜有弥漫性糜烂、溃疡、出血，用复方五倍子液 50～100ml 保留灌肠，每天 1～2 次，7 天为 1 个疗程。

【功效】收敛涩肠止血。

【适应证】**结肠出血（气虚证）**。症见：结肠癌术后，大便出血，血色暗红，血量不多，舌质淡、苔薄，脉弱。

【疗效】治疗本病 52 例，显效 49 例，有效 2 例，无效 1 例，总有效率为 98.1%。

【来源】郑长青，孙鑫香，王纯正. 复方五倍子液治疗下消化道出血 73 例［J］. 中国中西医结合杂志，1997，(2)：124.

双黄连合锡类散灌肠

双黄连 3g 锡类散 1g

【用法】上药加入 0.9% 生理盐水 100ml 中，温热后进行保留灌肠，每晚临睡前 1 次。

【功效】清热解毒，祛湿凉血止血。

【适应证】**结肠出血（湿热蕴结证）**。症见：便血鲜红或先血后便，大便不畅或腹泻不止，口苦咽干，腹部隐痛，舌质红、苔黄腻，脉濡数。

【疗效】治疗本病 38 例，痊愈 34 例，有效 3 例，无效 1 例，总有效率为 97.4%。

【来源】孙明媚，张颖. 双黄连锡类散治疗便血 38 例［J］. 辽宁中医杂志，1996，11：31.